中国临床案例

华西影像病例精解

主编 宋 彬 陈卫霞 胡 娜

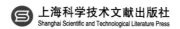
上海科学技术文献出版社
Shanghai Scientific and Technological Literature Press

图书在版编目（CIP）数据

华西影像病例精解 / 宋彬，陈卫霞，胡娜主编 . --
上海：上海科学技术文献出版社，2023
（中国临床案例）
ISBN 978-7-5439-8693-0

Ⅰ . ①华… Ⅱ . ①宋… ②陈… ③胡… Ⅲ . ①影象诊
断—病案—分析 Ⅳ . ① R445

中国版本图书馆 CIP 数据核字（2022）第 207904 号

策划编辑：张　树
责任编辑：应丽春
封面设计：李　楠

华西影像病例精解

HUAXI YINGXIANG BINGLI JINGJIE

主　　编：宋　彬　陈卫霞　胡　娜
出版发行：上海科学技术文献出版社
地　　址：上海市长乐路 746 号
邮政编码：200040
经　　销：全国新华书店
印　　刷：朗翔印刷（天津）有限公司
开　　本：787mm×1092mm　1/16
印　　张：15.75
版　　次：2023 年 1 月第 1 版　2023 年 1 月第 1 次印刷
书　　号：ISBN 978-7-5439-8693-0
定　　价：218.00 元
http://www.sstlp.com

《华西影像病例精解》
编委会

主 编
宋 彬　陈卫霞　胡 娜

副主编
吕 粟　月 强　彭礼清　陈志霞
姚 晋　蒋涵羽　黄子星　刘 畅

编 委
罗春燕　杨曦玥　杨喜彪　谭乔月
邓 雯　师 轲　王 进　刁凯悦
杨 玲　陈云天　曲亚莉　郑天颖
张 韵　张薇薇　曾涵江　唐 静
吕霞飞

第一主编简介

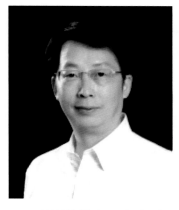

宋彬，男，1966年生，主任医师，教授，博士生导师。现任三亚市人民医院/四川大学华西三亚医院党委书记。2008—2022年3月任四川大学华西医院放射科暨影像中心主任。

兼任中华医学会放射学分会第十六届委员会副主任委员，中国医师协会放射医师分会副会长，华西医院教授委员会委员，四川省放射医学质量控制中心业务主任，亚洲腹部放射学会执委会委员、司库（Treasurer），中国医师协会放射医师分会副会长，中国医学影像技术研究会副会长，四川省医师协会常务理事、放射医师分会名誉主任委员，四川省医学会放射学专委会前任主任委员，四川省抗癌协会肿瘤影像专委会主任委员，中华医学会放射学分会第十六届委员会副主任委员，成都医学会放射专科分会名誉主任委员，黄河医学影像论坛理事长。

受聘为《放射学实践》《实用放射学杂志》《中华消化病与影像杂志》副主编/副总编辑；《磁共振成像杂志》《临床放射学杂志》《四川医学杂志》《中国医学影像技术杂志》常务编委、编委；*Annuals of Translational Medicine* 副主编，*Abdominal Radiology* 副主编；全国临床医学专业5/8年制规划教材《医学影像学》编委（人民卫生出版社）；全国研究生规划教材《腹部放射诊断学》主编（人民卫生出版社）；《放射诊断学》（第2版）副主编等。

作为负责人，承担了包括国家自然科学基金、工信部、国家卫健委和教育部博士点基金等在内的13项科研课题；作为课题主研人（分课题负责人）和骨干参加了17项国家级和部省级科研课题。以第一作者或通讯作者发表SCI论文200多篇。多次获得四川省科技进步奖。获得国家发明专利5项。2015年获评"四川省卫生计生领军人才"（2015年10月—2019年9月），2018年获得"四川省学术与技术带头人"，2019年获评四川省天府万人计划"天府名医"，2020年获评人民日报社健康时报第四届"国之名医·优秀风范"。

第二主编简介

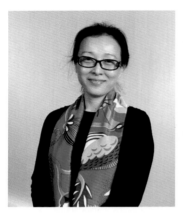

陈卫霞，女，1964年生，影像医学博士，硕士研究生导师，四川大学华西医院主任医师。长期从事腹部影像诊断工作和相关的临床研究。

兼任四川省医学会放射专家委员会副主任委员，四川省医师协会放射医师专科分会副会长，成都医学会放射专科分会名誉主任委员。

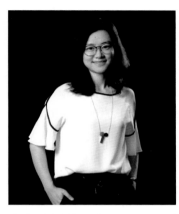

胡娜，女，1982 年生，临床医学博士，四川大学华西医院副主任医师。毕业于北京协和医学院临床医学八年制，英国牛津大学、伯明翰大学及意大利博科尼大学访问学者，国家级高等教育教学成果特等奖获得者。

兼任中华放射学会磁共振学组成员，中国医学装备协会磁共振应用专委会委员，四川省放射专委会青委会副主任委员，四川省放射医师分会委员，四川省卒中学会医学影像学分会理事，成都市放射专科分会常务委员兼秘书，入选四川省卫健委学术技术带头人后备人选。

主持国家自然科学基金、省科技厅等科研项目 6 项，发表论文 30 余篇，副主编国家创新教材 1 部、主译 / 参编论著 5 部，已受理国际 / 国家发明专利 4 项，获四川省教学成果一等奖、全国高校医学类微课教学比赛一等奖、全国高等医学院校青年教师教学基本功比赛二等奖、欧洲放射学院 Jo Li 奖学金。

前　言

　　四川大学华西医院（原华西医科大学附一院）放射科始创于 1924 年，作为中国最早的放射科室成员及国内最大的医学影像中心之一，目前教育部国家临床重点、国家卫健委临床重点专科，是四川省放射医学质控中心、功能与分子影像四川省重点实验室所挂靠单位。华西放射科连续 12 年位居复旦大学"中国医院最佳专科声誉度排行榜"第二名。放射科采用一流的成像设备、先进的后处理技术、雄厚的诊断实力及影像引导治疗手段，提供全天 24 小时、全年无休的影像服务，服务范围辐射我国广大的西部地区，年服务量近 150 万人次，积累了丰富的典型、特色病例。

　　本书挑选了四川大学华西医院放射科的 34 例具有代表性的典型病例，涉及神经系统、头颈部、呼吸系统、心血管系统、乳腺、消化系统、泌尿生殖系统、肌肉骨骼系统等 8 个系统及部位，综合体现了放射多模态成像、三维后处理及诊断技术在疾病临床路径中的指导作用，注重放射诊断报告结构化，提倡多学科诊疗的精准化和规范化。本书不仅呈现了常见疾病的典型病例，也凸显了华西放射诊疗新技术在疾病中的创新应用，其中部分技术已申请国家发明专利或在国内同领域具有领先地位。

　　本书参编人员均是长期奋战在影像医疗一线的放射诊断专家和青年学者，临床经验贴近实战，具有较高的教学与科研能力。由衷感谢编者的辛勤付出！更感谢放射诊断界老前辈闵鹏秋教授和周翔平教授在百忙之中给予撰写指导！

　　期待本书能举一反三地展示典型、特色病种的放射检查、图像后处理和诊疗综合服务流程，向国内同行分享一些华西医院临床经验。由于我们水平有限，不足之处，敬请评批指正！

宋　彬　陈卫霞　胡　娜

目 录

病例1 阿尔茨海默病

一、病例摘要

基本信息：

主诉：患者男性，68岁，因"头晕、记忆力下降1年"入院。

现病史：患者1年前无明显诱因出现头晕，伴睡眠差、易醒、健忘，上述症状逐渐加重并时常出现迷路、无法分辨昼夜、不认识家人；不伴视物旋转、视物模糊、吞咽困难、饮水呛咳、走路不稳，能独立更衣、进食和排大小便。患者自发病以来，食欲、精神一般，睡眠差，大小便无特殊，体重无明显变化。

既往史：无特殊。

个人史：无特殊。

家族史：无特殊。

体格检查：生命体征平稳。神经专科查体：神志清楚，面具脸，近记忆力、定向力、理解力、判断力及计算力下降。双侧瞳孔等大等圆，直径3mm，对光反射灵敏，双侧额纹、鼻唇沟对称，颅神经检查未见异常。四肢肌力5级，肌张力增高，腱反射、双侧深浅反射对称引出，双侧指鼻稳准，闭目难立征、跟膝胫试验、双侧病理征及脑膜刺激征阴性。

辅助检查：

1. 实验室检查 血常规、肝肾功能、甲状腺功能、免疫功能及肿瘤标志物检查无特殊。

2. 神经心理学检查 蒙特利尔认知评估（Montreal Cognitive Assessment，MoCA）量表17分。

3. 认知障碍多模态磁共振成像（magnetic resonance imaging，MRI）该检查包括常规结构像、高分辨结构像与三维重建、脑血流灌注、磁敏感成像等序列，以及配套的电子结构化报告。其中，常规结构像显示全脑萎缩，以双侧颞顶叶明显并累及海马（图1-1）；脑实质未见微出血、含铁血黄素沉着及明显灌注异常区。

轴位T2加权像（T2-weighted image，T2WI）（A-C）和T1加权像（T1-weighed image，T1WI）（D-F）显示脑回广泛对称性变窄，蛛网膜下腔扩大，以双侧顶颞叶脑沟及外侧裂池为重，双侧侧脑室与第三脑室扩大。冠状位（G）和矢状位（H-I）

T1WI 显示双侧海马高度对称性降低，双侧脉络膜裂与侧脑室颞角增宽。

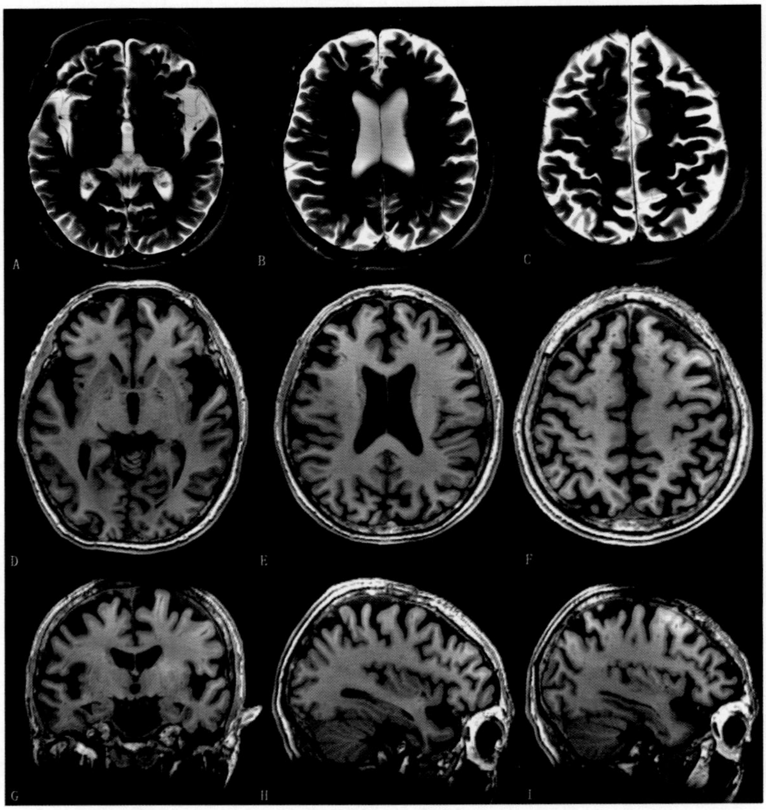

图1-1　头部MRI扫描

诊断：阿尔茨海默病。

诊疗经过：长期口服多奈哌齐 10mg qd、多巴丝肼片（美多芭）125mg tid 治疗。患者已接受 4 年门诊随访，病情无明显波动，认知功能障碍呈缓慢进展。

二、病例分析

患者系老年男性，因"头晕、记忆力下降 1 年"就诊，起病缓慢，呈慢性单病程改变，无症状波动，主要临床表现为进行性加重的认知功能障碍。头部 MRI 平扫显示全脑对称性萎缩，累及双侧海马，未见明显的多灶性梗死、严重白质高信号、不对称或孤立性脑叶萎缩。该患者颅内未见脑积水、脑外血肿、占位性病变，可排除器质性痴呆；脑实质无明显腔梗灶、微出血灶和严重白质病变，以此与血管性痴呆鉴别；发病早期无行为改变，脑萎缩不以孤立或不对称额/颞叶萎缩为特征，不同于额颞叶痴呆；无视听觉幻觉或被害妄想，病情无波动，可与路易体痴呆

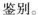

鉴别。

三、疾病介绍

（一）概述

阿尔茨海默病（Alzheimer disease，AD）是一种隐匿起病、进行性发展的神经系统退行性疾病，是老年期痴呆最常见的类型。临床上以渐进性认知功能障碍和人格精神异常为主要表现；逐渐发生记忆障碍或遗忘是 AD 的重要特征或首发症状。

AD 特征性病理变化为大脑皮层神经元减少，并伴有 β-淀粉样蛋白（β-amyloid protein，β-AP）沉积、神经原纤维缠结（neurofibrillary tangles，NFT）和细胞外老年斑（senile plaque，SP）形成。AD 是一种复杂的异质性疾病，病因迄今未明，多种因素可能参与致病，目前的研究认为主要与遗传和环境因素有关。AD 发病机制尚不十分明确，其中 Aβ 级联反应学说、免疫功能异常学说、氧化应激和线粒体功能衰减、神经递质功能障碍学说已受到广泛的重视。随着全球人口老龄化，AD 发病率呈逐年显著上升趋势，占所有类型痴呆的 50%～70%。我国流行病学调查显示，AD 在中国 60 岁以上老年人的患病率高达 5%，在 80 岁以上老年人高达 20%；在 65～85 岁的老年人中，平均每增加 5 岁，患病率上升 1 倍。根据患者的发病年龄，可以将 65 岁前发病称为早发性痴呆，65 岁后病称为老年性痴呆；根据家族史分为家族性 AD 和散发性 AD。

（二）辅助检查

1. 血液检查 为排除非 AD 性认知障碍的病因，首次就诊的患者应进行以下检查，包括甲状腺功能、甲状旁腺功能、肾上腺功能、肝肾功能、乳酸、血脂、电解质、血糖、叶酸、维生素 B_{12}、维生素 B_1、血红蛋白、血沉、HIV、梅毒、毒物检查等。

2. 脑脊液检查 脑脊液 Aβ 多肽水平降低、总 tau 和磷酸化 tau 蛋白水平升高有助于诊断。为排除其他痴呆病因，可酌情进行脑脊液压力、细胞学、蛋白、寡克隆带、梅毒、人免疫缺陷性病毒（human immunodeficiency virus，HIV）、莱姆病等检查。

3. 神经心理学检查 主要针对认知功能障碍、社会和日常能力减退、精神行为症状等维度进行评估。在以下认知领域中，AD 型痴呆至少有 2 项受损：记忆（必不可少）、定向、语言、视空间和解决问题的能力。

4. 影像学检查 是 AD 诊断和鉴别诊断、排除其他可治性痴呆的重要手段。

（1）MRI 检查：早期可正常，后期可见脑萎缩，特别是额、颞叶皮质萎缩，脑沟、脑池增宽，侧脑室增大；冠状位易判断是否存在海马萎缩，这被认为是 AD 的早期标志。同时应排除血管性痴呆、梗阻性脑积水、硬膜下血肿和脑肿瘤等器质性痴呆。

（2）正电子发射计算机断层扫描（positron emission computed tomography，PET）：可检测脑血流、葡萄糖代谢改变以及 Aβ 等在脑内沉积。^{18}F- 氟代脱氧葡萄糖（fludeoxyglucose，FDG）-PET 显示 AD 特异性颞顶叶、后扣带回皮质、楔前叶和额叶外侧皮质葡萄糖代谢降低。

（三）诊断

阿尔茨海默病诊断要点为：①起病隐匿，进行性加重，出现工作及日常生活功能的损害；②以遗忘为主的认知损害，同时可有非遗忘性领域（如语言功能、视空间、执行功能等）进行性损害；③可伴有人格、精神活动和行为异常。同时要排除其他常见的老年期神经和精神障碍，如谵妄、老年期抑郁、神经系统感染及炎症、血管性认知损害和神经变性病（如路易体痴呆、额颞叶痴呆）。

根据详尽的病史及临床症状和体征，结合神经心理量表、神经影像学检查和实验室资料，AD 临床诊断的准确性可达 85% ~ 90%。目前临床广泛采用美国国立神经病及语言障碍和卒中研究所（National Institute of Neurological and Communicative Disorders and Stroke，NINCDS）和阿尔茨海默病及相关疾病协会（Alzheimer's Disease and Related Disorders Association，ADRDA）推出的 NINCDS-ADRDA 诊断标准。

（四）鉴别诊断

1. 血管性痴呆　常见症状为一过性局灶性神经功能缺失、情绪与行为改变、执行功能与注意力下降、严重抑郁等，其中认知功能呈逐步渐进性恶化。MRI 常显示脑内并存多发梗死、严重白质高信号灶、微出血、血管周围间隙扩大等多种征象。

2. 额颞叶痴呆　起病隐匿，缓慢进展，表现为人格改变、言语障碍及行为异常等。MRI 显示特征性额颞叶萎缩，与 AD 弥漫性脑萎缩不同。

3. 路易体痴呆　以波动性认知功能障碍、视幻觉和帕金森病症状为临床特点。

（五）治疗与预后

目前尚无特效治疗或逆转疾病进展的药物，临床以对症治疗为主，包括改善认知功能、精神症状，延缓疾病进展。病情通常以不可逆方式进展或恶化，病程持续 5 ~ 10 年或以上，患者可在几年内丧失独立生活能力。老年 AD 人群有很高的死亡风险，多死于心血管疾病、肺部感染、骨折、压疮或器官衰竭。

四、病例点评

该患者的症状、查体及影像学检查符合阿尔茨海默病的临床诊断。AD 确诊需要有脑组织活检或尸检的证据，这在临床工作中较难满足，目前诊断大多是临床诊断。对临床考虑 AD 的患者，在详细询问病史和量表评估的基础上，需要完善MRI、实验室等检查，有条件单位可进一步行 Aβ–PET 和 tau–PET 等分子影像学检查来明确病理生理标记。AD 临床诊断的准确性可达 85% ～ 90%。此外，对病人进行长期随访可以帮助确诊。

参考文献

[1] 中国老年保健协会阿尔茨海默病分会（ADC）指南小组 . 中国阿尔茨海默病痴呆诊疗指南（2020 年版）[J]. 中华老年医学杂志，2021，40（3）：269–283.

（病例提供者：罗春燕　吕　粟　四川大学华西医院）

（点评专家：蒲　红　四川省人民医院）

病例2　非流利性失语

一、病例摘要

基本信息：

主诉：患者男性，64 岁，因"口齿不清、记忆力下降、反应迟钝 2 年"就诊。

现病史：患者 2 年前无明显诱因出现口齿不清、言语减少、找词困难，自觉"舌头不听使唤"，无法准确表达自己的想法，伴记忆力下降，反复询问家属去向；不伴大小便失禁、肢体乏力、行动困难。患者上述症状 1 年前开始持续加重，逐渐出现行动迟缓，以上下楼梯时明显，自述走错楼层，但可自行求助邻居回家，不伴大小便失禁。2 个月前，患者出现大小便失禁，不自知鞋子脱落，不愿使用右手持物，被物体绊倒 2 次，绊倒前无意识丧失、视物旋转、踩棉花感。患者自发病以来，食欲、精神、睡眠、饮食、体重无特殊。

既往史：患慢性阻塞性肺疾病 5 年，目前无咳嗽、咳痰、发热、胸痛。

个人史：无特殊。

家族史：母亲曾患痴呆。

体格检查：患者生命体征平稳。神经专科查体：神志清楚，反应迟钝，近记忆力、计算力及定向力下降，右侧视空间感觉异常，理解力正常，语言表达能力下降，一分钟词汇量 8 个，复述能力差，简单物体命名尚可，复杂地名命名稍差。颅神经检查示咽反射减弱，构音障碍。左侧肢体肌力 5 级，右侧肢体肌力 4+ 级，肌张力正常，腱反射、双侧深浅反射对称引出，双侧指鼻稳准，闭目难立征、跟膝胫试验、双侧病理征及脑膜刺激征阴性。

辅助检查：

1. 实验室检查　血常规、肝肾功能、甲状腺功能、免疫功能及肿瘤标志物检查无特殊。脑脊液生化：葡萄糖 4.47mmol/L，微量蛋白 0.47g/L，脑脊液免疫球蛋白 G 0.0552g/L。同步血生化：葡萄糖 8.28mmol/L。脑脊液常规、涂片、墨汁染色无异常。

2. 神经心理学检查　MoCA 量表 12 分，简易精神状态评价（Mini-Mental State Examination，MMSE）量表 15 分。

3. 头部 MRI 平扫　脑萎缩，以左侧额颞叶明显（图 2-1）。

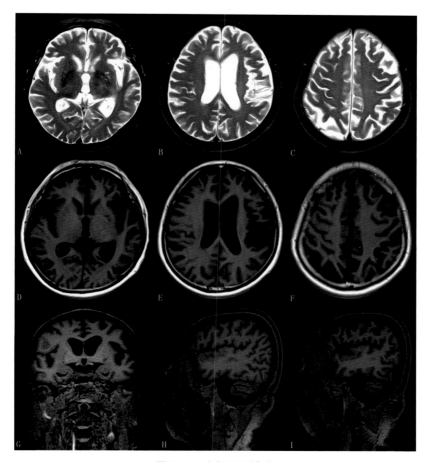

图2-1　头部MRI检查

轴位T2WI（A-C）和T1WI（D-F）显示脑萎缩改变，以左侧额颞叶明显。冠状位（G）、右侧旁矢状位（H）及左侧旁矢状位（I）T1WI显示双侧外侧裂池不对称增宽，以左侧为重，左侧额颞叶脑回较对侧变窄，且左侧颞叶外侧萎缩重于内侧。

诊断：原发性进行性失语 – 进行性非流利性失语。

诊疗经过：入院后主要口服多奈哌齐对症支持治疗，症状略缓解。出院后长期门诊随访，但病情渐进性加重。

二、病例分析

患者系老年男性，因"口齿不清、记忆力下降、反应迟钝2年"就诊，起病缓慢，呈慢性单病程改变，无症状波动，临床表现为进行性加重的语言功能障碍伴记忆力下降。头部MRI平扫显示左侧额颞叶萎缩明显。患者颅内未见脑积水、脑外血肿、占位性病变，可排除器质性痴呆；症状上，语言功能障碍较记忆力下降突出，脑萎缩以单侧额颞叶为主，内侧颞叶萎缩较轻，可与阿尔茨海默病相鉴别；脑实质无明显腔梗灶、微出血灶和严重白质病变，以此与血管性痴呆鉴别；无视听觉幻觉或被害妄想，病情无波动，由此与路易体痴呆鉴别；患者以语言障碍为主要表现，无人格改变，不符合变异型额颞叶痴呆。

三、疾病介绍

1. 概述　原发性进行性失语（primary progressive aphasia，PPA）是以中枢神经系统变性为主要致病原因的一组疾病，以语言功能异常为最早、最突出的症状，而其他认知功能相对保留。该病缓慢隐匿起病，最初仅表现为进行性语言障碍，无记忆或其他认知功能异常及人格行为改变，日常生活活动能力正常；随着病情进展，患者可出现其他认知及行为异常，最终发展为严重失语和痴呆。根据言语产生、单个词和句子处理过程的特征，PPA 可分为进行性非流利性失语（progressive non-fluent aphasia，PNFA）、语义性痴呆（semantic dementia，SD）和 Logopenic 型 PPA（Logopenic variant PPA，LvPPA）。其中 PNFA 和 SD 属于额颞叶变性（frontotemporal lobar degeneration，FTLD），而 LvPPA 因其病理改变更倾向于阿尔茨海默病样改变，未归入 FTLD。FTLD 另一亚类更为常见，即行为变异型额颞叶痴呆（behavioral variant of frontotemporal dementia，bvFTD），以人格、行为和执行功能障碍为突出表现。PNFA 主要表现为语法说话费力、不流利，可伴有发音和语法错误；SD 主要表现为命名障碍、词语理解障碍、语义知识丧失。

PPA 被认为代表一类单一病程的脑变性疾病谱系，这种变性是叶性萎缩、神经元缺失、胶质细胞增生、棘细胞水肿、泛素正性包涵体及 tau 蛋白病的结合物。神经病理研究发现，细胞质磷酸化作用缺陷（磷酸化微丝表位免疫染色阳性）、神经微丝的运输或崩解、运输部分轴位的损伤，可能是其发病机制。PPA 临床相对少见，国内只有少数报道，且多为个例。

2. 辅助检查

（1）神经心理学检查：评估患者认知功能、社会和日常能力、精神行为症状等内容。

（2）影像学表现：MRI 显示额颞叶局部萎缩，尤其是左侧大脑半球与语言相关的脑区萎缩明显。PNFA 患者的左额或双额叶在发病初期最先受累，随着病情进展逐渐累及颞叶或顶叶。SD 主要表现为左颞叶萎缩或双颞叶萎缩。PET 显示左侧大脑半球与语言相关的额叶、颞叶及顶叶呈低代谢、低灌注状态。

3. 诊断　根据 Mesulam 研究，PPA 诊断标准为：①隐袭性起病，逐渐进展，神经心理学测试主要表现为找词困难、命名障碍或词语理解障碍；②发病 2 年内只出现与语言障碍相关的日常生活行为问题；③发病前语言功能正常；④病史、日常生活能力检查或神经心理检查显示，起病 2 年内无明显淡漠、脱抑制、近事遗忘、视空间功能障碍、视觉辨认缺陷或感觉运动功能障碍；⑤起病初 2 年内可有失算、观念运用性失用，可有轻度结构性障碍和持续症，但视空间功能障碍及脱抑制不影响日常生活活动；⑥其他认知功能可在发病 2 年后出现障碍，在整个病程中语言功能障碍最突出且进展最快；⑦影像学检查无脑卒中及脑肿瘤等特殊病因。对于怀疑 PPA 的患者应首先符合以上基本诊断标准，之后再进行 PPA 亚型诊断。

4. 治疗与预后   目前尚无特效治疗或逆转疾病进展的药物，临床以对症治疗为主，语言康复训练可能会改善患者的语言功能。病程一般在 5 ~ 10 年，很少超过 10 年，预后差，多死于肺感染、泌尿系感染和压疮等并发症。

四、病例点评

PPA 是额颞叶变性的一种临床亚型，以语言输出能力进行性下降为特点，随病情进展可出现其他认知及行为异常，最终发展为严重失语和痴呆。目前国内对于 PPA 的报告病例数较少，对 PPA 病因及发病机制尚不明确，早期认识到语言障碍，选择最佳的、规范的神经心理评估、影像学及分子生物学检查可以提高诊断率，为其治疗及预防疾病进展提供帮助。

PPA 病人认知改变经常被家属忽视，也容易被临床医生忽视。本例病人以口齿不清、记忆力下降及反应迟钝为主诉就诊，其语言障碍易被忽视。对疑诊 PPA 的病人应进行充分的认知评估和影像学检查。该例患者的症状、查体及影像学检查符合 PPA 的诊断。PPA 属于临床诊断，需对病人进行长期的随访以进一步确诊。

参考文献

[1]Mesulam MM，Rogalski EJ，Wieneke C，et al.Primary progressive aphasia and the evolving neurology of the language network[J]. Nature reviews neurology，2014，10（10）：554-569.

[2] 中华医学会老年医学分会老年神经病学组 . 额颞叶变性专家共识 [J]. 中华神经科杂志，2014，47（5）：351-356.

（病例提供者：罗春燕 吕 粟 四川大学华西医院）

（点评专家：蒲 红 四川省人民医院）

病例3 神经梅毒

一、病例摘要

基本信息：

主诉：患者男性，71岁，因"行为异常8个月，幻觉伴记忆力下降1个月"入院。

现病史：患者8个月前无明显诱因出现行为异常、暴躁易怒，具体表现为无故破坏和搬动家具，可被家属劝阻。1个月前，患者上述症状加重，新发凭空闻声、凭空视物，认为有人要害自己，伴记忆力下降，步态不稳，呈小碎步步态，无饮水呛咳、吞咽困难、四肢震颤、尿便障碍。10余日前，患者于外院就诊，服用"苯海索、丙戊酸镁缓释片、盐酸美金刚及奥氮平"治疗，症状改善不明显并出现嗜睡。3日前因外院头部MRI提示"脑实质异常"至我院急诊科就诊，查血梅毒螺旋体抗体（化学发光法）246.000 COI，脑脊液微量蛋白0.70g/L，葡萄糖6.23mmol/L，脑脊液常规、血TORCH及EB病毒DNA实时荧光定量阴性，遂以"颅内感染"予头孢曲松钠抗感染治疗，并收入神经内科病房进一步诊治。

既往史：无特殊，否认输血史。

个人史：无特殊，否认冶游史。

家族史：无特殊。

体格检查：生命体征平稳，慢性病容，嗜睡，自主体位，查体不合作。全身皮肤黏膜未见皮疹、溃疡，未触及肿大淋巴结。神经专科查体：定向力、判断力、理解力、近期记忆力、远期记忆力及计算力下降，有幻听、幻视、被害妄想。四肢肌力5级，肌张力升高，步态不稳，呈小碎步步态，Romberg征阳性，深感觉及浅感觉查体不合作。生理反射可正常引出，病理反射未引出。脑膜刺激征：屈颈试验阳性，Kerning征、Brudzinski征阴性。

辅助检查：

1. 实验室检查 脑脊液甲苯胺红不加热血清学试验（TRUST）滴度试验阳性（1∶2），梅毒螺旋体明胶凝集试验（TPPA）阳性；血清TRUST滴度试验阳性（1∶4），TPPA阳性。血CD细胞亚群分析：CD4细胞亚群无减少。

2. 脑电图 中高度异常EEG。

3. 头部 MRA 增强扫描　双侧额颞顶叶多发斑片样稍长 T1、长 T2 信号，累及皮层及皮层下，局部皮层萎缩，脑膜增厚强化；双侧脑室及第三脑室扩张，外侧裂池增宽；MRA 见右侧椎动脉较细，其余颅内大动脉未见确切异常（图 3-1）。

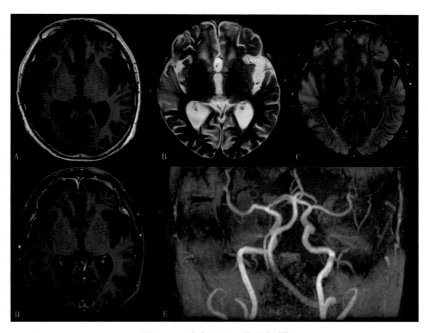

图3-1　头部MRA增强扫描

注：A. 轴位 T1WI；B. 轴位 T2WI；C. 轴位 T2- 液体衰减反转恢复（fluid attenuated inversion recovery，FLAIR）；D. 轴位 T1WI 增强；E. 磁共振血管成像（magnetic resonance angiography，MRA）三维重建。

诊断： 神经梅毒。

诊疗经过： 入院后继续予头孢曲松钠抗感染治疗，共 14 天，并加用泼尼松 3 天以预防赫氏反应。患者神志清楚，幻听、幻视及被害妄想减轻，认知功能稍改善。出院后，予苄星青霉素 240 万 U/ 次肌内注射，1 次 / 周，共 3 周。

二、病例分析

患者老年男性，隐匿起病，临床表现为意识障碍、认知功能障碍及精神症状；查体示颈项强直；影像学检查显示脑皮层、皮层下及脑膜异常。综上疾病定位为大脑皮层及皮层下、脑膜。该患者梅毒确诊试验阳性，提示梅毒螺旋体感染。这与其临床表现、影像学改变相符，且抗感染治疗有效。

鉴别诊断：①脑小血管病：好发于老年人群，临床可表现为认知功能障碍、情绪不稳、步态异常；脑部影像表现复杂多样，包括脑萎缩、白质高信号、微出血、血管周围间隙扩大和腔隙等。该患者存在幻听、幻视、被害妄想，且头部MRI异常仅有脑萎缩和白质高信号；②其他感染性脑膜脑炎：多急性起病，临床表现为发热、头痛、意识障碍。影像学通常表现为脑实质水肿、出血及坏死，常累及内侧颞叶及额叶，细菌性脑炎可见脓肿形成。该患者临床症状、脑脊液实验室检查及影像学检查均不符；③变性病痴呆：临床主要以认知障碍为主，影像学表现为局部或广泛脑萎缩。该患者影像学征象不符。

三、疾病介绍

1. 概述 神经梅毒由梅毒苍白密螺旋体（treponema pallidum）侵犯中枢神经系统引起，常见侵入途径为皮损或黏膜，患者多有不安全性行为或输血史。神经梅毒可见于梅毒感染的任何阶段，最久可在感染几十年后发生，通常分为早期与晚期，临床表现多样，被称为"万能模仿者"。

早期神经梅毒累及脑膜、脑脊膜血管，主要表现：①无症状神经梅毒：最多见，诊断依靠血清学及脑脊液检查；②脑膜神经梅毒：以头痛、恶心呕吐、颈项强直、畏光为主要表现，脑膜广泛增厚，需与其他感染性脑膜炎鉴别；③脑膜血管梅毒：除脑膜炎表现以外，还累及脑及脊髓血管，导致血管栓塞和脑梗死，从而引发脑血管事件。晚期神经梅毒累及脑实质和脊髓，主要表现：①麻痹性痴呆：因慢性脑膜脑炎导致脑萎缩，逐渐引发或突发精神症状及认知障碍。早期常表现为易怒、人格改变、健忘，并逐渐加重，继而发生判断力下降、幻觉等精神症状，可伴有癫痫发作、震颤、共济失调等神经症状；②脊髓痨：累及脊髓后索及后根引起症状，如闪电样疼痛、感觉异常、膀胱功能障碍。该病还可累及视神经，出现视野缺损等症状。

2. 辅助检查

（1）实验室检查：梅毒螺旋体血清学试验阳性。脑脊液检查示白细胞计数 $\geqslant 5 \times 10^6$/L，蛋白量 > 500mg/L，并且排除其他原因。脑脊液荧光密螺旋体抗体吸收试验（fluorescence treponemal antibody absorption test，FTA-ABS）和（或）性病研究实验室（venereal disease research laboratory，VDRL）试验阳性；若缺乏上述两个试验，可用TPPA和快速血浆反应素环状卡片试验（rapid plasma reagin test，RPR）/TRUST替代。此外，脑脊液趋化因子配体13（chemokine ligand 13，CXCL13）升高亦有一定诊断价值。

（2）影像学表现：MRI可无异常，也可有不特异表现，多为脑萎缩、白质信号异常、脑梗死等，增强扫描部分病灶可有中度强化，脑膜局部或弥漫性强化。白质信号异常最常见于额颞叶，但若局限于部分脑区时，例如内侧颞叶，应注意与单纯疱疹脑炎、边缘叶脑炎鉴别。其中，单纯疱疹病毒除信号异常外，常伴随脑水肿，而神经梅毒的脑实质受累多与皮层萎缩共存。部分三期梅毒会出现梅毒瘤，需与脑肿瘤、脑脓肿鉴别。脊髓痨常累及脊髓后索及神经根，需与维生素 B_{12} 缺乏、铜缺乏性脊髓病鉴别。

3. 诊断　神经梅毒的诊断需要结合临床、实验室检查和头部 MRI 扫描。梅毒常合并 HIV 感染，并且 HIV 感染者感染梅毒苍白密螺旋体后更容易出现神经梅毒，因此还需对神经梅毒患者进行 HIV 筛查。

4. 治疗与预后　神经梅毒的治疗强调早期诊断、早期治疗、足剂量、足疗程。治疗后随访对患者预后极其重要。梅毒主要通过性传播，需要同时对患者的性伴侣进行检查并进行必要治疗。神经梅毒的治疗首选青霉素，替代方案为头孢曲松、多西环素或盐酸四环素。预后与神经梅毒类型及治疗及时性相关。无症状或脑膜神经梅毒患者通常恢复正常，脑膜血管或晚期神经梅毒患者症状得以改善，但难以完全恢复正常。此外，神经症状可能缓解，但精神症状则可能持续。

四、病例点评

该病例为神经梅毒的典型病例，患者以暴躁易怒为首发症状，后逐渐出现幻听、幻视、被害妄想及记忆力减退，结合实验室检查及影像学，虽缺乏流行病学证据，仍可以明确诊断。梅毒临床表现复杂多样，易误导诊断。该患者在起病早中期的症状较隐匿，未得到重视，错过了最佳治疗时机。对于放射科医师而言，遇到脑叶萎缩、脑梗死的患者时，要深入注意结合临床症状分析，尤其是患者存在性格改变、精神症状、认知障碍时，要提醒自己拓宽诊断思路，不拘泥于神经变性病、血管性痴呆等常规诊断，对神经梅毒保持警惕。

参考文献

[1] 中国疾病预防控制中心性病控制中心，中华医学会皮肤性病学分会性病学组，中国医师协会皮肤科医师分会性病亚专业委员会. 梅毒、淋病和生殖道沙眼衣原体感染诊疗指南（2020 年）[J]. 中华皮肤科杂志，2020，53（3）：168-179.

[2]Skalnaya A，Fominykh V，Ivashchenko R，et al.Neurosyphilis in the modern era : literature review and case series[J]. Journal of clinical neuroscience，2019，69：67-73.

[3]NAGAPPA M，SINHA S，TALY AB，et al.Neurosyphilis : MRI features and their phenotypic correlation in a cohort of 35 patients from a tertiary care university hospital[J].

Neuroradiology，2013，55（4）：379-188.

[4]WU Y，WU W.Neurosyphilis presenting with myelitis-case series and literature review[J].Journal of infection and chemotherapy，2019，26（2）：296-299.

[5]ALLEN M，AISENBERG G，NIX B，et al.Psychosis in neurosyphilis : an association of poor prognosis[J].General hospital psychiatry，2014，36（3）：361．e5-6.

（病例提供者：杨曦玥　吕　粟　四川大学华西医院）

（点评专家：蒲　红　四川省人民医院）

病例4　精神分裂症

一、病例摘要

基本信息：

主诉：患者男性，28岁，因"自我感觉被害11个月，寡言、少动5个月"入院。

现病史：患者11个月前开始出现行为异常，表现为敏感多疑，称"有人在跟踪自己，担心有人下药毒害自己及家人"，时常感到紧张不安，叮嘱家人小心，上班不积极，经常无目的外出游荡，随后不愿外出工作，拒绝交友，行动懒散。5个月前，患者出现言语减少、少动，对周围漠不关心，不理睬家人关照，无消极观念、悲观绝望，无自杀想法，遂收入精神心理卫生中心进一步诊治。

既往史：无特殊。

个人史：无嗜酒或药物滥用史。

家族史：母亲患精神病，未诊治。

体格检查：生命体征平稳。专科查体：表情淡漠，接触被动，对家属及医护人员缺乏反应，注意力不集中，对答基本切题，自知力缺失。听幻觉、思维化声或其他幻觉均未引出。智力、定向力、近期记忆力、远期记忆力、计算力、机械记忆力、逻辑记忆力及判断力良好。情感平淡，兴趣下降、活动减少，无自杀想法；无无望、无助、无价值感；无对健康过分关注。焦虑、恐惧、情绪高涨未引出；情感倒错及表情倒错未引出，其他情感障碍未引出。病理性意志退缩，无木僵、刻板语言或动作怪异行为。

辅助检查：

1. 精神心理学检查　32项轻躁狂症状清单（HCL-32，32-item hypomania checklist）量表4分；应付方式问卷显示应付方式比较成熟；人格诊断问卷显示异常人格倾向。

2. 实验室检查　血肿瘤标志物、输血全套阴性。

3. 脑电图　轻度异常。

4. 超声　超声心动图未见异常；甲状腺、腹部及泌尿系统彩超未见异常。

5. 精神影像MRI　头部常规结构像未见异常（图4-1），头部高空间分辨率结构像定量分析显示左侧颞上回、扣带回前份及海马体积降低，额叶、楔叶及枕叶部

015

分脑区体积增大，符合精神分裂症早期表现（图4-2）。目前精神影像检查 MRI 后处理程序自动计算皮层及皮层下灰质体积，并比较各脑区灰质体积与正常值的差异，以红蓝双色伪彩图标注在具有解剖标记的可视化报告单上。放射医师在电子结构化报告中参照精神疾病患者的脑灰质体积改变 Meta 分析结果进行诊断。

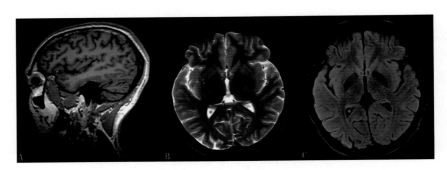

图4-1　精神影像MRI

注：A.旁矢状位T1WI；B.轴位T2WI；C.轴位T2-FLAIR。

检查技术：

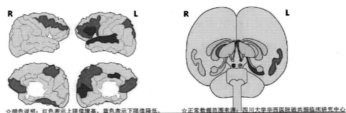

影像所见：
脑实质未见异常信号，灰白质分界清晰，各脑室池无扩大，中线结构无移位。
后处理提示：
左侧：额下回三角部、颞上回、前扣带回尾部、楔叶、海马脑区灰质体积较正常下限降低，额下回岛盖部、额下回眶部、额中回喙部、顶上小叶、内侧眶额回、中央旁小叶、楔前叶、顶上小叶、岛叶脑区灰质体积较正常上限增高。
右侧：伏隔核脑区灰质体积较正常下限降低，额中回尾部、额中回喙部、梭状回、内侧眶额回、中央旁小叶、苍白球脑区灰质体积较正常上限增高。

总结意见：
定量分析显示左侧颞上回，扣带回前份及左侧海马体积降低，额叶、楔叶及枕叶部分脑区体积增大，多见于SCZ早期表现，建议随访复查。

图4-2　精神影像MRI电子结构化报告单

诊断：精神分裂症。

诊疗经过：入院后予口服利培酮及苯海索治疗，根据治疗反应逐渐加量至目标

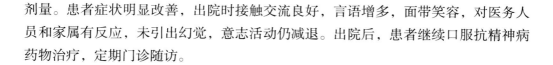

剂量。患者症状明显改善，出院时接触交流良好，言语增多，面带笑容，对医务人员和家属有反应，未引出幻觉，意志活动仍减退。出院后，患者继续口服抗精神病药物治疗，定期门诊随访。

二、病例分析

患者青年男性，起病缓慢，直系亲属有精神病史。临床表现为被害妄想，以及言行减少、淡漠、社会功能退缩等阴性症状，严重影响正常生活及工作，不能满足社会要求。专科查体提示表情淡漠，对周围环境缺乏反应，有病理性意志退缩，无情绪高涨，符合 ICD-10 F20 精神分裂症的诊断，以阴性症状为主。脑常规结构像未见异常，但高空间分辨率定量分析显示左侧颞上回、扣带回前份及海马缩小，额叶、楔叶及枕叶部分脑区增大，符合精神分裂症早期表现。

鉴别诊断：①器质性病变：患者 MRI 未见脑结构或信号异常，血肿瘤及感染标志物、超声（甲状腺、腹部及泌尿系统）均无阳性发现，可排除器质性疾病；②抑郁症：患者虽然存在兴趣下降、社会退缩，但无情感低落和消极观念，未见无助、无望、无价值感等表现，不符合抑郁症常见症状。此外，抑郁症脑部 MRI 定量分析常见前扣带、额叶、海马体积下降；③双相情感障碍：患者临床表现为情感平淡，无情感低落或高涨，HCL-32 量表仅 4 分；此外，双相情感障碍脑部 MRI 定量分析常见前额叶和岛叶体积下降。

三、疾病介绍

1. 概述　精神分裂症（schizophrenia）是一大类复杂而严重的精神障碍，好发于青春期晚期或成年早期。患者可出现认知功能障碍，幻觉、错觉等阳性症状，以及抑郁、自杀等阴性症状。主要治疗方式为药物治疗，坚持服药能帮助少数患者回归工作岗位，维持相对正常的家庭社会生活，但绝大多数患者仍会面临失业。有很多患者因未及时诊治、未坚持服药或药物抵抗，无法独立生活，给个人和家庭带来极大困扰。目前有很多遗传学研究发现精神分裂症是一个多基因病，有数百个基因与其发病风险相关。环境因素，如孕期感染、社会经济学因素等，也在其中发挥重要作用。同卵双胞胎均患精神分裂症的概率也只有 50% 左右。环境因素与遗传因素之间也存在复杂的相互作用。

2. 诊断　以往对精神分裂症的诊断基于精神障碍诊断与统计手册（Diagnostical and Statistical Manual of Mental Disorders，DSM）及类似的诊断框架。DSM-Ⅴ不做分型，诊断标准如下。

（1）特征性症状，具有下列 2 项或更多症状，每一项症状均应明显存在一个月以上（如经有效治疗，则时间可以更短），其中至少一项必须是①、②或③：①妄想；②幻觉；③言语散乱（即思维散漫）；④有明显异常的行为，如紧张症木僵；⑤阴性症状，例如情感淡漠或意志减退。

（2）社交或工作障碍：自起病以来的大部分时间内，一个或更多的重要功能，如工作、人际关系或自我照顾，水平明显低于病前（或起病于儿童期或青少年，则水平未能达到预期）。

（3）病程：至少持续6个月。此6个月应符合A标准至少1个月（如经有效治疗，则时间可以更短），可包括前驱期或残留期症状的时间。在前驱期或残留期，可表现为仅有阴性症状或有轻微的诊断标准A所列的两项或更多症状。

（4）除外分裂情感性障碍及心境障碍：如果①在急性期同时出现抑郁或躁狂发作；或②在急性期出现了心境障碍发作，但持续时间显著短于急性期和残留期。上述可排除"伴有精神病性症状的分裂情感性及心境障碍"。

（5）排除精神物质或一般躯体状况 例如滥用毒品、药物或其他躯体疾病。

（6）如果有孤独症（自闭症）谱系障碍或别的儿童期起病的交流障碍病史，除了精神分裂症的其他症状外，还需有至少1个月的明显的妄想或幻觉（如经有效治疗，则时间可以更短），才能做出精神分裂症的额外诊断。

国际疾病分类标准第10版（International Classification of Diseases-10，ICD-10）将精神分裂症标记为F20，依据临床表现可分为妄想型、青春型、紧张型、未分化型、精神分裂症后抑郁症、残留型、单纯型、其他精神分裂症及未明确的精神分裂症。

无论是依据 DSM- V 或 ICD-10，精神分裂症的诊断都具有极大异质性，治疗反应及预后亦迥异。以上基于临床表现的诊断标准对疾病的治疗和预后评估价值有限，也一定程度上阻碍了新药研发。因此，研究精神分裂症的疾病机制并据此进行诊断分类，有助于精确寻找治疗靶点，制定个体化诊疗方案。精神影像作为客观生物学指标，不仅能提供诊断价值，也为探索精神分裂症病理生理机制打开了一个窗口。由于精神分裂症疾病本身、长期服用抗精神病药物都可以影响脑结构和功能。通过分析未治疗精神分裂症患者不同临床阶段的脑影像特征，可以揭示脑部在疾病自然病程中的异常动态变化。除了解精神分裂症的发生发展规律外，影像学研究在预测患者治疗效果方面也有一定作用。研究团队自2009年起，先后开展了10余项疗效预测研究，涉及结构像、弥散张量成像（diffusion tensor imaging，DTI）、功能 MRI（functional MRI，fMRI）、磁共振波谱成像（magnetic resonance spectroscopy，MRS）及 PET，发现有两组影像学标志物对抗精神病药物治疗效果有预测价值。其一，标志物表现越异常，预后越好，例如皮层厚度、皮层下脑容量等；其二，标志物与脑连接相关，越异常则治疗反应越差。医生通过多模态 MRI 获得更多影像学特征，并通过跨学科合作，从遗传学、细胞学、分子生物学等多个角度获取对该病病理生理学机制、诊治有意义的生物标志物。

四、病例点评

精神分裂症发病机制复杂，病因未明，其中环境及遗传因素共同作用，相互影响，使患者呈现出一组感知、思维、情感、行为等多方面障碍的精神症状，对患者本人及家庭，甚至社会带来极大的影响。目前精神分裂症的诊断主要依赖患者的症状及病程，据此选择经验性药物治疗，并根据治疗反应来调整用药，临床医疗缺乏广泛应用的客观指标。

华西医院依托前期大量的精神影像科研成果及健康对照数据库，率先开展了精神影像检查的临床转化。依据患者人口学参数，影像后处理技术可以自动比较脑区灰质体积，并将结果在脑区图谱上进行可视化显示。医生通过不同脑区灰质体积变化情况，在除外器质性病变后，完成抑郁症、精神分裂症、双相情感障碍、焦虑症、创伤后应激障碍等几种常见精神疾病的诊断与鉴别诊断。该 MRI 检查项目自2018 年起在华西医院开展，依托精神影像门诊服务为精神疾病的诊断提供了可量化的客观依据，一定程度上推动了精神疾病客观诊断技术的发展。未来可采用人工智能技术来辅助构建精神疾病的诊断模型，合理挖掘影像学信息，提高精神影像诊断的准确性和时效性。

参考文献

[1]CHARLSON FJ，FERRARI AJ，SANTOMAURO DF，et al.Global epidemiology and burden of schizophrenia：findings from the global burden of disease study 2016[J]. Schizophrenia bulletin，2018，44（6）：1195-1203.

[2]GALATZER-LEVY IR，BRYANT RA.636，120 ways to have posttraumatic stress disorder[J]. Perspectives on psychological science，2013，8（6）：651-662.

[3]OWEN MJ，SAWA A，MORTENSEN PB.Schizophrenia[J].Lancet，2016，388（10039）：86-97.

[4]HILKER R，HELENIUS D，FAGERLUND B，et al.Heritability of schizophrenia and schizophrenia spectrum based on the nationwide danish twin register[J].Biological psychiatry，2018，83（6）：492-498.

[5]MCCUTCHEON RA，REIS MARQUES T，HOWES OD.Schizophrenia-an

overview[J].JAMA psychiatry, 2020, 77（2）: 201-210.

[6]ZHANG W, DENG W, YAO L, et al.Brain structural abnormalities in a group of never-medicated patients with long-term schizophrenia[J]. American journal of psychiatry, 2015, 172（10）: 995-1003.

[7]KRAGULJAC NV, LAHTI AC.Neuroimaging as a window into the pathophysiological mechanisms of schizophrenia[J].Frontiers in psychiatry, 2021, 12: 613764.

（病例提供者：杨曦玥 吕 粟 四川大学华西医院）

（点评专家：蒲 红 四川省人民医院）

病例5 原发性中枢神经系统淋巴瘤

一、病例摘要

基本信息：

主诉：患者女性，47岁，因"言语不清、行走缓慢2个月余"入院。

现病史：患者2个多月前无明显诱因出现言语不清、行走缓慢，无发热、头痛、恶心、呕吐、腹泻，无肢体感觉异常、视物模糊、复视、抽搐、意识障碍。半个月前，症状加重，遂于外院门诊行MRI检查发现"颅内对称异常信号"，为求进一步诊治收入我院神经内科。

既往史：无特殊。

个人史：无特殊。

家族史：无特殊。

体格检查：生命体征平稳。神经专科查体：神志清楚，应答尚切题，双下肢肌力为2级，左上肢肌力3级，右上肢肌力1级。

辅助检查：

1. 实验室检查 血常规、肝肾功能、血沉、抗中性粒细胞胞质抗体阴性；脑脊液常规、生化、细菌培养无特殊。血清巨细胞病毒抗体免疫球蛋白G（immunoglobulin G，IgG）、风疹病毒抗体IgG、单疱病毒抗体IgG升高。

2. 头部MRI多模态扫描（第一次）双侧基底节、半卵圆中心大致对称分布异常信号，T1WI呈稍低信号，T2WI呈稍高信号，T2-FLAIR呈高信号，增强扫描呈结节、斑片状强化；弥散加权成像（diffusion weighted imaging，DWI）及表观弥散系数（apparent diffusion coefficient，ADC）图显示病变弥散部分受限；磁敏感加权成像（susceptibility weighted imaging，SWI）、MRA未见异常；脑灌注成像未见脑血流量（cerebral blood flow，CBF）、脑血容量（cerebral blood volume，CBV）异常（图5-1）。

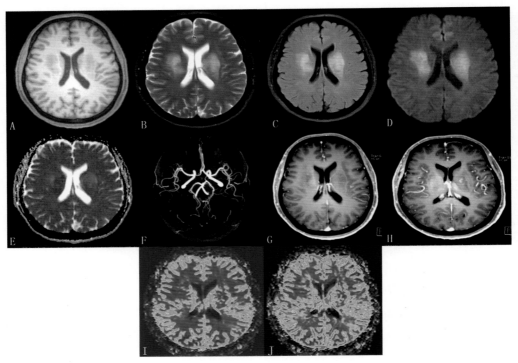

图5-1 头部多模态MRI（第一次）

注：A.T1WI；B.T2WI；C.T2-FLAIR；D.DWI；E.ADC；F.MRA 三 维 重 建；G. 增 强 T1WI；
H. 增强 T1WI（相邻层面）；I.CBF；J.CBV。

首次诊断： 病毒性脑炎或脱髓鞘疾病。

诊疗经过： 给予激素冲击治疗及抗病毒治疗，症状部分缓解后出院。

第二次入院： 出院后 2 个月，患者无明显诱因突然出现言语不清、下肢无力，程度较第一次严重，故再次收入神经内科诊治。神经专科查体：神志模糊，口齿不清，双下肢肌力为 2 级，左上肢肌力 3 级，右上肢肌力 1 级。

辅助检查：

1. 实验室检查 血常规、肝肾功能、血沉、抗中性粒细胞胞质抗体阴性；脑脊液常规、生化、细菌培养无特殊。

2. 头部 MRI 多模态扫描（第二次）（图 5-2）与第一次 MRI 检查对比，双侧基底节、半卵圆中心异常信号范围增大，T2WI 稍高信号病灶内见混杂等、稍低信号；DWI 显示病变弥散部分受限；增强 T1WI 见病变内结节、肿块状强化；灌注成像显示强化区 CBF、CBV 增高。综上考虑原发性中枢神经系统淋巴瘤可能性大。

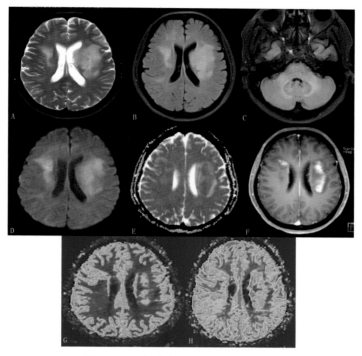

图5-2　头部多模态MRI（第二次）

注：A.T2WI；B.T2-FLAIR；C.T2-FLAIR（另一层面）；D.DWI；E.ADC；F. 增强 T1WI；G.CBF；H.CBV。

3．骨髓穿刺活检组织病理学：造血组织与脂肪组织比值 1 :（2 ~ 2.5）；粒红比（3 ~ 4）: 1，以分叶核粒细胞为主［髓过氧化物酶（myeloperoxidase，MPO）+］；巨核细胞 1 ~ 3 个 /HPF；少数淋巴细胞及浆细胞散在分布。特殊染色（FOOT 染色法）：网状纤维不增加（网状纤维染色 MF-0 级）。病理诊断：骨髓造血细胞增生偏低下。

诊断：原发性中枢神经系统淋巴瘤可能性大。

诊疗经过：患者接受了立体定向基底节脑组织活检，病理结果显示：①镜下显示肿瘤细胞片状生长；②免疫组化：白细胞分化抗原（Cluster of Differentiation，CD）20（+）、CD3 ε（-）、CD10（-）、CD5（-）、CD30（-）、多发性骨髓瘤癌基因 1（multiple myeloma oncogene 1，MUM1）（+）、B 细胞淋巴瘤（B-cell lymphoma，Bcl）-2（+，> 80%）、Bcl-6（+，~ 80%）、c-Myc（+，~ 30%）、细胞周期蛋白 D1（-）、MPO（-）、P53（部分 +）、Ki67（+，~ 70%）；胶质纤维酸性蛋白（glial fibrillary acidic protein，GFAP）（-）、少突胶质细胞转录因子 2（oligodendrocyte transcription factor 2，Olig2）（-）、异柠檬酸脱氢酶 1（isocitrate dehydrogenase 1，

IDH1）（R132H）（-）、α 地中海贫血 X 连锁智力障碍（Alpha-thalassemia x-linked intellectual disability，ATRX）（+）；原位杂交 EB 病毒编码的小 RNA（Epstein-Barr virus-encoded small RNAs，EBER）1/2（-）；③基因突变/重排分析：IgH 基因克隆性重排；未检出 Igκ 基因克隆性重排、IDH1/（R132）/IDH2（R172）突变、H3F3A/HIST1H3B 基因 K27M 突变或 RBAF（V600）突变。病理诊断：弥漫大 B 细胞淋巴瘤（活化 B 细胞表型）。

　　患者先后接受了 6 个周期的 R2-MTX 方案（利妥昔单抗＋甲氨蝶呤＋来那度胺）化疗、全脑放疗和瘤床放疗，症状部分缓解。放疗后 2 个月，因"右侧肢体疼痛，行走困难，伴语言障碍、二便失禁"第三次入院。查体示患者仅能只言片语，语言理解力尚可；双上肢运动自由，双下肢肌力 2 级。实验室检查示副瘤综合征抗体、免疫性脑炎抗体阴性；脑脊液常规、涂片及细菌培养阴性，宏基因组测序（metagenomic next-generation sequencing，mNGS）未见肿瘤特有突变。第三次头部多模态 MRI：脑异常信号明显增多；MRS 示胆碱（choline，Cho）峰升高，N- 乙酰基门冬氨（N-acetylaspartate，NAA）峰降低，Cho/NAA 比值倒置，非囊变坏死区出现脂峰（图 5-3）。经多学科会议诊断为原发性中枢神经系统淋巴瘤复发合并白质脑病，予大剂量激素冲击治疗及阿糖胞苷化疗。患者症状略好转，遂转入外院姑息治疗。

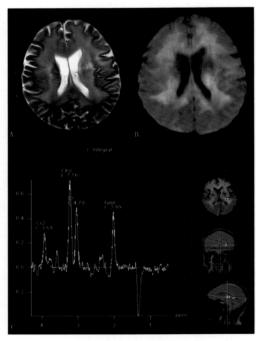

图5-3　头部多模态MRI（第三次）

注：A.轴位T2WI；B.轴位DWI；C.MRS。

二、病例分析

患者系中年女性，起病缓慢，病程迁延，病情反复，临床表现复杂，包括语言障碍、行走缓慢、下肢无力、单侧肢体疼痛、二便失禁等。头部多模态 MRI 多次显示脑实质对称性异常信号伴强化，弥散部分受限，第一次隐匿起病时病变灌注无特殊，第二次急性复发时病变呈高灌注，第三次加重时病灶增多且 MRS 提示 Cho/NAA 倒置。第一次就诊时，主要由于血清三种病毒抗体阳性而首先考虑病毒性脑炎；第二次就诊时，因骨髓穿刺及脑组织立体定向活检病理学确诊为原发性中枢神经系统淋巴瘤。患者三次就诊期间接受了激素冲击治疗、化疗与放疗，症状可部分缓解，但短期内复发，符合淋巴瘤病程特点。

值得指出的是，第一次入院时多模态 MRI 检查显示：颅内主要血管未见毛糙、狭窄或闭塞，可排除血管源性病变；脑实质病变大致对称，增强后呈结节、斑片状强化，无出血灶或高灌注，也不具备典型淋巴瘤强化征象，例如尖角征、缺口征、脐凹征、握拳征等。而病毒性脑炎可有上述类似表现，并且该患者在激素冲击治疗联合抗病毒治疗后病情缓解，进一步造成了误诊。原发性中枢神经系统淋巴瘤对激素治疗有假性有效，可以暂时出现临床及影像的好转，但是并不能治疗疾病和改善患者的生存时间。在临床实践中，如果不能排除 PCNSL，建议不要轻易使用激素冲击治疗，以免误诊，耽误病情。

三、疾病介绍

1. 概述　原发性中枢神经系统淋巴瘤（primary central nervous system lymphoma，PCNSL）是一种罕见的结外非霍奇金淋巴瘤，具有高度侵袭性，常累及脑、眼睛、脊髓与软脑膜，而无全身性淋巴瘤的证据，约占颅内原发恶性肿瘤的 4%。95% 的 PCNSL 病理组织学为弥漫大 B 细胞淋巴瘤，少数为 T 细胞淋巴瘤、Burkitt 淋巴瘤、淋巴母细胞淋巴瘤及低级别淋巴瘤等。PCNSL 好发于中老年人，中位年龄为 65 岁，近年发病率呈上升趋势；预后较差，中位生存时间 10 ~ 20 个月。

PCNSL 临床症状隐匿，表现多样，差异较大，不具特异性，主要跟肿瘤累及部位有关。首发症状可以是头痛、癫痫、运动感觉功能减退、认知异常、记忆减退、人格改变、脑积水等。病变主要累及幕上深部结构，如大脑半球、基底节、丘脑及胼胝体，常对称受累。

PCNSL 发病机制尚不明确，目前主要有两种假说。第一种假说认为，PCNSL 来源于外周淋巴细胞的恶性转化，依据是中枢神经系统原发和外周发生的淋巴瘤细胞免疫表型并无明显差别。另一个假说认为，由于血脑屏障的存在，免疫细胞不能进入中枢神经系统，颅内环境成为肿瘤逃逸的"庇护所"，因而容易发生 PCNSL。

2. 诊断 PCNSL 主要诊断依据涉及临床表现、实验室检查、影像学及病理检查。然而，临床表现差异较大，表现多样。约 80% 的 PCNSL 患者腰椎穿刺脑脊液检查呈现蛋白含量增高，但无特异性。58% ~ 76% 的患者存在 MYD88 突变，而这种突变在胶质母细胞瘤和其他转移瘤中未被检出，但目前常规开展较困难。

影像学检查作为无创、可重复的检查方法，在 PCNSL 诊断中具有举足轻重的地位。PCNSL 好发于中线结构周围的深部脑实质，以血管为中心向外浸润生长；较少囊变、坏死，可见出血。由于肿瘤细胞核浆比高，核异型性大，细胞密度高，肿瘤在 CT 上可呈现中心稍高或等密度伴周围水肿，在 MRI 上弥散受限且 T2WI 呈等或稍低信号。由于血脑屏障受到破坏，肿瘤在增强扫描时呈明显强化，较特异的征象有尖角征、缺口征、脐凹征、握拳征；在 SWI 上可见微出血。MRS 上，肿瘤恶性程度高，明显破坏神经元，导致 NAA 峰减低；神经胶质增生修复，导致 Cho 峰增高；淋巴细胞转化过程中释放脂肪，在非坏死的肿块区可见脂峰，这是 PCNSL 的一个特异性征像。^{18}F-FDG-PET 通常显示病变葡萄糖代谢活跃，摄取增高且较均匀。

3. 鉴别诊断

（1）瘤样脱髓鞘（tumefactive demyelinating lesion，TDL）：T2WI、T2-FLAIR 多呈高信号，DWI 弥散可以受限，但是受限程度弱于 PCNSL。增强后可见典型开环样强化，或结节强化，一般不出现团状强化。MRS 上，Cho 峰增高，NAA 峰减低，Cho/NAA 倒置弱于 PCNSL；灌注成像显示 CBV、CBV 减低。

（2）高级别胶质瘤：大部分弥散不受限，可见 T2WI 穿透效应。MRS 脂峰见于肿瘤坏死组织内，而 PCNSL 的脂峰见于肿瘤实性成分内（淋巴细胞转化过程中释放脂肪）。

四、病例点评

本例为隐匿起病，临床表现复杂，发病前无疫苗接种史，病程中无发热。回顾本例首次 MRI 检查，对淋巴瘤具有一定提示意义：①病灶累及双侧半卵圆中心，并跨越中心；② T2WI 显示病灶信号并不是很高，甚至中心有少许低信号，弥散部分受限，具有淋巴瘤的一些影像学特点；③增强后，病灶强化灶无肿块样改变，可能是误诊的主要原因。PCNSL 临床表现不典型，脑脊液检查阴性，而 PCNSL 非侵入性诊断更多依赖 MRI 的典型征象，因此综合导致了第一次入院的误诊。而第二次发病后，MRI 出现了典型的肿块样强化。

参考文献

[1] 赵晖，李虓，宋蓓，等.脑脊液实验室检测在原发性中枢神经系统淋巴瘤诊断中的价值探讨.中华检验医学杂志，2021，44（1）：55–60.

[2] 李永明.磁共振成像对原发性中枢神经系统淋巴瘤与高级别胶质瘤深部病灶的鉴别诊断价值 [J].河南医学研究，2020，29（8）：1477–1478.

[3] 罗国栋，孙新海，翟宁，等.原发性中枢神经系统淋巴瘤 MRI 表现分析 [J].医学影像学杂志，2020，30（3）：354–357.

[4] 陆玲玲，陈宇峰，郭佳，等.^{18}F– 脱氧葡萄糖正电子发射计算机断层显像 / CT 在颅内原发性中枢神经系统淋巴瘤中的应用价值 [J].中国临床实用医学，2020，11（6）：1–6.

[5] 程岗，张剑宁.原发性中枢神经系统淋巴瘤发病机制研究进展 [J].中华神经外科疾病研究杂志，2017，16（2）：190–192.

（病例提供者：杨喜彪　月　强　四川大学华西医院）

（点评专家：肖家和　四川大学华西医院）

病例6 多中心胶质母细胞瘤

一、病例摘要

基本信息：

主诉：患者女性，31岁，因"右侧肢体乏力伴言语不清1个月，复视9天"入院。

现病史：患者1个月前在喷嚏、流涕后出现右上肢乏力，伴吐词不清，严重程度呈晨重暮轻。上述症状持续加重，并逐渐出现右手持物困难，偶有呛咳。9天前，患者出现复视、右侧口角流涎、步态拖拽，患者穿衣等日常活动受限，需他人帮助。2天前，患者在外院经头部MRI检查后诊断为"脑脱髓鞘疾病或梗死"，为求进一步诊治收入我院。

既往史：无特殊。

个人史：无特殊。

家族史：无特殊。

体格检查： 生命体征平稳。神经专科查体：神志清楚，吐词不清。右侧鼻唇沟变浅，口角向左歪斜，伸舌右偏。右上肢肌张力增高，右膝腱反射亢进。右手不能完成指鼻试验，闭目难立征阳性，右侧Babinski征强阳性。脑膜刺激征阴性。

辅助检查：

1. 实验室检查 血常规、肝肾功能、血沉阴性；脑脊液常规、生化、细菌培养无特殊。结核抗体、结核杆菌DNA实时荧光检测阴性。

2. 头部MRI增强扫描（图6-1）双侧脑室旁白质（垂直于侧脑室室管膜）、胼胝体、左侧额叶皮层及邻近白质多发稍长T1、长T2信号结节、斑片影，T2-FLAIR呈高信号，增强扫描呈不均匀明显强化，考虑脱髓鞘疾病或肿瘤可能，建议结合多模态MRI检查。

首次诊断： 急性播散性脑脊髓炎（acute disseminated encephalomyelitis，ADEM）或多发性硬化。

诊疗经过： 给予激素冲击治疗及营养支持，症状部分缓解出院。

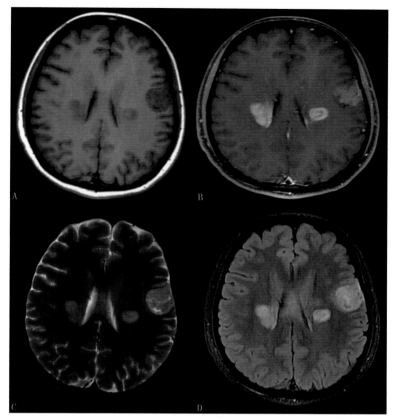

图6-1 头部MRI增强扫描

注：A.T1WI；B.增强T1WI；C.T2WI；D.T2-FLAIR。

第二次入院：出院后，前述症状持续存在但较前缓解。5天前，患者无明显诱因出现情绪异常，容易哭泣，伴睡眠障碍；2天前，前述症状加重，伴吐词不清、张口困难，进食时容易咬伤舌头，遂再次入我院诊治。神经专科查体：体征同第一次入院查体。

辅助检查：

1. 实验室检查　血常规、肝肾功能、血沉阴性；脑脊液常规、生化、细菌培养无特殊。结核抗体、结核杆菌 DNA 实时荧光检测阴性；ANCA 阴性。

2. 头部 MRI 多模态扫描（图 6-2）常规 MRI 序列（T1WI、T2WI、T2-FLAIR 及增强 T1WI 增强）表现与首次 MRI 表现类似；DWI 显示病灶弥散受限；SWI 显示病灶内多发点状、条状低信号，提示含铁血黄素沉积；脑灌注成像显示病灶区 CBF、CBV 升高，呈高灌注；MRS 示 Cho 峰明显升高，NAA 峰减低，Cho/NAA 倒置，比值约 1.8。综上考虑多发性高级别胶质瘤可能性大，胚胎性肿瘤或脱髓鞘疾病待排。

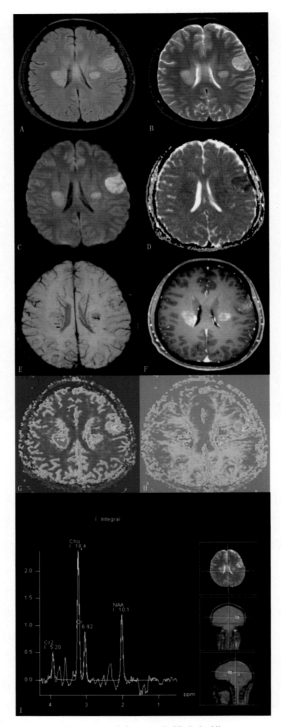

图6-2　头部MRI多模态扫描

注：A.T2-FLAIR；B.T2WI；C.DWI；D.ADC；E.SWI；F. 增强 T1WI；G.CBF；H.CBV；I.MRS。

诊断：多中心胶质母细胞瘤可能性大。

诊疗经过：患者接受了立体定向左侧额叶脑组织活检，病理结果显示：①组织类型支持高级别胶质瘤；②免疫组化：GFAP（+）、Olig2（+）、P53（+）、IDH1（-）、H3 K27M（-）、ATRX（-）、MIB-1（+，～45%）；③基因检测：检出 19q 信号缺失，未检出 1p 信号缺失；未检出 BRAF（V6001）15 号外显子点突变、TERT 基因启动子 250 位点及 228 位点突变、IDH2 基因第 172 密码子突变。病理诊断：胶质母细胞瘤（WHO Ⅳ级，IDH-野生型）。因此，建议先行放化疗，再考虑手术可能。但患者选择自动出院，至外院接受治疗。

二、病例分析

患者青年女性，有上呼吸道感染诱因，病程短，呈快速进展，临床表现复杂，包括单侧肢体乏力及面瘫、语言障碍、复视等。实验室检查排除了颅内常见感染的可能性。头部 MRI 增强扫描提示脑实质多发异常信号，部分位于侧脑室旁白质并垂直侧脑室室管膜分布。结合患者年龄、诱因、短病程、实验室检查及脑内多发病灶，激素治疗有效，因此首先考虑脱髓鞘疾病（ADEM）。然而患者病情迅速复发并出现新症状，头部多模态 MRI 检查显示病灶弥散受限，高灌注，Cho/NAA 比值倒置，符合高级别胶质瘤特点。

三、疾病介绍

1. 概述　多发性胶质瘤指颅内同期或非同期出现多个病灶，包括多灶性胶质瘤与多中心胶质瘤。多灶性胶质瘤具有沿联合纤维、脑脊液、血液等途径播散转移的特点，也可以在肿瘤周边形成卫星灶，而多中心胶质瘤通常不通过上述可以明确的途径播散转移，病灶可以广泛分布于不同脑叶，多见于幕上，幕上及后颅窝同时发生者少见。

多中心胶质瘤好发于中老年人群，可见于 Ⅱ～Ⅳ级胶质瘤，高级别及低级别胶质瘤发病率分别约 73.7%、26.3%。病情进展迅速，与独立病灶胶质瘤相比，预后较差。发病机制尚未明确，有两种主流学说：①"两阶段"假说：首先，中枢神经系统发展过程出现一次广泛但低致癌性的突变；其次，突变后的细胞可能源于同种或非同种原始细胞，在发育过程中受到生化、激素、病毒或寄生虫等外界因素刺激，最终发展成胶质瘤；②细胞分子及遗传学因素：如 p53 突变广泛见于多发性胶质瘤的肿瘤细胞，并与肿瘤发生发展密切相关；也有报告显示，c-Met 基因过度表达可能与疾病发病机制有关。

目前尚无针对多中心胶质瘤的规范治疗措施，主要根据单发胶质瘤的病理类型治疗，包括手术、同步放化疗或辅助化疗等，而是否手术治疗尚存争议。有学者建议，若尚未累及重要功能区，可尽量手术治疗，对于失去手术切除机会的患者可选择立体定向活检，明确病理类型后进行辅助放化疗。

2. 诊断　多中心胶质瘤的临床诊断主要依据 MRI 检查。MRI 影像学特征与单发胶质瘤类似，但病灶多发。多中心低级别胶质瘤主要表现为 T1WI 低信号，T2WI 及 T2-FLAIR 高信号，可伴钙化。当出现强化时，更倾向Ⅲ级胶质瘤。多中心胶质母细胞瘤信号混杂多样，弥散往往受限，增强后呈不规则、花环样厚壁强化，伴中心坏死、周围大片脑水肿，灌注成像显示高灌注，MRS 显示 Cho/NAA 比值倒置明显。多中心胶质瘤诊断金标准依赖病理学检查，其不同病灶的病理类型既可相同也可不同，病理诊断遵循就高原则，即多个病灶具有不同病理类型时，按照最高级别病变进行分级。

3. 鉴别诊断

（1）脑转移瘤：通常有原发肿瘤证据，病灶常位于脑灰白质交界处，表现为散在多发结节，增强扫描呈环形、均匀或结节样强化，瘤周水肿明显。

（2）多发淋巴瘤：好发于中线深部脑实质，DWI 显示弥散明显受限，T2WI 可呈现等或稍低信号。肿瘤有"嗜血管"生长的特性，沿血管间隙浸润性生长，增强呈明显强化，可见典型的尖角征、缺口征、脐凹征、握拳征等。MRS 可发现肿块中出现非坏死性脂峰。

（3）ADEM：多见于儿童及青少年，常有近期感染或预防接种史。脑内病灶弥漫，主要对称累及双侧大脑半球白质及小脑，以脑室周围为主，也见于皮层、深部灰质核团及脊髓，呈稍长 T1、长 T2 信号，可见强化。该病对激素治疗反应较好。

（4）多发性硬化：病灶主要位于大脑半球深部白质、侧脑室周围，尤见于前角及枕角附近，呈类圆形或不规则形，常垂直于侧脑室分布，称为"垂直脱髓鞘征"。绝大多数病灶无占位效应，灶周无脑水肿表现。

四、病例点评

多中心胶质瘤发病率低，既往文献以个案及小样本报道为主，多见于老年人群，预后较差。本例患者系青年女性，术前诊断困难。该患者 MRI 影像特点主要有：①颅内多发病灶跨越中线分布，累及胼胝体及双侧大脑半球；②病灶弥散明显受限，提示细胞密度高；③多模态 MRI 显示病灶呈高灌注，提示病灶血脑屏障破坏明显；MRS 显示 Cho 峰明显增高，NAA 峰减低，提示病灶明显破坏神经元，细胞代谢旺盛。脑多模态 MRI 检查可以提供更多脑灌注与代谢线索，为进一步考虑多中心胶质瘤提供了影像依据。

参考文献

[1] 苏晓明，宋淑军，苗延浚，等.6 例多中心胶质瘤的临床分析及文献回顾 [J]. 癌症进展，2019，17（17）：2086-2089.

（病例提供者：杨喜彪　月　强　四川大学华西医院）

（点评专家：肖家和　四川大学华西医院）

病例7 鼻咽癌

一、病例摘要

基本信息：

主诉：患者男性，40岁，因"鼻塞、间歇性鼻衄2年，回吸涕血1个月"入院。

现病史：患者2年前因鼻塞、间歇性鼻衄于当地医院就诊，行CT检查提示鼻咽右侧壁肿瘤性病变，行鼻内镜下鼻咽部病理活检显示恶性肿瘤，倾向非角化性鳞癌。为明确诊断至我院病理科会诊为"鼻咽组织非角化性癌"，免疫组化显示丙酮酸羧化激酶（phosphoenolpyruvate carboxykinase，PCK）（+）、P63（+）、嗜铬粒蛋白A（chromogranin A，CgA）（-）、白细胞共同抗原（leukocyte common antigen，LCA）（-）、S-100（-）、Ki67（+，～20%），原位杂交EBER1/2（+），EB病毒DNA实时荧光检测为 1.43×10^3 拷贝数/ml。遂以"鼻咽癌"于我院接受诱导化疗＋同步放化疗，并定期门诊随访。患者1个月前出现回吸涕血，为求进一步治疗收入我院。

既往史：无特殊。

个人史：无特殊。

家族史：无特殊。

体格检查：生命体征平稳。颈部未见肿大淋巴结。

辅助检查：

1. EB病毒DNA实时荧光检测 EB病毒拷贝数178copy/ml。

2. 鼻咽部及颈部增强MRI 鼻咽右侧顶后壁不规则增厚伴结节，明显强化，枕骨斜坡轻度强化，多系鼻咽癌复发。

3. SPECT 未见确切肿瘤骨转移征象。

诊断：鼻咽癌放化疗后复发。

诊疗经过：患者接受了鼻内镜下鼻咽部肿物活检，提示鼻咽肿物为非角化性鳞状细胞癌；免疫组化显示PCK（+）、P63（+）、细胞角蛋白（cytokeratin，CK）5/6（+）、S-100（-），原位杂交EBER 1/2（+），诊断为鼻咽癌复发。遂行"鼻内镜下鼻咽部肿瘤切除术＋下鼻甲部分切除术"，术后辅以抗感染及对症支持治疗后出院。

　　本病例中，我们重点关注患者初次治疗后的 MRI 随访记录，侧重关注患者首次治疗后复发的影像学表现。

　　1. 2 年前至我院初次 MRI：鼻咽部肿块，大小约 2.5cm×3.2cm×2.1cm，向前突向鼻咽腔及右侧鼻后孔，增强后均匀显著强化（图 7-1）。颅底骨质未见破坏，双侧颌下、颈动脉鞘周围及颈后三角见多个淋巴结显示。

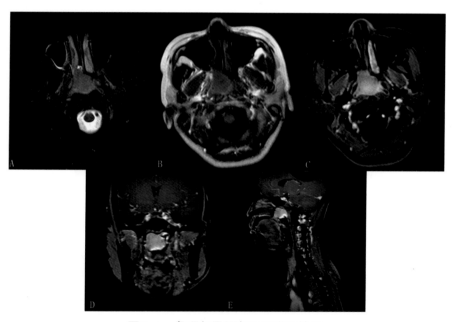

图7-1　鼻咽部及颈部MRI增强检查

　　注：A. 轴位 T2WI；B. 轴位 T1WI；C. 轴位增强 T1WI；D. 冠状位增强 T1WI；E. 矢状位增强 T1WI。

　　2. 放疗中期 MRI 复查：鼻咽右侧顶后壁菜花状结节，突向鼻咽腔，大小约 2.0cm×1.9cm×1.9cm，增强后明显强化，右侧后鼻孔狭窄，右侧咽隐窝稍变窄，右侧咽鼓管咽口及双侧咽旁间隙未见异常（图 7-2）。颅底骨髓信号未见异常。颈部淋巴结未见肿大。

　　3. 放疗后第 1 次 MRI 复查（放疗后 3 天）：鼻咽右侧顶后壁结节，大小约 1.6cm×1.6cm×1.3cm，增强后明显强化，右侧后鼻孔狭窄，右侧咽隐窝稍变窄，右侧咽鼓管咽口及双侧咽旁间隙未见异常（图 7-3）。颅底骨髓信号未见异常。颈部淋巴结未见肿大。

　　4. 放疗后第 2 次 MRI 复查（放疗后 6 个月）：鼻咽右侧顶后壁局限性增厚，双侧咽隐窝显示清晰（图 7-4）。颅底骨髓信号未见异常。颈部淋巴结未见肿大。

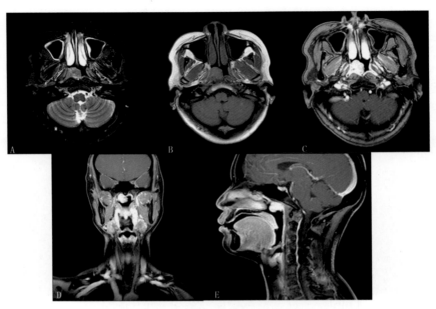

图7-2　鼻咽部及颈部MRI增强检查

注：A. 轴位 T2WI；B. 轴位 T1WI；C. 轴位增强 T1WI；D. 冠状位增强 T1WI；E. 矢状位增强 T1WI。

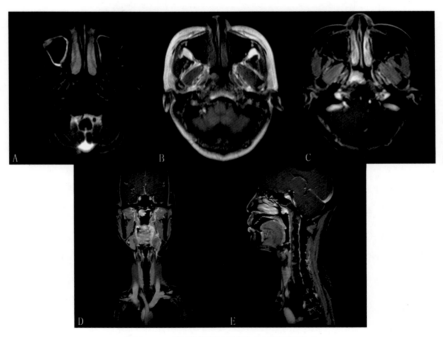

图7-3　鼻咽部及颈部MRI增强检查

注：A. 轴位 T2WI；B. 轴位 T1WI；C. 轴位增强 T1WI；D. 冠状位增强 T1WI；E. 矢状位增强 T1WI。

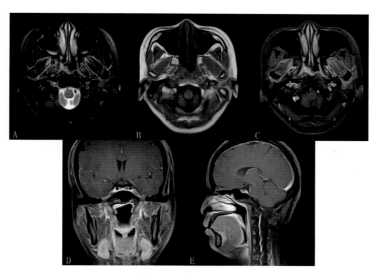

图7-4　鼻咽部及颈部MRI增强检查

注：A. 轴位 T2WI；B. 轴位 T1WI；C. 轴位增强 T1WI；D. 冠状位增强 T1WI；E. 矢状位增强 T1WI。

5. 放疗后第 3 次 MRI 复查（与前次间隔 3 个月）：鼻咽右侧顶后壁局限性增厚，局部见小液化坏死灶，双侧咽隐窝显示清晰（图 7-5）。颅底骨髓信号未见异常。颈部淋巴结未见肿大。

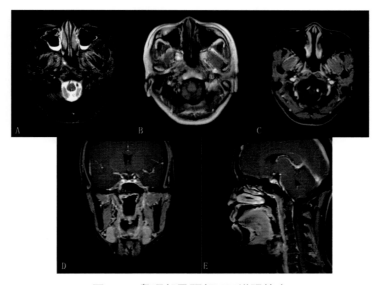

图7-5　鼻咽部及颈部MRI增强检查

注：A. 轴位 T2WI；B. 轴位 T1WI；C. 轴位增强 T1WI；D. 冠状位增强 T1WI；E. 矢状位增强 T1WI。

6. 放疗后第 4 次 MRI 复查（与前次间隔 3 个月）：表现大致同前（图 7-6）。

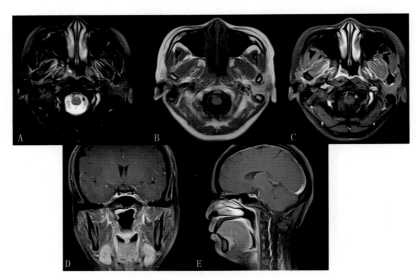

图7-6　鼻咽部及颈部MRI增强检查

注：A. 轴位 T2WI；B. 轴位 T1WI；C. 轴位增强 T1WI；D. 冠状位增强 T1WI；E. 矢状位增强 T1WI。

7. 放疗后第 5 次 MRI 复查（与前次间隔 3 个月）：表现大致同前（图 7-7）。

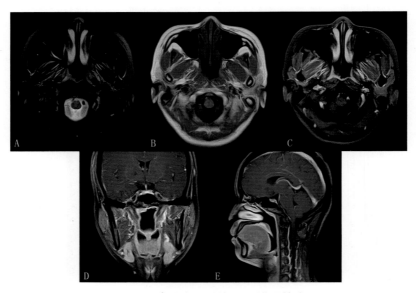

图7-7　鼻咽部及颈部MRI增强检查

注：A. 轴位 T2WI；B. 轴位 T1WI；C. 轴位增强 T1WI；D. 冠状位增强 T1WI；E. 矢状位增强 T1WI。

8. 放疗后第 6 次 MRI 复查（与前次间隔 3 个月）：鼻咽右侧顶后壁不规则增厚伴结节，增强后明显强化（图 7-8），病灶较前次稍增大。颅底骨髓信号未见异常。颈部淋巴结未见肿大。

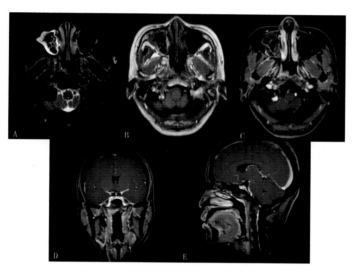

图7-8　鼻咽部及颈部MRI增强检查

注：A. 轴位 T2WI；B. 轴位 T1WI；C. 轴位增强 T1WI；D. 冠状位增强 T1WI；E. 矢状位增强 T1WI。

9. 放疗后第 7 次 MRI 复查（与前次复查间隔 3 个月）：表现大致同前（图 7-9）。

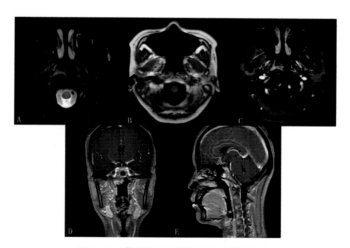

图7-9　鼻咽部及颈部MRI增强检查

注：A. 轴位 T2WI；B. 轴位 T1WI；C. 轴位增强 T1WI；D. 冠状位增强 T1WI；E. 矢状位增强 T1WI。

10. 放疗后第 8 次 MRI 复查（与前次间隔 3 个月）：鼻咽右侧顶后壁不规则增厚伴结节，增强后明显强化，最大截面约 1.1cm×1.6cm，较前次增大（图 7-10）。枕骨斜坡轻度强化。

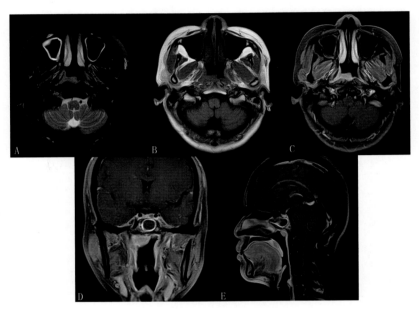

图7-10　鼻咽部及颈部MRI增强检查

注：A. 轴位 T2WI；B. 轴位 T1WI；C. 轴位增强 T1WI；D. 冠状位增强 T1WI；E. 矢状位增强 T1WI。

二、病例分析

本病例中，患者于 2 年前诊断为鼻咽癌，行放化疗后定期随访；1 个月前复查鼻咽部 MRI 提示，鼻咽右侧顶壁不规则增厚伴结节，明显强化。在患者鼻咽癌病史及近期 MRI 随访提示鼻咽部病灶增大的基础上，不难做出鼻咽癌复发的诊断。

回顾该患者放化疗后的随访 MRI 图像，我们发现肿块在放化疗结束后半年时才出现显著退缩，并且鼻咽右侧顶后壁一直较左侧增厚。然而，放疗本身也可以导致鼻咽部黏膜增厚。如何做到早期发现肿瘤残留灶或预测复发，及时制订更合理的治疗决策，是未来临床工作应该重点关注的方向。近几年来，综合了临床、影像、病理等学科的组学研究表明，鼻咽癌患者的年龄、性别、原发肿瘤的体积、组织学类型、TNM 分期、周围组织受侵情况及治疗前 EB 病毒的 DNA 拷贝数都与肿瘤的预后密切相关。因此，在常规影像报告中，我们需明确指出病变的大小、周围组织受侵及淋巴结受累情况等。除常规 MRI 所提供的病灶大小、形态、信号等形态学信息外，多模态功能 MRI 诸如 DWI、扩散峰度成像（diffusion kurtosis imaging，

DKI）、动态增强（Dynamic contrast enhancement，DCE）MRI 成像、体素内不相干运动（intravoxel incoherent motion，IVIM）DWI 等还可进一步提供肿瘤血流动力学及弥散改变等信息，定量反映肿瘤组织的微观病理改变，辅助预测鼻咽癌疗效及预后。

EB 病毒 DNA 实时荧光检测在鼻咽癌患者的临床随访中起着重要的作用，临床参考值为扩增阴性。回顾患者的治疗及随访过程，EBV-DNA 检测结果从诱导化疗的第 3 个周期开始持续阴性，直至放疗后第 6 次 MRI 复查时出现异常，EB 病毒拷贝数为 23copy/ml。与之对应的是，同期复查的 MRI 影像提示鼻咽壁局部黏膜进一步增厚并见强化软组织结节，考虑到患者行胸腹部 CT 及骨扫描等检查后未发现其他部位转移征象，因此推测患者可能已出现局部复发。

三、疾病介绍

1. 概述 鼻咽癌（nasopharyngeal carcinoma，NPC）是发生于鼻咽黏膜的恶性肿瘤，发病率居头颈部恶性肿瘤之首。肿瘤好发于鼻咽顶侧壁和咽隐窝，呈浸润性生长。鼻咽癌的发生可能与遗传因素、EB 病毒感染及环境因素等有关。EB 病毒潜伏感染鼻咽上皮细胞被认为是上皮细胞癌变机制中的关键步骤。EB 病毒感染细胞后可发生基因重组，阻止受感染细胞的凋亡，同时启动其生长。鼻咽癌好发于 40 ~ 50 岁人群，男女发病比例约 2 ：1。其分布具有明显地域差异，主要分布在中国南部、东南亚及北非等地。

鼻咽癌早期症状不明显，可表现为原发灶局部症状，包括回吸性涕血或鼻出血、鼻塞、耳鸣、耳闷、听力下降、头痛、复视等，进展后可出现远处转移表现，如颈部淋巴结肿大。鼻咽癌以鳞癌最为常见，约占 95% 以上，偶见腺癌。2005 年世界卫生组织（World Health Organization，WHO）标准将其病理类型分为 3 型，即角化型鳞癌（WHO Ⅰ型）、非角化性鳞癌（WHO Ⅱ型）、基底细胞样鳞状细胞癌（WHO Ⅲ型）。

2. 诊断和分期 MRI 具有软组织分辨率高、无骨伪影干扰及多参数、多方位成像等优势，是诊断鼻咽癌及判断局部浸润程度的首选影像检查手段。对于早期病变，MRI 检查表现为局部黏膜增厚，病变侧咽隐窝变浅、闭塞，咽侧壁增厚，失去正常对称外观。对于中晚期病变，MRI 可充分显示病变范围、浸润深度、淋巴结转移情况，以横断面成像为基础，可加以冠、矢状面成像；MRI 可见浸润性生长的软组织肿块，常突向鼻咽腔，致鼻咽腔不对称、狭窄或闭塞。MRI 在显示鼻咽癌颅底骨髓浸润上也极具优势。鼻咽癌首诊时，70% ~ 80% 的患者有颈部淋巴结肿大，往往为初诊时的首发症状。咽后组淋巴结外组是鼻咽癌的首站转移淋巴结，其他常见转移部位为颈静脉链周围及颈后三角区。诊断金标准为病理诊断。

对于恶性肿瘤的检查，需同时检测局部浸润和全身转移情况，以确定临床分期，制订治疗方案。局部检查主要评估肿瘤的浸润范围和区域淋巴结转移情况，一般采用 MRI 检查，检查范围应包括鼻咽部、双侧颈部及锁骨上区。全身检查主要评估肿瘤是否存在远隔器官转移。对颈部淋巴结阳性患者，建议行胸腹部 CT 及全身骨扫描，或者全身 PET-CT 以排除其他脏器转移。目前鼻咽癌的分期采用由国际抗癌联盟（Union for International Cancer Control，UICC）与美国癌症联合会（American Joint Committee on Cancer，AJCC）2016 年 10 月联合发布第 8 版恶性肿瘤 TNM 分期，包括鼻咽癌分期，于 2018 年 1 月 1 日起实施。

3. 鉴别诊断

（1）腺样体增生：腺样体为位于鼻咽顶部的一团淋巴组织，儿童期可呈生理性肥大，5 岁左右最明显，以后逐渐萎缩，15 岁左右达成人状态。残余的鼻咽淋巴样组织有时可与肿瘤相似，但残余的淋巴组织位于表浅部位，表现为鼻咽顶壁及后壁软组织对称性增厚，不侵犯其下方的肌肉或骨质。

（2）淋巴瘤：发病急，病程较短，多发生于青少年。病变侵犯范围广泛，常侵及鼻腔、鼻咽及口咽。与鼻咽癌相比，鼻咽淋巴瘤累及咽隐窝者较少，程度较轻，多以推压、变浅为主，完全消失者少。淋巴瘤呈弥漫性生长，与周围组织界线相对清楚，倾向于向周围横向蔓延，很少侵犯黏膜下深层或咽旁间隙，少有骨质破坏；易向颈部淋巴结转移，常见双侧颈部淋巴结普遍肿大，大小均一、密度均匀，少见坏死或包膜外侵犯。

（3）鼻咽纤维血管瘤：多见于青少年男性，与鼻咽癌相似，可有软组织肿块及骨质破坏，但鼻咽纤维血管瘤多为压迫性骨质吸收。增强扫描时，鼻咽纤维血管瘤可出现血管性增强效应，而鼻咽癌无或轻微强化。

4. 治疗　由于鼻咽解剖位置和鼻咽癌的生物学特殊性，早期病变采用单纯放疗，局部晚期病变则采用以放疗为主的综合治疗。放疗需与化疗、靶向治疗、免疫治疗结合形成最佳的综合治疗模式。MRI 定位成像的运用可提供相较于 CT 定位更优越的软组织分辨率及对比度，两者结合有助于精确勾画靶区及危及器官，从而提高治愈率，减少并发症。

5. 预后　随着调强放疗技术的普及和综合治疗的应用，鼻咽癌的局部控制率达 90% 以上，5 年生存率超过 80%。但对局部晚期鼻咽癌的疗效仍不理想，5 年总生存率仅 50%。治疗失败的主要原因是远处转移。近期，香港鼻咽癌研究小组（HKNPCSG-1301 研究）报道了接受调强放疗（伴或不伴化疗）鼻咽癌患者的 8 年生存结果。在 3328 例患者中，14% 发生局部复发或持续患病，而 21% 在局部复发时伴有远处转移。从诊断到局部复发的中位时间约 30 个月。

四、病例点评

MRI 是鼻咽癌检查的首选影像学手段，在病变的早期即可发现病变局部黏膜增厚、病变侧咽隐窝变浅等征象，在病变的中晚期可清晰显示病变的浸润范围、淋巴结转移情况。鼻咽癌首选治疗方式是以放疗为主的综合治疗方式，早期患者预后多较好。后期随访应以 MRI 检查＋ EB 病毒 DNA 实时荧光检测＋鼻咽镜检查为主，有助于早期发现局部复发；同时还应常规复查胸腹部 CT，以及时发现远处转移。

参考文献

[1] 许雨虹，陈传本 . 调强放疗时代原发肿瘤体积对鼻咽癌预后的影响 [J]. 中国医药科学，2020，10（20）：195-198，206.

[2] 尚洁 .EB-DNA 检测对鼻咽癌早期诊断及预后评估的临床意义 [J]. 实用癌症杂志，2020，35（11）：1838-1841.

[3]WANG Y，ZHAO H，ZHANG ZQ，et al.MR imaging prediction of local control of nasopharyngeal carcinoma treated with radiation therapy and chemotherapy[J]. British journal of radiology，2014，87（1039）：20130657.

[4]AU KH，NGAN RKC，NG AWY，et al.Treatment outcomes of nasopharyngeal carcinoma in modern era after intensity modulated radiotherapy（IMRT）in Hong Kong：a report of 3328 patients（HKNPCSG 1301 study）[J].Oral oncology，2018，77：16-21.

[5] 孙俊旗，单菲菲，吴光耀，等 . 磁共振弥散加权成像在鼻咽淋巴瘤与鼻咽癌鉴别诊断的价值 [D]. 山西医科大学学报，2016，47（7）：665-668.

[6] 李仲英，王荣桃，陈祥，等 . 鼻咽癌的 CT 诊断与鉴别诊断 [J]. 吉林医学，2013，34（6）：1128.

[7]XU T，TANG J，GU M，et al.Recurrent nasopharyngeal carcinoma：a clinical dilemma and challenge[J].Current oncology，2013，20（5）：e406-e419.

[8]LEE AW，MA BB，NG WT，et al.Management of nasopharyngeal carcinoma：current practice and future perspective[J].Journal of clinical oncology，2015，33（29）：3356-3364.

[9] 罗静雯，李平 . 诱导化疗在局部晚期鼻咽癌治疗中的应用进展 [J]. 遵义医科大学学报，2019，42（6）：727-733，738.

（病例提供者：谭乔月 月 强 四川大学华西医院）

（点评专家：艾 平 四川大学华西医院）

病例8　结外鼻型NK/T细胞淋巴瘤

一、病例摘要

基本信息：

主诉：患者男性，51岁，因"右眼眶肿胀1个月，额面部肿胀20天"入院。

现病史：患者1个月前无明显诱因出现右眼眶肿胀，无局部发热、疼痛、溃烂、视力异常，于当地医院抗感染治疗。因疗效不佳至区域医院就诊，行眼眶CT检查提示"右眼眶周围软组织及鼻窦炎症"，继续予抗感染治疗，改善不明显，随后行肿胀区域切开引流，未引流出分泌物。后至其他医院就诊，行增强MRI检查提示右眼睑鼻侧不规则片团影，邻近眼睑、鼻部及筛窦受累，考虑炎症可能，继续予抗感染治疗，无明显改善。20天前，患者出现额面部软组织肿胀，无法睁眼，于上述医院行鼻内镜检查发现鼻道深部白色坏死物，局部活检及免疫组化提示（筛窦）结外NK/T细胞淋巴瘤（鼻型）。我院病理会诊提示（筛窦）活检样本：非霍奇金淋巴瘤，系结外鼻型NK/T细胞淋巴瘤，侵袭性；免疫组化染色示肿瘤细胞CD34（＋），CD20（－），CD56（＋），CD5（－），颗粒酶B（＋），Ki-67（＋，～50%），原位杂交EBER1/2（＋）。为求进一步治疗，患者收入我院肿瘤科。

既往史：无特殊。

个人史：无特殊。

家族史：无特殊。

体格检查： 生命体征平稳。专科查体：右鼻根部皮肤破溃，大小约1.5cm×1.5cm，无血性及脓性分泌物；额面部皮温高，皮肤张力大；颈部淋巴结增大。

辅助检查：

1. 头颈部增强CT　右侧鼻腔内软组织密度影。右侧颜面部软组织肿胀，鼻根部及额面部不规则软组织肿块，边界不清，密度欠均，呈不均匀明显强化，内见坏死灶；病灶侵犯右侧泪囊、鼻泪管、筛窦，推压右侧眼球及内直肌移位，骨质未见破坏（图8-1）。右侧颈部软组织肿胀；双侧颌下及颈动脉间隙、右侧锁骨上下区、扫及纵隔淋巴结增多，部分增大。

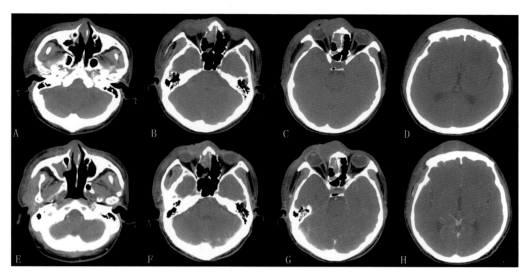

图8-1　头颈部CT增强检查

注：A ~ D.CT平扫；E ~ H.CT增强。

2. 头部增强 MRI　右侧鼻根部及额面部软组织肿块，不均匀显著强化，推压右侧眼球及内直肌外移；病变侵犯右侧泪囊、鼻泪管及筛窦（图 8-2）。

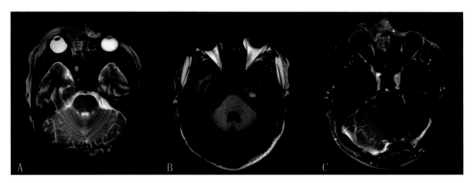

图8-2　头部MRI增强检查

注：A.T2WI；B.T1WI；C.增强T1WI。

诊断：结外鼻型 NK/T 细胞淋巴瘤，侵犯右侧鼻腔及额面部，伴颈部及纵隔淋巴结转移（Ⅱ E 期）。

诊疗经过：患者于我院接受全身化疗（VDLP 方案）＋局部放疗，肿块明显缩小后出院。

随访：

1. 放疗＋同步化疗（第二周期）后，颈部增强 CT 复查：原右侧鼻腔、颌面部肿块未见显示；右侧颌面部及颈部软组织肿胀明显减轻；双侧筛窦及上颌窦内软组织影增多（图8-3）。

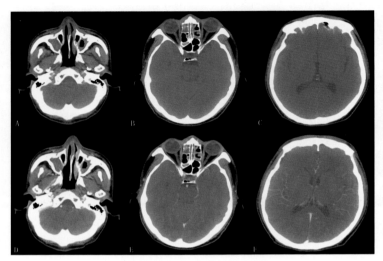

图8-3　颈部CT增强检查

注：A~C.CT平扫；D~F.CT增强。

2. 第四周期化疗3个月后，颈部增强MRI复查：双侧鼻腔通畅，未见确切肿块；双侧筛窦及上颌窦黏膜增厚（图8-4）。

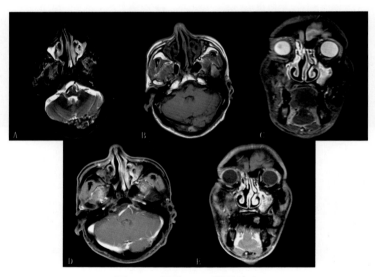

图8-4　颈部MRI增强检查

注：A. 轴位T2WI；B. 轴位T1WI；C. 冠状位T2WI；D. 轴位增强T1WI；E. 冠状位增强T1WI。

3. 第四周期化疗 8 个月后，颈部增强 MRI 复查：表现同前（图 8-5）。

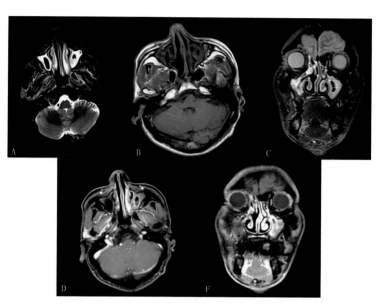

图8-5 颈部MRI增强检查

注：A.轴位T2WI；B.轴位T1WI；C.冠状位T2WI；D.轴位增强T1WI；E.冠状位增强T1WI。

二、病例分析

患者为中老年男性，慢性起病，病程缓慢；首先出现眶周软组织肿胀，先后多次接受抗感染治疗，但疗效不佳，亦未引流出分泌物；进展期，患者出现额面部软组织肿胀。患者的最终确诊依赖鼻内镜下活检。鼻腔是结外鼻型 NK/T 细胞淋巴瘤最好发部位，多位于鼻腔前部。原发于鼻腔者的影像学表现不典型，早期可表现为鼻腔黏膜局限性增厚，进展期表现为鼻腔及鼻窦内软组织肿块。该病瘤细胞易浸润、破坏血管，病理上常见组织缺血坏死，因此病变在 CT 上常表现为密度不均，增强后可见坏死。本病的骨质破坏轻微，多为骨质吸收。病变的软组织侵犯范围明显大于骨质破坏范围，易向前浸润鼻前庭、鼻翼、鼻背及邻近面部皮肤。回顾本例影像学表现，患者的鼻腔病变不明显，以邻近鼻翼、鼻背部及面部软组织病变更为显著，无明显骨质破坏。因此，对于中老年人鼻腔及鼻面部的"类炎性改变"，若常规抗炎治疗无效，应及时活检。虽然最终诊断依赖病理学检查，但影像学检查可以提示肿瘤浸润情况以明确临床分期，为个体化精准治疗提供决策依据。

三、疾病介绍

1. 概述 结外鼻型 NK/T 细胞淋巴瘤（extranodal NK/T-cell lymphoma, nasal

type，ENKTCL-NT）是非霍奇金淋巴瘤的特殊亚型之一，指原发于鼻腔或其他结外器官的外周 NK/T 细胞淋巴瘤，其恶性细胞大部分来源于成熟 NK 细胞，少部分来自 NK 样 T 细胞。多数病例原发于鼻腔（鼻腔 NK/T 细胞淋巴瘤），但也可发生于鼻腔以外的结外器官和部位（鼻型 NK/T 细胞淋巴瘤），如皮肤、胃肠道、肺等。两者具有相同的病理特征，即血管中心性病变，肿瘤细胞侵犯小血管壁或血管周围组织，导致组织缺血坏死。Kim 等人根据原发部位不同，将 ENKTCL 分为两大类型，即侵及上呼吸消化道（upper aerodigestive tract，UAT）区域（如鼻腔、韦氏环）的 ENKTCL（UAT-ENKTCL）和非上呼吸消化道（non-upper aerodigestive tract，NUAT）区域（如皮肤、胃肠道、肺等）的 ENKTCL（NUAT-ENKTCL）。ENKTCL 发病机制不明，目前被认为与 EB 病毒感染密切相关。原发鼻腔者的 EB 病毒检出率高达 80% ~ 100%，而鼻外者为 15% ~ 50%。肿瘤好发于成年男性，中位年龄约 50 岁，男女发病比例为（2 ~ 4）∶1。本病具有明显的地域性差异，主要发生在亚洲、拉丁美洲以及南美洲。

ENKTCL 多原发于鼻腔，其特点是面部中线部位进行性毁损性破坏，也可原发于韦氏环（国内第二常见，主要侵及鼻咽、扁桃体、口咽和舌根）和其他部位（主要侵及皮肤、软组织和胃肠道）。原发于鼻腔者的早期表现为鼻塞、鼻衄、脓涕等，随病情进展可向周边侵袭，如侵犯鼻窦、眼眶、面颊部及额骨，表现为眼球突出、面部肿胀、硬腭穿孔、颅神经受压、恶臭、发热等。中线部位破坏是其突出的面部特征，如鼻中隔穿孔、硬腭穿孔、鼻梁洞穿性损伤，甚至累及面部皮肤等。在亚洲，6% ~ 84% 的患者为临床ⅠE或ⅡE期，肿瘤常局限于鼻腔或直接侵犯邻近结构或组织，较少有区域淋巴结及远处转移。而原发于韦氏环者多存在区域淋巴结转移，仅 15% 局限于韦氏环，85% 有区域淋巴结或远处转移。其他结外病变，累及皮肤可引起皮肤结节、溃疡、黏膜红斑等；累及胃肠道可引起腹痛、肠穿孔等；累及肺部可有咳嗽、咯血等；也可见发热。

2. 临床分期 目前 ENKTCL 以 Ann Arbor 分期为主，具体如下。

Ⅰ期：仅侵及单一淋巴结区域或淋巴样结构（如韦氏环、胸腺、脾脏）（Ⅰ期），或单一结外器官不伴淋巴结受累（ⅠE期）。

Ⅱ期：侵及淋巴结区域 ≥ 2 个，但均在膈肌同侧（Ⅱ），可伴有同侧淋巴结引流区域的局限性结外器官受累（ⅡE）（如颈部淋巴结受累侵及甲状腺、纵隔淋巴结受累侵及肺）。

Ⅲ期：侵及横膈两侧的淋巴结区域（Ⅲ），或伴发淋巴结外的局限性器官或部位受累（ⅢE），或合并脾脏受侵（ⅢS），或结外器官和脾脏同时受侵（ⅢE+S）。

Ⅳ期：侵及淋巴结引流区域以外的结外器官，如骨、肺、肝、肾等。

根据原发肿瘤侵犯程度，中国医学科学院肿瘤医院将 Ann Arbor ⅠE 期进一步分为局限ⅠE 期和超腔ⅠE 期。局限ⅠE 期指肿瘤局限于鼻腔，未侵犯邻近器官；超腔ⅠE 期指肿瘤超出鼻腔，直接侵犯周围器官或组织，但无淋巴结及远处转移。Ⅱ～Ⅳ期仍采用 Ann Arbor 分期原则。

影像学检查可以提示患者肿瘤浸润情况，进而明确临床分期，为进一步治疗提供重要线索。CT 主要用于常规评估临床分期及骨质受侵情况，MRI 则主要用于观察软组织受侵情况。^{18}F-FDG-PET 可有效评估原发肿瘤大小、位置以及其他部位是否存在隐匿性病灶，有助于确定临床分期。此外，^{18}F-FDG PET-CT 可用于评估疗效和复发。

3. 诊断　ENKTCL 重要临床征象包括鼻翼或鼻背部软组织肿胀、增厚，咽淋巴环病变，面部软组织肿胀破溃。

（1）CT 诊断依据：原发于鼻腔者病变多位于鼻腔前部，多始发于下鼻甲或鼻中隔前部的鼻腔黏膜。早期无特征影像学表现，常表现为鼻腔黏膜的局限性增厚；进展期表现为鼻腔鼻窦内软组织肿块，密度不均匀，其内常有坏死区。骨窗可显示骨质破坏，骨质破坏较轻微，多表现为骨质吸收。病变软组织侵犯范围明显大于骨质破坏范围，易向前浸润鼻前庭、鼻翼、鼻背及邻近面部皮肤。

（2）MRI 诊断依据：肿瘤在 T1WI 呈与肌肉相似的等信号或稍高信号；T2WI 呈介于肌肉和鼻腔黏膜之间的信号；增强扫描时，呈轻到中度强化，强化程度低于鼻腔黏膜。病变可侵犯鼻面部软组织和皮肤，导致软组织增厚。MRI 主要用于评估肿瘤侵犯软组织的范围，早期可发现是否存在肿瘤侵袭副鼻窦、眼眶和颅内等。近年来，全身 DWI（whole body DWI，WB-DWI）被应用于临床，具有"类 PET"功能，价格低，无辐射，可用于协助临床分期和预后。

诊断金标准：病理诊断。

4. 鉴别诊断　原发于鼻腔的 ENKTCL 需与原发鼻腔的其他病变相鉴别。

（1）鼻腔鳞癌：占鼻腔鼻窦恶性肿瘤的 90% 以上，主要表现为鼻腔内不规则软组织肿块，伴邻近骨质明显破坏。肿块较大时，其内常坏死导致密度不均。颈部淋巴结转移少见；当出现颈部淋巴结转移时，其中央多有坏死，增强后呈环形强化。

（2）内翻性乳头状瘤：多为单侧，常来自中鼻甲附近的鼻腔外侧壁，易向上颌窦和筛窦蔓延，可挤压、侵蚀邻近骨质，向鼻腔前部及鼻前庭生长少见，一般不侵及鼻翼及邻近皮肤。CT 发现条块状钙化对诊断有帮助。

（3）鼻息肉：双侧多见，常发生于中鼻道、中鼻甲和下鼻后端，病灶密度常不均匀，增强后周边黏膜呈波浪状强化，而内容物不强化，常伴全组副鼻窦炎。无骨质破坏及鼻面部软组织受累。

5. 治疗　ENKTCL 具有独特的生物学特点，恶性程度高，相关的治疗标准及方案尚未达成统一标准，目前 NCCN 指南推荐以放疗为主。早期放疗对于改善患者的总生存和无病生存具有重要价值，推荐剂量 ≥ 50Gy。初治 ⅠE 期不伴危险因素者，可单纯放疗；ⅠE 期伴有危险因素及初治Ⅱ期者，接受单纯放疗存在较高复发风险。因此，需要采用放化疗联合的综合治疗方式；含左旋门冬酰胺的化疗方案是最有效的主流方案。晚期（Ⅲ～Ⅳ期）患者的预后极差，应选择以化疗为主、辅以原发部位放疗的综合治疗方式。

6. 预后　原发于鼻腔、鼻咽及韦氏环等上呼吸消化道的 ENKTCL 患者预后明显好于原发于上呼吸消化道外者。对于原发于鼻腔、鼻咽等上呼吸消化道的早期（Ann Arbor Ⅰ/Ⅱ期）ENKTCL 患者，单纯放疗的完全缓解率为 50%～100%；局限ⅠE 期预后明显优于超腔ⅠE 期。晚期（Ⅲ～Ⅳ期）患者的化疗效果极差，极少患者能存活 5 年以上。

四、病例点评

鼻腔是 ENKTCL 最常见的发病部位，其影像学表现缺乏特异性，鼻翼、鼻背部及邻近面部软组织肿胀增厚可提示本病。本例患者在整个病程中鼻腔病变均不明显，而是以鼻面部软组织及皮肤受累为主，抗炎治疗无效。因此，对于中老年人鼻腔及鼻面部改变，若抗炎无好转，应及时活检。影像学检查主要用于明确肿瘤浸润情况，帮助临床分期。对于鼻腔 NK/T 细胞淋巴瘤，应以放射治疗为主，推荐剂量 ≥ 50Gy。初治ⅠE 期不伴危险因素者可单存放疗，ⅠE 期伴有危险因素及初治Ⅱ期者需采用放化疗联合的综合治疗方式。

参考文献

[1] 魏先梅，麻晓峰，窦鑫，等 .CT 和 MRI 对原发鼻腔鼻窦结外鼻型 NK/T 细胞淋巴瘤的临床诊断价值 [J]. 医学研究生学报，2018，31（5）：481-484.

[2]TSE E，KWONG YL.How I treat NK/T-cell lymphomas[J].Blood，2013，121（25）：4997-5005.

（病例提供者：谭乔月　月　强　四川大学华西医院）

（点评专家：艾　平　四川大学华西医院）

病例9 主动脉瓣病变TAVI术前及术后评价

一、病例摘要

基本信息：

主诉：患者女性，77岁，因"反复胸闷、胸痛、头晕7个月，加重半月"入院。

现病史：7个月前，患者自述反复于活动后出现胸闷气紧，伴胸痛，呈闷痛，不伴背心、肩颈部不适，伴头晕，全身乏力，偶有黑矇，不伴大汗，自述有濒死感，持续约数分钟，休息后可缓解，未予重视，期间症状反复发作，与活动及精神紧张有关，症状、频率与前类似。半月前患者自觉症状同前，但明显发作次数较前增加，至当地医院行心脏超声检查，结果示主动脉瓣重度狭窄伴轻度关闭不全，二尖瓣中-重度反流，予药物治疗后症状缓解，当地医院建议行外科手术治疗，但因无适配瓣膜，遂至我院就诊。患病以来患者神志清楚，精神可，睡眠差，饮食可，大便干燥，小便如常，体力如常，体重下降约2.5kg。

既往史：一般情况稍差。确诊糖尿病20+年，自行间断服用二甲双胍治疗，未规范治疗，未规律监测血糖。否认高血压病史，否认肝炎、结核或其他传染病史，疫苗接种史不详，无过敏史，无外伤史。30+年前行开腹"胆囊切除术"，术中有输血，无不良反应。

个人史：无特殊。

家族史：无特殊。

体格检查：体温36.3℃，脉搏96次/分，呼吸20次/分，血压128/70mmHg，心率96次/分。神志清楚，表情痛苦，慢性病容，发育正常，营养不良，自主体位，步态正常，查体合作。皮肤黏膜、浅表淋巴结、头颈部、胸廓及肺部、腹部、脊柱四肢及神经系统查体阴性。

专科查体：心界正常，心律齐，主动脉瓣区及主动脉瓣第二听诊区可闻及收缩期杂音。

辅助检查：

心肌标志物：肌钙蛋白-T 21.7ng/L（正常值0~14ng/L），尿钠素1096ng/L（正常值0~334ng/L）。肾功能：肌酐101μmol/L（正常值49~88μmol/L），尿素

11.8mmol/L（正常值3.1～8.8mmol/L），估算肾小球滤过率46.37ml/（min·1.73m^2）［正常值56～122ml/（min·1.73m^2）］。血酶学及血电解质：乳酸脱氢酶287U/L（正常值120～250U/L），羟丁酸脱氢酶240U/L（正常值72～182U/L），钠125.8mmol/L（正常值137.0～147.0mmol/L），氯89.3mmol/L（正常值99.0～110.0mmol/L）。随机血糖11.19mmol/L（正常值3.90～5.90mmol/L），糖化血红蛋白7.0%（正常值4.5%～6.1%）。甲状腺功能：T_3 1.19nmol/L（正常值1.3～3.1nmol/L），FT_3 3.46pmol/L（正常值3.60～7.50pmol/L）。血常规、凝血常规、输血前全套、肝功能未见异常。

心脏瓣膜病介入治疗围术期评估超声检查：心脏瓣膜病，主动脉瓣二叶式伴钙化、狭窄（重度），双室收缩功能测值正常。

心脏及血管三维重建CT增强扫描（图9-1）：①心脏瓣膜病，二叶主动脉瓣（Sievers 0型），瓣膜增厚，游离缘不对称粗大钙化；主动脉根部图像质量良，收缩期测量主动脉环面积443mm^2；瓣环平面及瓣环下区见轻度钙化，左室流出道未见钙化；左冠脉主干高度14mm，右冠脉高度15mm；窦管交界部31mm，见轻度钙化；②升主动脉扩张，最大管径40mm；降主动脉及双侧髂总动脉少量混合斑块，无管腔狭窄，无马蹄形或环形钙化，无血管迂曲；左股总动脉-髂总动脉最窄处位于股总动脉远段，管径65mm；右股总动脉-髂总动脉最窄处位于股总动脉远段，管径

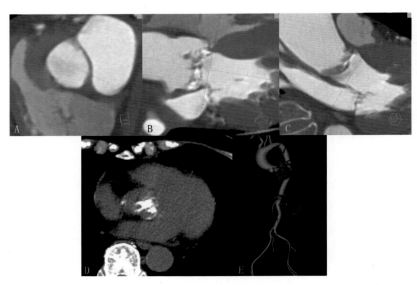

图9-1　心脏及血管三维重建CT增强检查

注：A. 主动脉瓣环平面；B. 主动脉瓣环正交平面；C. 主动脉瓣环正交平面；D. 平扫主动脉瓣轴位；E. 血管路径容积重建图像。

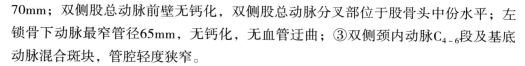

70mm；双侧股总动脉前壁无钙化，双侧股总动脉分叉部位于股骨头中份水平；左锁骨下动脉最窄管径65mm，无钙化，无血管迂曲；③双侧颈内动脉$C_{4\sim6}$段及基底动脉混合斑块，管腔轻度狭窄。

MRI 心脏功能增强扫描：室间隔增厚，舒张末期室间隔基底部厚度 17mm。主动脉瓣狭窄。心功能测量值如下：左室射血分数 53.1%，左室舒张末期容积 76.0ml，左室收缩末期容积 35.7ml，左室搏出量 40.3ml，右室射血分数 56.6%，右室舒张末期容积 70.0ml，右室收缩末期容积 30.4ml，右室搏出量 39.6ml。

诊断：

1．心脏瓣膜病，主动脉瓣重度狭窄伴轻度反流，二尖瓣中重度反流，心脏不大，窦性心律，心功能Ⅲ级。

2．2 型糖尿病。

诊疗经过： 入院后第 6 天，患者行"临时起搏器＋经导管冠脉造影术＋经导管主动脉瓣植入术"，术中予 20mm NuMed 球囊预扩张，后经左侧股动脉导管植入人工主动脉瓣生物瓣，术后瓣膜移位，患者血流动力学不稳定，予以亚低温治疗＋气管插管＋ECMO 准备抢救治疗，待血流动力学平稳后，再经左侧股动脉导管植入人工主动脉生物瓣一枚，造影提示升主动脉增宽，超声提示增宽升主动脉未见明显管壁异常，人工主动脉瓣瓣膜效果良好，患者血流动力学稳定。术毕患者转入重症监护室，床旁查体患者呼之不能应，双侧瞳孔等大等圆 0.2cm，对光反射迟钝，带入气管插管，有创呼吸机辅助呼吸。术后第一天患者呈镇痛镇静状态，持续呼吸机支持呼吸，床旁心脏超声检查：①左室肥厚，升主动脉增宽；②左室壁整体搏幅正常；③主动脉瓣为人工瓣，瓣架稳定，瓣周未见明显异常回声附着，人工主动脉瓣前向血流 Vmax ＝ 1.3m/s，PGmean ＝ 4mmHg，人工瓣口及瓣周微量反流，三尖瓣微量反流，Vmax ＝ 1.8m/s，PG ＝ 13mmHg；④下腔静脉内径约 17mm，随呼吸塌陷率 < 50%；⑤心包腔未见积液；⑥双室收缩功能测值正常。复查主动脉血管三维重建 CT 增强检查（图 9-2）：主动脉瓣见人工瓣膜影，升主动脉见另一人工瓣膜影，升主动脉见内膜片影，管腔分为真假两腔，升主动脉内的人工瓣膜前端部分跨越内膜片进入假腔，局部见内膜破口，头臂动脉、主动脉弓、胸降主动脉受累，考虑 Debakey Ⅰ型主动脉夹层。

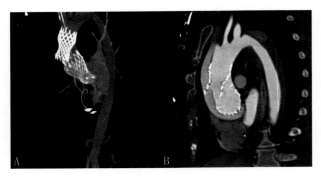

图9-2　主动脉血管三维重建CT增强检查

注：A.最大密度投影重建图像；B.斜矢状位增强图像。

二、病例分析

经导管主动脉瓣置入术（transcatheter aortic valve implantation，TAVI）是指将组装完备的人工主动脉瓣经导管置入到病变的主动脉瓣处，在功能上完成主动脉瓣的置换。目前TAVI已成为老年主动脉瓣狭窄患者的一线治疗手段。TAVI术前规划中，主动脉瓣环是一个虚拟的环形结构，其定义为三个瓦氏窦同时消失时的最低点所连接而成的平面内的管腔轮廓。对于Sievers 0型二叶主动脉瓣患者，在确定主动脉瓣环平面时较三叶主动脉瓣更困难，这是由于这类患者主动脉瓣解剖结构仅有两个瓦氏窦，两个最低点无法确定唯一的平面，因此不能适用于一些依靠人工标记三个最低点后自动确定瓣环平面的软件，而通过手动调整的瓣环平面，当角度稍有偏离时就会导致测量的环面积过大，从而导致预估人工瓣膜尺寸偏大。同时，二叶主动脉瓣患者瓣环往往较大、更易呈椭圆形，瓣叶、瓣环及瓣下常伴严重的不规则钙化，瓣叶冗长，这些解剖特点会增加人工瓣膜尺寸选择和术中操作的难度。例如瓣环平面及瓣环下区（瓣环平面以上4～5mm）的钙化，特别是突入管腔的钙化，是导致瓣环破裂和瓣周漏的高危因素，特别是无冠窦下方着床区钙化与瓣环损伤关系最为密切，当与人工瓣膜预估尺寸过大的情况并存时，损伤风险会进一步被放大。此外，选择瓣膜尺寸不恰当以及后续操作还可能增加新发传导阻滞和冠状动脉阻塞风险。基于上述原因，对主要依靠瓣环大小选择人工瓣膜尺寸的传统思路是个挑战，因此出现了"downsize"策略，即实际选择的瓣膜尺寸比依据瓣环选择的尺寸小。本例患者为Sievers 0型二叶主动脉瓣，瓣环为椭圆形，瓣叶游离缘不对称粗大钙化，瓣环平面及瓣环下区均存在钙化，导致了其人工瓣膜尺寸选择和术中操作的困难。另外，由于通常情况下瓣环构象在收缩期比舒张期的椭圆度降低，轮廓拉伸，瓣环面积及周长较舒张期更大，因此，传统瓣环面积测量通常选择收缩期图像，以避免测量值偏小。但是当出现室间隔基底部室壁增厚时，收缩期心肌可能向内膨隆使得左室流出道和瓣环面积相应变小，可能会导致舒张期环面积大于收缩期的情况，从而增加了选择最佳心动周期时相的难度。本例患者术前 MRI 心脏检查发现室间隔基底部增厚，也进一步增加了准确预估人工瓣膜尺寸的难度。在二叶主动脉瓣患者的自然病程中，升主动脉扩张是第二常见的合并症，其并发主动脉夹层的风险相对较高。本例患者术前评估中就发现合并升主动脉扩张，且患者高龄，既往有 20+ 年 2 型糖尿病病史并未规范治疗，这也是潜在的血管损伤因素，会增加患者出现主动脉并发症的风险。

本例患者在术前评估和术中操作均存在一定难度，且患者自身存在发生主动脉并发症的风险因素，在 TAVI 术中置入的第一个人工瓣膜发生移位，最终术后并发主动脉夹层可能是上述原因综合作用的结果。

三、疾病介绍

二叶主动脉瓣是一种常见的先天性心脏瓣膜畸形，人群发病率为 0.5% ~ 2.0%，男女比例约为 3 : 1。正常的主动脉瓣有三个半月形的袋状瓣膜，构成主动脉瓣的活动部分，与瓣膜相对的动脉壁向外膨出，形成 3 个瓦氏窦，分别为左冠窦、右冠窦和无冠窦，而二叶主动脉瓣仅有 2 个袋状瓣膜且瓣叶间的对合缘 < 3 个，二叶主动脉瓣多数瓣膜不对称。二叶主动脉瓣人群临床表现差异大，既可终生不出现心血管损害，也可出现程度不一的继发心血管损害，如主动脉瓣狭窄或反流、主动脉夹层、主动脉瘤、心内膜炎、慢性心力衰竭等。

目前临床上最常用的二叶主动脉瓣分型为 Sievers 分型，根据瓣膜的形态学特点，无融合脊者为 0 型，有 1 个融合脊者为 I 型（其融合方式可为左冠窦 - 右冠窦融合、左冠窦 - 无冠窦融合及右冠窦 - 无冠窦融合），有 2 个融合脊者为 II 型（开口方式为左冠窦 - 右冠窦开口、左冠窦 - 无冠窦开口及右冠窦 - 无冠窦开口）。2016 年，研究人员提出针对 TAVI 术前评估的二叶主动脉瓣简化分类，根据闭合线数量（三条或两条）和有无融合脊，将二叶主动脉瓣分为三大类：①三条闭合线，临床中通常称为功能性或获得性二叶主动脉瓣；②两条闭合线有脊型（相当于 Sievers I 型）；③两条闭合线无脊型（相当于 Sievers 0 型）。既往二叶主动脉瓣被视为 TAVI 的相对禁忌证，主要原因在于其 TAVI 的术中操作具有特殊性，并发症发生率较高，治疗效果欠佳。近年来，随着设备和人工瓣膜技术的发展，已有大型国际研究证实了 TAVI 治疗二叶主动脉瓣狭窄的效果与常规重度主动脉瓣狭窄相当。

随着无创成像技术的发展，采用心电门控和非心电门控 CT 扫描相结合的一站式扫描方法使 CT 检查在 TAVI 术前评估的价值得到了极大提升。TAVI 术前 CT 报告内容需包含如下六方面：①主动脉根部的评估，应包含瓣膜形态（明确三叶或二叶主动脉瓣并报告分型）、钙化分布（对称、非对称、粗大钙化、游离缘的粗大钙化）、瓣环尺寸测量（报告图像质量评价、时相选择、瓣环面积、瓣环周长、最小和最大直径）、有无瓣环及瓣环下钙化（程度及位置，特别是附壁新月形和粗大突入腔内的钙化）、左冠脉主干及右冠状动脉高度、冠状动脉窦直径均值，窦管交界部直径，最佳投影角度；②在主/髂/股动脉评价中，应包括升主动脉病变、主动脉弓及降主动脉病变、髂-股血管（最小管径及位置、钙化程度尤其是马蹄形和环形钙化、血管迂曲）、股动脉穿刺点（钙化部位，前壁钙化对于闭合系统有意义，以股骨头为解剖标志进行描述，股动脉分叉位于股骨头水平需指出）；③其他动脉评价；④其他心脏发现；⑤当术前检查出现偶发的非心脏非血管重要病变；⑥TAVI术前CT报告的总体印象需包括瓣膜形态、瓣环面积、相关主动脉根部特征（特别是负性特征如钙化、冠状动脉开口较低、冠状动脉窦直径过小），评价股动脉入路可行性（指出负性特征如马蹄形/环形钙化、严重血管迂曲）以及其他相关偶然发现。总之，CT检查的个体化判读及测量能够准确指导病人筛选和手术计划制定。

四、病例点评

该病例是一例二叶主动脉瓣狭窄TAVI术后人工瓣移位并升主动脉夹层形成的少见病例。人工瓣移位，推测主要是植入的人工瓣尺寸偏小所致，而并发的主动脉夹层可能是由移位的人工瓣损伤血管所致。在我院，TAVI术前所有病例均按国际心血管CT学会推荐的CT扫描方案和评价内容进行评价，包括主动脉根部解剖评价（包括主动脉瓣环大小、瓣叶数目及钙化程度、冠脉开口与瓣环距离等）和入路血管解剖评价。在TAVI术前评价中，主动脉瓣环大小的准确评价难度最大，因为主动脉瓣环大小和形态随心动周期而变化，我们建议对心电门控的心脏部分进行多期重建（一般是以10% R-R间期为间隔行10期重建）以找到心动周期中主动脉瓣环最大的时相进行测量（我们的研究结果显示10%和20% R-R间期为主动脉瓣环最大时相）。近年来，国内主动脉瓣狭窄的TAVI治疗开展的单位越来越多，我院在二叶主动脉瓣狭窄方面积累了丰富的经验。通过对本病例的展示，提示在常规临床工作中有必要术前常规采用CT多期成像术前准确评价主动脉瓣环大小以选择合适的尺寸的人工瓣。

参考文献

[1]BLANKE P，WEIR–MCCALL JR，ACHWNBACH S，et al.Computed tomography imaging in the context of transcatheter aortic valve Implantation（TAVI）/transcatheter aortic valve replacement（TAVR）: an expert consensus document of the society of cardiovascular computed tomography[J].Journal of the American college of cardiology : cardiovascular imaging，2019，12（1）: 1–24.

[2] 中华医学会心血管病学分会结构性心脏病学组 . 经导管主动脉瓣置换术治疗二叶式主动脉瓣狭窄的中国专家建议 [J]. 中华心血管病杂志，2020，8（8）: 634–640.

[3] 中国医师协会心血管内科医师分会结构性心脏病专业委员会 . 经导管主动脉瓣置换术中国专家共识（2020 更新版）[J]. 中国介入心脏病学杂志，2020，28（6）: 301–309.

（病例提供者：邓　雯　彭礼清　四川大学华西医院）

（点评专家：余建群　四川大学华西医院）

病例10　心肌炎

一、病例摘要

基本信息：

主诉：患者女性，48岁，因"胸痛2天"入院。

现病史：2天前患者无明显诱因出现胸骨前压榨样疼痛，可放射至左侧肩背部及左上臂，疼痛呈持续性，自觉活动后减轻，无发热，无咳嗽及咳痰，无咯血，无呼吸困难、出汗，无胸背部撕裂样疼痛。发病后患者到当地医院就诊，行冠状动脉造影示左主干未见狭窄，前降支心肌桥？夹层血肿？回旋支主干未见异常，OMB2可疑闭塞，右冠状动脉未见明显狭窄，冠脉血流速度减慢，左心室收缩功能正常，升主动脉可疑内膜片，外院CT主动脉血管增强检查示主动脉弓钙化，未见其他病变。患者胸痛、胸闷症状持续无缓解，遂至我院急诊科，以急性冠脉综合征收入CCU。

既往史：无特殊。

个人史：无特殊。

家族史：无特殊。

体格检查： 体温36.7℃，脉搏63次/分，呼吸频率20次/分，血压78/60mmHg，心率63次/分。神志清楚，表情痛苦，急性病容，发育正常，营养良好，自主体位，步态正常，查体合作。皮肤黏膜、浅表淋巴结、头颈部、腹部、脊柱四肢及神经系统查体阴性。

专科查体：双肺叩诊呈清音，双肺呼吸音清，未闻及干湿啰音，双侧呼吸运动均匀对称，无增强或减弱，双肺触觉语颤对称无异常，未触及胸膜摩擦感，胸廓未见异常，双侧乳房对称，未见异常。心音低钝，心界正常，心律齐，各瓣膜区未闻及杂音。

辅助检查：

心肌标志物：肌红蛋白605.10ng/ml（正常值<58.0ng/ml），肌酸激酶同工酶MB质量>300.00ng/ml（正常值<2.88ng/ml），肌钙蛋白-T 5454.0ng/L（正常值0～14ng/L）。尿钠素2177ng/L（正常值0～153ng/L）。血常规：血红蛋白113g/L（正常值115～150g/L），红细胞比容0.34L/L（正常值0.35～0.45L/L），白细胞计

数 10.94×10⁹/L［正常值（3.5 ~ 9.5）×10⁹/L］，中性粒细胞百分率 84.6%（正常值 40% ~ 75%），淋巴细胞百分率 7.7%（正常值 20% ~ 50%），嗜酸性粒细胞百分率 0.1%（正常值 0.4% ~ 8.0%），中性粒细胞绝对值 9.26×10⁹/L［（3.5 ~ 9.5）×10⁹/L］，淋巴细胞绝对值 0.84×10⁹/L［正常值（1.1 ~ 3.2）×10⁹/L］，单核细胞绝对值 0.79×10⁹/L［正常值（0.1 ~ 0.6）×10⁹/L］，嗜酸细胞绝对值 0.01×10⁹/L［正常值（0.02 ~ 0.52）×10⁹/L］。肝功能：丙氨酸氨基转移酶 50U/L（正常值＜40U/L），门冬氨酸氨基转移酶 459U/L（正常值＜35U/L）。C- 反应蛋白 9.15mg/L（正常值＜5mg/L），降钙素原 0.06ng/ml（正常值＜5 ~ 0.046ng/ml）。血沉 48.0mm/h（正常值＜26mm/h）。血酶学及血电解质：肌酸激酶 3677U/L（正常值 20 ~ 140U/L），乳酸脱氢酶 869U/L（正常值 120 ~ 250U/L），羟丁酸脱氢酶 858U/L（正常值 72 ~ 182U/L），钠 133.7mmol/L（正常值 137.0 ~ 147.0mmol/L），钾 3.38mmol/L（正常值 3.50 ~ 5.30mmol/L），血清 β 羟基丁酸测定 0.97mmol/L（正常值 0.02 ~ 0.27mmol/L）。甲状腺功能：促甲状腺刺激激素 0.03mU/L（正常值 0.27 ~ 4.2mU/L）。T 细胞亚群：CD3 细胞亚群 54.70%（正常值 66.9% ~ 83.1%），CD4 细胞亚群 28.30%（正常值 33.19% ~ 47.85%）。免疫指标：免疫球蛋白 G 17.70g/L（正常值 8.00 ~ 15.50g/L），补体 C3 0.6520g/L（正常值 0.785 ~ 1.520g/L），抗核抗体 +1：100 均质型，抗 Ro-52 抗体 +。肾功能、凝血常规未见异常。

心电图：左室低电压。心脏超声：心脏形态结构未见异常，左心室收缩功能降低。MRI 心脏功能增强检查（图 10-1）：T2WI 左心室壁弥漫高信号，心脏电影显示心脏搏动幅度降低，增强后首过灌注室间隔少许线状灌注缺损，延迟扫描左心室壁广泛延迟强化，以心外膜下区及心肌中层受累为主；心功能测量值如下：左室射血分数 49.6%，左室舒张末期容积 110.7ml，左室收缩末期容积 55.8ml，左室搏出量 54.9ml，右室射血分数 47.4%，右室舒张末期容积 103.3ml，右室收缩末期容积 54.4ml，右室搏出量 49.0ml。

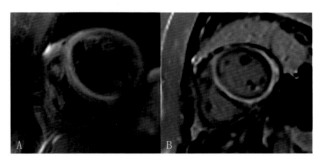

图10-1　MRI心脏功能增强检查

注：A.心脏短轴位T2WI；B.心脏短轴位T1WI延迟扫描。

诊断：急性心肌炎。

诊疗经过：患者为中年女性，起病急，病程短，心肌坏死标志物明显升高，MRI心脏功能增强检查显示患者心肌水肿征象显著，增强扫描延迟强化的受累心肌分布符合心肌炎的特点，故诊断为急性心肌炎。入院后予抗血小板、护胃、升压、激素冲击治疗，症状逐渐缓解，未再感胸闷、胸痛不适，入院第10天复查肌钙蛋白–T 19.9ng/L（正常值0～14ng/L），尿钠素930ng/L（正常值0～153ng/L），病情缓解，予以出院。

二、病例分析

心肌炎患者临床表现包括从心悸或非特异性胸痛引起的轻微不适到多种与急性心肌梗死相似的非特异临床特征（如心绞痛、心电图ST段抬高以及心肌细胞坏死标志物升高（肌钙蛋白、肌酸激酶等），也可表现为急性充血性心力衰竭，伴或不伴心源性休克或进行性慢性心力衰竭。对于临床疑诊心肌炎患者，建议进行包括心脏磁共振成像（cardiovascular magnetic resonance，CMR）、心电图、心肌细胞坏死标志物、心脏超声等检查，而CMR是重要诊断依据之一。CMR作为软组织对比度最佳的无创影像学方法，其多种成像序列对心肌炎症期间发生的组织变化均敏感，这一系列病理生理变化包括：心脏充血使心肌血管床扩张，血管通透性增加并出现毛细血管渗漏，心肌细胞内及间质的水肿，细胞膜破坏导致细胞损伤，心肌坏死，细胞外间隙内坏死物聚集，炎性细胞或巨噬细胞浸润，最终胶原蛋白沉积并形成间质纤维化和斑痕。CMR虽不能观察到心肌炎症的起源，但在检测潜在的炎症导致的组织信号变化方面极具优势，同时，CMR可以作为心肌炎患者亚组（如不同病因）之间表型分组的有利工具。

本例患者为中年女性，起病急，病程短，其主要临床表现为类似于心肌缺血所致的急性胸痛，心肌坏死标志物明显升高，根据外院冠脉造影检查和CT主动脉血管增强检查结果可排除主动脉病变导致的急性胸痛，但尚不能排除冠状动脉病变导致的心肌缺血。MRI心脏功能增强检查符合典型急性心肌炎的影像学特点，可与心肌缺血相鉴别，在临床诊断中起到了关键作用。

三、疾病介绍

心肌炎是指病原微生物感染或物理化学因素引起的以心肌细胞坏死和间质炎性细胞浸润为主要表现的心肌炎症性疾病。2013年欧洲心脏病学会提出了心肌炎的组织病理学诊断标准：标本中出现≥14个淋巴细胞/mm²，且CD3+ T淋巴细胞≥7个细胞/mm²，此标准目前被广大学术界认可。但此定义的使用需要进行心内膜心肌活检，其应用范围仅限于较少的患者或尸体样本。由于心肌活检和心肌病理学检查以及 CMR 等技术手段尚未广泛开展，目前尚无准确的心肌炎流行病学数据，有研究推测心肌炎的全球发病率约为每年 22/10 万人，但实际上心肌炎的发生率可能被严重低估。

心肌炎的临床病程可以是急性、亚急性或慢性的，受累心肌可以是局灶性的，也可以表现为弥漫受累。心肌炎患者的临床表现和预后差别很大，从轻微症状（如全身乏力、胸痛伴或不伴轻微的心脏功能障碍）至危及生命的心律失常和（或）严重的心力衰竭（心衰）。虽然心肌炎的发病率较高，且可能导致严重的后果，但临床上相关的诊疗措施尚不到位，许多地区未形成心肌炎诊断、治疗和随访的完整体系，导致部分患者由心肌炎进展为炎症性心肌病，甚至造成心衰等严重的临床后果。目前，采用心内膜心肌活检的病理学方法是公认的心肌炎和炎症性心肌病诊断的金标准。但是在急性胸痛的鉴别诊断和心肌病的诊断的临床决策中，CMR 作为一种无创的检查手段起到了关键作用，应用更加广泛。

最初的心肌炎的 CMR 诊断的公认标准是发于 2009 年的路易斯湖标准，该标准基于传统的定性（T1WI、T2WI）或半定量技术（对比剂增强）对心肌炎各期发生的心肌组织变化进行评估。此后，随着磁共振技术的发展，T1 mapping、T2 mapping 技术以其绝对定量、对运动不敏感的优点，有效克服了基于 T1WI、T2WI 的传统定性技术的局限，进一步提高了 CMR 在心肌炎诊断与鉴别诊断中的价值。2018 年《非缺血性心肌炎症诊断 CMR 标准修改》专家共识中重新修订了路易斯湖标准，增加了磁共振新技术（主要是 T1 mapping 和 T2 mapping）的应用。T1 mapping 和 T2 mapping 可直接获得目标心肌的 T1 和 T2 值，在像素水平计算 T1 和 T2 值并生成伪彩图，获得整体或任意区域心肌的 T1 和 T2 值。此外，心肌发生炎症时，T1 和 T2 均升高；T1 mapping 和 T2 mapping 不依赖于相对信号强度的变化而直接获得目标组织的 T1 和 T2 值，可避免半定量技术（T1WI、T2WI）的局限性。

心肌炎症的 CMR 诊断指标包括心肌水肿、充血和毛细血管渗透、心肌坏死和纤维化、功能异常、心包异常。当炎症导致心肌水肿出现时，心肌组织由于含水量增加，心肌 T1 和 T2 弛豫时间延长，尤其是 T2 弛豫时间延长。在 T2WI，心肌水肿表现为局部或整体信号升高。传统的 T2WI 通常受信噪比低、对心律失常和运动敏感、图像质量较差的局限，且累积骨骼肌的全身性炎症性疾病可能导致出现假阴性。虽然心肌水肿时 T1 弛豫时间也会延长，但因为纤维化区域自由水聚集也能导致 T1 弛豫时间延长，所以对活动性炎症的诊断特异性较低。T2 mapping 可以直接测量水诱导的心肌 T2 弛豫时间延长，成像时具有更高的的信噪比、屏气时间短且呼吸运动伪影少以及直接量化的优势，对识别急性心肌水肿更加敏感，且观察者内和观察者间差异更小，准确率更高。T1 mapping 对检测急性期和慢性期心肌内游离水含量增加均高度敏感，因此可与基于 T2WI 的技术联合，提高诊断心肌活动性炎症和水肿的特异度；同时 T1 mapping 对细胞内和细胞外游离水含量的变化敏感，阴性预测值高，可适用于排除心肌炎症。另外在临床诊断中需要注意有无其他因素，如急性失代偿心力衰竭时发生静脉淤血，也可导致心肌水肿。当炎症导致充血、血管通透性增加和细胞外间隙的扩大时，CMR 可通过平扫 T1WI 和早期对比剂增强（early gadolinium enhancement，EGE）T1WI 进行评估，其原理基于钆造影剂是一种细胞外对比剂，在出现毛细血管渗透和细胞外间隙扩大的炎症细胞中的分布更多，由此可以鉴别炎症心肌与非炎症心肌，但由于这一方法图像质量的一致性较差，且需要相对正常的心肌 / 肌肉组织作为参考，临床实际操作性相对较低。当心肌炎症发展到心肌细胞损伤，继而出现坏死、纤维化和斑痕时，CMR 的对比剂延迟增强（late gadolinium enhancement，LGE）具有相对特征性表现，但是在炎症早期或病变轻微时敏感度不足，无法鉴别急慢性炎症，尤其存在心肌水肿时。虽然 LGE 缺乏特异性，各种引起细胞外间隙扩大的心肌疾病均可出现 LGE，但是 LGE 在非缺血性心肌炎症的分布特征有特殊性，是与其他类型心肌疾病影像鉴别诊断的要点，在心肌炎中，LGE 常表现为斑片状的，且主要位于心外膜下区（与缺血性心肌病中主要累及心内膜下区正好相反）和心肌中层，以左室基底部及中部下侧壁受累最常见。不过需要注意，在严重的心肌炎中 LGE 可能会完全延伸至心内膜下区。此外，继发于嗜酸性粒细胞增多症的心肌炎症 LGE 通常表现为周围性心内膜下分布，这时可根据这种分布不局限于任何特定的冠状动脉供血区来进行鉴别。利用对比增强前后的 T1 mapping 图，结合红细胞比值，可计算细胞外间质容积（extracellular matrix volume fraction，ECV），与 LGE 相比，ECV 成像不需正常心肌作为参考，可更早、更准确地评估心肌变化，可作为 LGE 的重要补充，且可用于检测弥漫性心肌纤维化病灶。心肌功能异常是诊断心肌炎症的支持指标，但敏感度及特异度均较低。CMR 中的心包异常如高分辨率快速自旋回波 T1WI 示心包增厚、T2WI 中心包高信号及心包延迟强化，可提示合并活动性心包炎，也是诊断心肌炎的支持指标。

四、病例点评

该病例为一例典型的急性心肌炎。急性心肌炎的临床表现、心电图特征和心肌标志物变化与心肌梗死相似。因此，单纯依靠临床和实验室检查有时候难以鉴别。CMR 在疑似急性心肌炎病人诊断中具有独特的应用价值。CMR 不仅可以评估心肌水肿、充血、坏死及纤维化，而且新的定量 mapping 技术及心肌应变分析可以提高诊断心肌炎的敏感度及特异度。多参数 CMR 不仅可作为一种诊断工具，而且可为患者提供预后信息。LGE 是发生心脏不良事件的强有力预测因子，即使在射血分数保留的患者中，若存在室间隔 LGE 患者预后较差；径向应变是左心室功能恢复的唯一显著预测因子，因此，LGE 程度及分布差异、mapping 值及应变参数改变可从不同方面反映患者预后信息，为临床治疗方案选择及预后评估提供帮助。

参考文献

[1]FERREIRA VM，SCHULZ-MENGER J，HOLMVANG G，et al.Cardiovascular magnetic resonance in nonischemic myocardial inflammation：expert recommendations[J]. Journal of the American college of cardiology，2018，72（24）：3158-3176.

[2] 林雪，孙洋，荆志成，等 . 心肌炎与炎症性心肌病：深入认识病理机制不断提升诊治水平 [J]. 中华心血管病杂志，2021，49（1）：6-11.

[3]FUNG G，LUO H L，QIU Y，et al.Myocarditis[J]. Circulation Research，2016，118（3）：496-514.

[4] 李浩杰，夏黎明 .CMR 在急性心肌炎的研究进展 [J]. 放射学实践，2020，35（07）：923-927.

[5]LEE JW，JEONG YJ，LEE GL，et al.Predictive value of cardiac magnetic resonance imaging-derived myocardial strain for poor outcomes in patients with acute myocarditis[J]. Korean journal radiology，2017，18（4）：643-654.

（病例提供者：邓 雯 彭礼清 四川大学华西医院）

（点评专家：余建群 四川大学华西医院）

病例11 心肌淀粉样变性

一、病例摘要

基本信息：

主诉：患者男性，58岁，活动后心累、气紧10余年，加重6个月。

现病史：入院前10余年反复出现活动后心累、气紧，休息后缓解，发作时不伴有晕厥、黑矇、胸痛或意识障碍等症状。患者至当地医院就诊，诊断为低血压，未予重视。入院前6个月患者上述症状加重，同时伴有纳差及体重减轻，外院诊断为肥厚型心肌病，予以倍他乐克口服治疗，症状未见明显改善；入院前3个月患者无明显诱因出现双下肢水肿，遂再次外院就诊，入院后行超声心动图提示左室壁肥厚并左心功能不全，腹部彩超提示双侧肾脏海绵样变，患者在院期间持续低血压状态，并多次出现晕厥，持续1~2分钟苏醒，晕厥前无先兆症状，经诊治患者亦未见好转。现为求进一步诊治来我院。

既往史：既往无特殊病史，否认高血压、糖尿病及冠心病等。

个人史：无特殊。

家族史：无家族史及遗传病史。

体格检查：体温36.5℃，心率81bpm，呼吸20次/min，血压78/63mmHg。BMI 19.72，BSA 1.57m^2。双肺叩诊呈清音，双肺呼吸音粗，双肺未闻及干湿性啰音。心界未见扩大，心律齐，各瓣膜区未闻及杂音。双下肢对称性凹陷性水肿。

辅助检查：

1. 实验室检查 血常规：红细胞计数 3.41×10^{12}/L，血红蛋白 111g/L。血生化：白蛋白 25.2g/L，葡萄糖 7.28mmol/L，肝肾功能无明显异常。心肌标志物：肌红蛋白 210.9ng/ml，肌钙蛋白 –T 281.2ng/L；前脑型尿钠肽（NT–proBNP）＞ 35 000ng/L。小便常规：尿蛋白定性 3.0（3+）g/L，红细胞定性 4+/HP。24h尿蛋白 7.31g/24h。大便常规：隐血阳性。血轻链定量：λ 轻链 15.50g/L，κ 轻链 4.91g/L，血 κ/λ 比值 0.32。游离轻链定量：游离 λ 轻链 115.0mg/L，游离 κ 轻链 29.8mg/L。尿轻链定量：λ 轻链 0.647g/L，κ 轻链 0.387g/L，游离 κ/λ 比值 0.26。血清蛋白电泳：α_1– 球蛋白 6.0%，α_2– 球蛋白 14.1%，γ– 球蛋白 25.5%，白蛋白 45.8%。免疫固定电泳＋免疫球蛋白轻链定量测定：λ 轻链 15.90g/L，κ 轻链 5.48g/L，血 κ/λ 比

值 0.34，IgG λ 型 M 蛋白（+）。

2．组织病理学检查　骨髓穿刺活检显示造血组织与脂肪脂肪组织之比约 1 ∶ 5，骨髓造血细胞增生低下，并散在簇状分布的浆细胞，免疫表型 CD38（+）、CD138（+）、CD56（+）、Igλ（+），倾向浆细胞增生性病变。腹壁脂肪活检查见淀粉样物质沉积，刚果红染色（+）。

3．影像学检查　超声心动图：①心脏增大，左室壁肥厚，左室收缩及舒张功能降低；②主、肺动脉前向血流减低，二尖瓣及三尖瓣少量反流；③心包积液。心脏 MRI 增强扫描（图 11-1）：①左室心肌明显增厚，舒张末期最厚约 2.0cm，心脏搏动减弱，左室舒张受限；②延迟扫描左室心肌广泛性异常强化；③左右室收缩功能降低；④二尖瓣、三尖瓣及主动脉瓣少量反流。

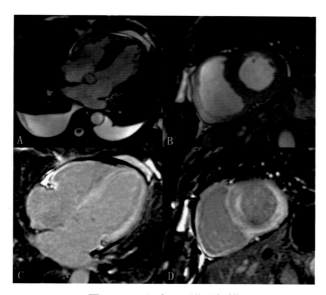

图11-1　心脏MRI增强扫描

注：A. 四腔心长轴心脏电影；B. 二腔心短轴心脏电影；C. 四腔心长轴延迟增强扫描；D. 二腔心短轴延迟增强扫描。

诊疗过程：结合患者现病史、体征及辅助检查结果，临床诊断考虑为 λ 轻链型心肌淀粉样变性。入院后予以呋塞米、托伐普坦利尿，去甲肾上腺素、多巴胺、米多君升压，患者仍反复出现低血压及体位相关性晕厥，予以地塞米松联合纠正低血压，现患者相关症状好转后出院。

二、病例分析

患者老年男性，起病缓，病程长，反复出现活动后心累、气紧，并伴有低血压。实验室检查有不明原因的前脑型尿钠肽及肌钙蛋白-T显著升高，血清及尿液轻链定量测定λ轻链异常升高，同时伴有血清免疫固定电泳阳性及免疫球蛋白检测异常。影像学检查显示左室肥厚，左室收缩及舒张功能受损，心脏MRI扫描发现左室心肌明显透壁性延迟强化，伴有多浆膜腔积液。据此应高度怀疑心肌淀粉样变性。

三、疾病介绍

1. 概述　系统性淀粉样变性（systemic amyloidosis）是由于不溶性淀粉样蛋白在细胞外基质病理性沉积，并导致相应组织或器官损伤、功能障碍并进行性发展的一组疾病，该病在普通人群中的年发病率约0.01‰。近年来随着我国老龄化人口增多及环境因素改变，系统性淀粉样变性的发病率呈逐年升高的趋势。淀粉样蛋白的种类较多，根据致病蛋白纤维丝形成的前体蛋白，可将系统性淀粉样变性分为原发性轻链型淀粉样变性（light-chain amyloidosis，AL）、遗传性淀粉样变性、老年系统性淀粉样变性及淀粉样A蛋白型淀粉样变性等。该病最常见受累的靶器官及组织包括肾脏、心脏、肝脏、皮肤、腺体，当淀粉样物质异常沉积于心脏称心肌淀粉样变性（cardiac amyloidosis，CA）。心肌受累的严重程度对患者预后的影响权重大于其他任何器官，故心肌淀粉样变性在疾病危险分层及预后判断方面具有重要的临床意义。

2. 临床表现　淀粉样蛋白异常沉积导致心脏各房室壁增厚（通常以左室壁增厚最显著），室壁僵硬及顺应性降低，引起心肌舒张功能障碍，患者可出现乏力、双下肢水肿、低血压等非特异性心功能不全症状，最终发展为限制型心肌病与难治性舒张性心力衰竭，此时可出现呼吸困难、颈静脉怒张、多浆膜腔积液等体循环淤血体征。淀粉样蛋白对心脏电传导通路的影响，可使患者出现房颤、房室传导阻滞及室颤等类型心律失常，部分患者可出现一过性晕厥及心源性猝死；房颤合并左房血栓时脑卒中的风险随之增加。淀粉样蛋白浸润心肌微循环导致心肌微梗死时，患者可出现类似冠心病心绞痛的症状；累及房室瓣时，相应瓣膜增厚，并可出现功能性关闭不全。此外，心肌淀粉样变性可同时伴随心外系统性淀粉样变性的临床表现，如自主神经病变引起的膀胱、胃肠道功能不全，肾病综合征合并肾衰竭，周围神经病变引起的末梢神经感觉异常、眶周紫癜、舌体增大等。

3. 辅助检查

（1）实验室检查：血清学检查可发现肌红蛋白、肌钙蛋白-T等心肌标志物以

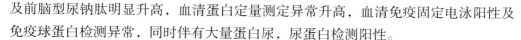

及前脑型尿钠肽明显升高，血清蛋白定量测定异常升高，血清免疫固定电泳阳性及免疫球蛋白检测异常，同时伴有大量蛋白尿，尿蛋白检测阳性。

（2）心电图：淀粉样蛋白沉积可导致心电信号传导减弱，典型病例心电图检查可见 QRS 波群低电压及胸前导联 R 波递增不良，可发生于左室肥厚及舒张性心力衰竭之前，有一定早期诊断价值。

（3）超声心动图：是评价心肌淀粉样变性最常用的影像学手段，典型的声像图表现为左室壁增厚（厚度通常超过 15mm），心肌颗粒状回声增强。

（4）心脏 MRI：可全面综合评价心脏形态、功能、微循环状态及组织特征。心脏电影可见左室壁增厚，左室收缩功能降低、舒张期充盈受限，伴或不伴心房扩大。明显的左室肥厚（≥ 18mm）以及非对称性左室肥厚多见于甲状腺素转运蛋白心肌淀粉样变性，而轻链型心肌淀粉样变性左室肥厚多为对称性、向心性形式。钆对比剂延迟增强扫描（late gadolinium enhancement，LGE）表现为特征性的左右室非冠状动脉供血区域分布的心内膜下甚至透壁性异常强化，其形态可表现为颗粒状、絮状或斑片状，左心房亦可受累，此种病变形式很少见于其他心脏疾病，可作为诊断心肌淀粉样变性的重要依据。需要指出的是，部分非典型心肌淀粉样变性患者延迟增强扫描可呈阴性，此时利用 T1-mapping 技术通常可发现心肌 T1 值异常增高以及细胞外间隙扩大。此外，基于心脏电影的 MRI 组织追踪技术（tissue tracking）可发现左室应变及应变率降低，表明患者心肌运动功能受损。由此可见，即使延迟增强扫描阴性的患者亦不能排除心肌淀粉样变性的可能，利用心脏 MRI 多模态成像有助于准确诊断及综合评价心肌淀粉样变性。

（5）心肌核素显像：主要用于心肌淀粉样变性的分型诊断。放射性同位素 ^{99m}Tc 标记的二磷酸盐示踪剂可被甲状腺素转运蛋白心肌淀粉样变性患者心肌大量摄取，而轻链型心肌淀粉样变性患者心肌对该示踪剂表现出低摄取率，基于 ^{99m}Tc 的心肌核素显像可作为心肌活检诊断甲状腺素转运蛋白心肌淀粉样变性有效的补充手段。

4. 诊断标准　轻链型心肌淀粉样变性诊断的金标准仍然是组织学活检，其典型表现为心肌组织周围淀粉样物质沉积，刚果红染色阳性，且在偏振光下观察呈苹果绿双折光。出于安全性考虑，活检取样部位往往首选心外容易取得的组织，如腹壁皮下脂肪、骨髓、唾液腺、肾脏等；腹部脂肪抽吸是获取病变组织最简单易行的途径，其阳性率约 75%，但阴性结果尚不能排除淀粉样变性，若从有症状的组织器官取样的诊断阳性率更高。心外组织活检呈阳性同时存在典型的超声心动图或心脏 MRI 影像学表现即可确诊心肌淀粉样变性。

在确诊心肌淀粉样变性的基础上，若同时合并血清及尿液免疫球蛋白游离轻链（λ/κ）异常升高，往往提示原发性轻链型心肌淀粉样变性，此时有必要进行骨髓活检以明确诊断。甲状腺素转运蛋白心肌淀粉样变性心外活检的阳性率较低，若心肌核素显像符合诊断，可进一步通过甲状腺素转运蛋白相关 DNA 测序判断是否存在基因突变及突变的位点，从而区分遗传性及老年系统性心肌淀粉样变性。此外，利用激光微切割技术处理淀粉样物质并对其进行质谱分析，有助于明确淀粉样物质的来源以达到分型的目的。

5. 影像学检查的临床价值　超声心动图通过多普勒频谱分析可早期发现患者左室舒张功能障碍，同时利用超声斑点追踪技术可评价亚临床心肌收缩功能异常。此外，超声心动图在显示心脏瓣膜功能及血流动力学信息方面有一定优势。心脏磁共振的应用价值在于对心肌淀粉样变进行组织学评价，采用延迟对比增强或 T1 mapping 序列可为心脏受累的程度及范围提供重要的影像学参考，心脏磁共振利用组织追踪技术亦可早期发现心肌淀粉样变患者心室舒缩功能异常。心肌核素显像对甲状腺素转运蛋白心肌淀粉样变性的特异性较高，为临床诊断提供了重要的鉴别诊断价值。

四、病例点评

淀粉样变性是一类系统性疾病，可累及心脏，称为心肌淀粉样变性。心脏病变的严重程度是决定患者预后的主要因素。该病例较好地展示了无创性影像学检查在心肌淀粉样变性诊断方面的重要价值。超声作为该疾患的首诊检查手段，能综合评估心脏的形态、功能及亚临床功能障碍，但在心脏 MRI 未广泛应用于临床之前，仅凭形态和功能学改变诊断心肌淀粉样变性较为困难，难以和其他引起左心室肥厚的心肌病鉴别，如肥厚型心肌病、高血压性心脏病、主动脉瓣狭窄等，而心脏 MRI 多模态、多参数成像，尤其是基于的钆延迟增强扫描（LGE）通过监测心肌淀粉样变特有的影像学表现（弥漫性心内膜下或透壁性延迟强化，或心肌信号难以归零）达到较好的诊断效果。MRI 组织成像技术（LGE 及 mapping 技术）还可准确判断淀粉样变蛋白沉积的部位、范围及程度和了解心肌微循环功能障碍，分析患者远期预后及相关危险因素。此外，PET 心肌核素显像还是无创性评估 AL-CA 及 ATTR-CA 的金标准。随着影像新技术的不断出现与广泛应用，影像学检查有望在心肌淀粉样变性患者的诊断、危险分层及预后评估方面发挥越来越重要的作用。

参考文献

[1] 中国系统性淀粉样变性协作组，国家肾脏疾病临床医学研究中心. 系统性轻链型淀粉样变性诊断和治疗指南 [J]. 中华医学杂志，2016，96（44）：3540-3548.

[2]HUANG XH，LIU ZH.The Clinical presentation and management of systemic light-chain amyloidosis in China[J].Kidney diseases（Basel），2016，2（1）：1-9.

[3]BENSON MD，BUXBAUM JN，EISENBERG DS，et al.Amyloid nomenclature 2020：update and recommendations by the International Society of Amyloidosis（ISA）nomenclature committee[J].Amyloid，2020，27（4）：217-222.

[4]FALK RH，ALEXANDER KM，LIAO R，et al.（Light-chain）cardiac amyloidosis：a review of diagnosis and therapy[J].Journal of the American college of cardiology，2016，68（12）：1323-1341.

[5]WECHALEKAR AD，GILLMORE JD，HAWKINS PN.Systemic amyloidosis[J].Lancet，2016，387（10038）：2641-2654.

[6]YAMAMOTO H，YOKOCHI T.Transthyretin cardiac amyloidosis：an update on diagnosis and treatment[J].ESC heart failure，2019，6（6）：1128-1139.

[7]SCHELBERT EB，BUTLER J，DIEZ J.Why clinicians should care about the cardiac interstitium[J]. JACC Cardiovascular imaging，2019，12（11 Pt 2）：2305-2318.

[8]LÓPEZ B，RAVASSA S，MORENO MU，et al.Diffuse myocardial fibrosis：mechanisms，diagnosis and therapeutic approaches[J].Nature Reviews.Cardiology，2021，doi：10.1038/s41569-020-00504-1．Epub ahead of print.

[9]郑旭辉，周艳立，李新立．心脏淀粉样变性的诊疗现状．临床心血管病杂志，2020，36（5）：415-418.

[10]ORINI M，GRAHAM AJ，MARTINEZ-NAHARRO A，et al.Noninvasive mapping of the electrophysiological substrate in cardiac amyloidosis and its relationship to structural abnormalities[J].Journal of the American heart association，2019，8（18）：e012097.

[11]LI R，YANG ZG，WEN LY，et al.Regional myocardial microvascular dysfunction in cardiac amyloid light-chain amyloidosis：assessment with 3T cardiovascular magnetic resonance[J].Journal of cardiovascular magnetic resonance，2016，18：16.

[12]PERLINI S，SALINARO F，CAPPELLI F，et al.Prognostic value of fragmented QRS in cardiac AL amyloidosis[J].International journal of cardiology，2013，167（5）：2156-2161.

[13]FALK RH，QUARTA CC.Echocardiography in cardiac amyloidosis[J].Heart failure review，2015，20（2）：125-131.

[14]DORBALA S，CUDDY S，FALK RH.How to image cardiac amyloidosis：a practical approach[J].JACC cardiovascular imaging，2020，13（6）：1368-1383.

[15]STRICAGNOLI M，CAMELI M，INCAMPO E，et al.Speckle tracking echocardiography in cardiac amyloidosis[J].Heart failure review，2019，24（5）：701–707.

[16]MARTINEZ–NAHARRO A，BAKSI AJ，HAWKINS PN，et al.Diagnostic imaging of cardiac amyloidosis.Nature reviews[J].Cardiology，2020，17（7）：413–426.

[17]MARTINEZ–NAHARRO A，TREIBEL TA，ABDEL–GADIR A，et al.Magnetic resonance in transthyretin cardiac amyloidosis[J].Journal of the American college of cardiology，2017，70（4）：466–477.

[18]FONTANA M，PICA S，REANT P，et al.Prognostic value of late gadolinium enhancement cardiovascular magnetic resonance in cardiac amyloidosis[J].Circulation，2015，132（16）：1570–1579.

[19]CHATZANTONIS G，BIETENBECK M，ELSANHOURY A，et al.Diagnostic value of cardiovascular magnetic resonance in comparison to endomyocardial biopsy in cardiac amyloidosis：a multi–centre study[J].Clinical research of cardiology，2021，110（4）：555–568.

[20]KUETTING DL，HOMSI R，SPRINKART AM，et al.Quantitative assessment of systolic and diastolic function in patients with LGE negative systemic amyloidosis using CMR[J].International journal of cardiology，2017，232：336–341.

[21]GILLMORE JD，MAURER MS，FALK RH，et al.Non–biopsy diagnosis of cardiac transthyretin amyloidosis[J].Circulation，2016，133：2404–2412.

[22] 张璐，智光 . 心脏淀粉样变性的诊断和治疗进展 [J]. 中华老年心脑血管病杂志，2014，16（4）：437–439.

（病例提供者：师 轲 彭礼清 四川大学华西医院）

（点评专家：李 睿 川北医学院附属医院）

病例12　法洛四联症

一、病例摘要

基本信息：

主诉：患儿 3 岁 11 个月，体检发现心脏杂音 3 年，活动后发绀 1 年。

现病史：患儿出生时检查发现心脏杂音，当地医院诊断为先天性心脏病（具体诊治过程不详），患儿父母未予重视，未定期随诊。入院前 1 年患儿出现活动后口唇发绀，伴气促、喘息，喜蹲踞等表现，入院前 8 个月于外院门诊行超声心动图提示法洛四联症，现为求进一步诊治来我院就诊。

既往史：无特殊。

个人史：无特殊。

家族史：患儿父母否认家族史及遗传病史。

体格检查：身高 72cm，体重 11kg，呼吸 27 次 / 分，心率 118 次 / 分，血压 106/72mmHg。患儿慢性病容，发育迟滞。视诊口唇及甲床查见发绀表现。心尖搏动未见异常，位于左侧第五肋间锁骨中线约 0.5cm，无异常隆起或凹陷；触诊未触及心包摩擦感及震颤；叩诊心界向左下扩大；听诊心率 118bpm，心律齐，胸骨左缘第 2 ~ 4 肋间闻及响亮、粗糙的全收缩期心音，呼气时更响亮。

辅助检查：超声心动图：室间隔缺损，右室流出道狭窄；彩色多普勒血流显示心室及心房水平双向分流；左室收缩功能测值正常。CT 心血管造影（图 12-1）：室间隔不连续、主动脉骑跨、右室流出道狭窄、右室壁肥厚，考虑法洛四联症，合并右位主动脉弓。

诊疗过程：结合患儿临床表现及影像学检查结果，考虑诊断为法洛四联症。排除手术禁忌证后，患儿接受法洛四联症矫治术及动脉导管结扎术。术前建立体外循环、心脏停跳后实施手术，术中发现：①右心明显增大，右室壁肥厚，左室偏小；②主动脉瓣下室间隔缺损，缺损大小约 16mm，主动脉骑跨于室间隔缺损上，骑跨率约 50%；室上脊及壁束肥厚，致右室流出道狭窄；③肺动脉瓣二叶畸形，瓣膜增厚并开放受限；肺动脉主干及左右肺动脉分支发育尚可；④主动脉弓降部与左肺动脉之间有细小的动脉导管交通；⑤右位主动脉弓。

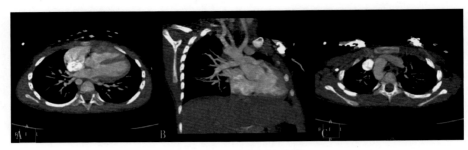

图12-1　CT心血管造影

注：A.主动脉骑跨及室间隔缺损；B.右室流出道狭窄；C.右位主动脉弓。

具体手术操作：①经右房切口修剪室上脊及壁束肥厚肌肉。取涤纶片及 6-0 Prolene 线连续缝合修补室间隔缺损，5-0 Prolene 线缝合三尖瓣隔瓣及前瓣交界处。注水试验示三尖瓣微量反流，瓣膜对合佳；②经右室切口剪开肺动脉瓣环，取自体心包片，6-0 Prolene 线连续缝合补片，拓宽右室流出道及肺动脉干。探条探查肺动脉瓣环可通过 12 号探条，左右肺动脉分支可通过 6.5 号探条；③ 4 号慕丝线结扎动脉导管；④开放升主动脉，恢复心脏跳动。复查超声心动图未探及房室水平残余分流；三尖瓣微量反流，右室流出道通畅，肺动脉瓣轻度反流。测压 P_{RV}：P_{LV} = 60%，P_{RV} = 46/17mmHg，PAP = 36/4mmHg。术后患儿安返病房，生命体征平稳。

随访：患儿术后 6 年于我院门诊复查心脏 MRI 增强扫描（图 12-2）显示肺动脉瓣反流、右房室扩大、右室收缩功能轻降低（RVEF = 44.3%）。右室壁未见延迟强化。

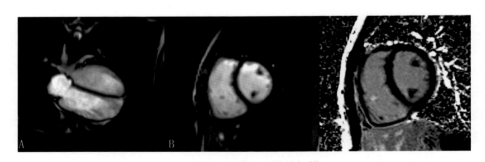

图12-2　心脏MRI增强扫描

注：A.四腔心长轴心脏电影；B.二腔心短轴心脏电影；C.二腔心短轴延迟增强扫描。

二、病例分析

患儿起病缓，病程长，有皮肤黏膜发绀表现，伴活动受限及生长发育迟滞，体格检查胸骨左缘可闻及收缩期心脏杂音，超声心动图及 CTA 检查显示室间隔缺损、主动脉骑跨、右室流出道及肺动脉狭窄并右室肥厚，故诊断法洛四联症。

三、疾病介绍

法洛四联症（tetralogy of Fallot，TOF）是圆锥动脉干畸形导致的一组复杂性先天性心脏病，其病理学特征包括肺动脉狭窄、室间隔缺损、主动脉骑跨及继发性右心室肥厚。法洛四联症在新生儿中的发病率 0.3‰ ~ 0.6‰，占先天性心脏病总数的 5% ~ 7%。

TOF 的基本病理学特征：①肺动脉狭窄：可发生于右心室漏斗部、肺动脉瓣至肺动脉主干及分支的任意位置，其中以漏斗部最常见，狭窄可为单纯某处狭窄或合并多处狭窄。轻型 TOF 仅表现为局限性狭窄，患者可无明显发绀表现；典型 TOF 可见漏斗部及肺动脉狭窄，通常情况下伴有肺动脉瓣狭窄、肺动脉及肺动脉瓣发育不良，此时由于肺血减少，患者可出现发绀的表现；严重的 TOF 右心室漏斗部发育不良，广泛的纤维肌肉增生致使漏斗部呈管状、环状狭窄，同时肺动脉发育不良可闭锁或缺如，收缩期心室大部分血液射向主动脉使之扩张，此时患者的血流动力学特征与永存动脉干类似，发绀程度也最严重；②室间隔缺损：可分为膜周部缺损及肺动脉下漏斗肌部缺损，通常情况下为非限制型缺损；③主动脉骑跨：主动脉骑跨率 ≤ 50%，同时伴有主动脉根部扩张。主动脉骑跨率也是鉴别 TOF 与右心室双出口的重要依据；④右心室肥厚：右心室肥厚为继发性改变，其增厚的程度与肺动脉狭窄及心室水平的分流有关，其厚度通常不会超过左心室厚度；⑤合并心血管畸形：可合并右位主动脉弓、房间隔缺损、冠状动脉畸形、动脉导管未闭、永存左上腔静脉以及继发性侧支循环等异常，影像学检查准确识别这些合并畸形对制定合适的术式有重要的参考价值。

TOF 主要病理生理改变取决于肺动脉狭窄，由于主动脉接受含氧量较低的静脉血，体循环血氧饱和度降低而出现皮肤黏膜发绀。肺动脉轻至中度狭窄时，肺循环阻力较小，心室水平以左向右分流为主，患儿发绀较轻；严重肺动脉狭窄时右室射血阻力增加，可导致明显的心室水平右向左分流，此时患儿通常情况发绀较重，肺动脉血流量较少，肺循环主要由侧支循环供血。

TOF 是最常见的发绀型先心病，其典型的临床表现为皮肤黏膜青紫。患儿刚出生时可无发绀表现，随着年龄增大，肺动脉狭窄导致右向左分流增加，患儿多在 4 ~ 6 个月出现发绀、气促、喜蹲踞、或喂养困难等症状，严重者可出现呼吸困难或缺氧性晕厥。体格检查患儿可伴有发育迟缓、杵状指（趾）等表现，心前区胸骨左缘可闻及收缩期杂音，多可扪及震颤。

TOF 诊断主要依赖影像学检查。

1. X 线平片　心影呈靴型，肺血减少使肺动脉段凹陷，右室增大导致心尖圆隆上翘。X 线平片仅能大致判断心影的轮廓,无法提供更详细的解剖学信息。

2. 超声心动图 该方法是诊断法洛四联症首选的无创检查手段,其优势在于简便易行,可操作性强,能较好地评价 TOF 血流动力学、肺动脉瓣反流及心室功能。但由于受声窗限制,超声心动图对心外畸形的显示效果可能不理想,此时需要结合 CT 心血管造影综合诊断。常用的检查位置有剑突下、心尖、胸骨旁及胸骨上,可直接显示 TOF 的主要解剖畸形。术前超声心动图检查的技术优势在于对左右室血液分流量大小、肺动脉瓣狭窄与反流程度、肺动脉发育情况、房室大小及心功能的评价,其中肺动脉的发育情况是 TOF 一期根治术能否实施的决定性因素,发育较好的肺动脉才能够承载全部的心输出量。此外,超声心动图可便捷、准确地测量左右心室容积及功能,术前评估若发现左室舒张末期容积 ≤ 30ml/m^2,患儿术后出现低心排血量综合征的可能较大。肺动脉瓣反流(tricuspid regurgitation,TR)是 TOF 根治术后常见的并发症,长期肺动脉瓣反流致使右室容量负荷过重,患者可出现右心功能不全或右心衰的症状、心律失常甚至心源性猝死,肺动脉瓣反流是影响患者预后的独立预测因素。超声心动图评价肺动脉瓣血流动力学改变及右室功能有一定的技术优势。

3. CCTA 良好的时间与空间分辨率使得 CCTA 能在短时间内获得高质量图像,避免了患儿长时间镇静,同时利用多种三维后处理技术多角度多方位重建解剖结构,CCTA 不仅能明确法洛四联症的心内畸形,还可显示合并的心内外畸形,目前已作为心导管造影的替代检查手段。但 CCTA 检查过程中的电离辐射可能对受检者有潜在影响,尤其是处于生长发育期的婴幼儿,对 X 线尤为敏感,目前 CT 通过改良硬件设施及扫描方案可将辐射剂量控制在 1mSv 以下。另外,CCTA 对于 TOF 血流动力学及心脏功能方面的应用价值仍不及超声心动图及心脏 MRI。

CCTA 对心外大血管的显示效果优于超声心动图。TOF 合并远端肺动脉狭窄时,CCTA 能直观地显示远端肺动脉分支狭窄的程度及位置,同时对肺动脉直径的测量也更为准确,有利于评价肺动脉的整体发育情况。重型 TOF 患儿肺动脉发育不良,此时肺循环与体循环之间可建立较多侧支循环,形成粗大的侧支血管(major aortopulmonary collaterals,MAPCAs),侧支血管的存在对纠正 TOF 异常血流有不利影响。利用 CCTA 可完整显示体 – 肺侧支循环的数量及范围,有利于术中封堵或栓塞侧支血管,从而进一步提高 TOF 一期矫治术的成功率。

4. 心脏 MRI 多序列、多角度成像能准确评价心脏的结构、功能及组织学特征,在 TOF 术后随访及预后评估中有重要临床价值,同时心脏 MRI 无电离辐射,也可不依赖对比剂增强进行大血管成像。但心脏 MRI 检查过程配合度要求高,针对部分 TOF 患儿需要较长时间镇静,加之患儿心率及呼吸频率快,其图像质量受心脏搏动及呼吸影响较大。因此如何在缩短心脏 MRI 检查时间的同时得到满意的图像质量仍然是亟待解决的问题。TOF 术后长期肺动脉瓣反流往往导致右心功能损害，如何在发生不可逆性右室功能不全之前行肺动脉瓣置换术是临床关注的焦点问题。由于右室结构的特殊性，超声心动图在评价右室功能方面仍然存在一定难度，而心脏 MRI 电影序列可完整采集全心数据，对右室容积及功能进行准确测定，进而对实施肺动脉瓣置换术的时机选择提供影像学参考。基于电影序列的心肌应变定量分析技术可早于射血分数异常发现心室收缩功能障碍，为 TOF 矫正术后心功能变化提供敏感的影像学指标，并对患者远期预后显示出较好的预测作用。心肌纤维化是 TOF 患者不良预后的形态学改变之一，利用延迟增强扫描（late gadolinium enhancement，LGE）可有效识别心肌纤维化，右室心肌纤维化往往伴随患者右室扩大、右心功能不全及肺动脉瓣反流，而左室纤维化与患者发生恶性心律失常有关。

四、病例点评

该病例展示了影像学，尤其是超声心动图、CCTA 和心脏 MRI 在 TOF 诊断、术前评估和术后评价中的应用价值和各自的优缺点。超声心动图可作为 TOF 初筛和诊断的首选检查，可同时评价 TOF 的心内和心外畸形，但对心外畸形，如肺动脉狭窄、MAPCAs、冠状动脉异常和动脉导管应同时采用 CCTA 进行评估。CCTA 采用 CT 后处理技术如多平面重建、容积再现技术和最大强度投影技术可为外科医生提供清晰、直观的心外畸形解剖细节。心脏 MRI 可以准确评价右心室功能和心肌是否存在纤维化，对于 TOF 术后预后评价具有预测价值。

参考文献

[1] 王辉山，李守军 . 先天性心脏病外科治疗中国专家共识（十）：法洛四联症 [J]. 中国胸心血管外科临床杂志，2020，27（11）：1247-1254.

[2] 龙启华，杨志刚，邓雯，等 . 先天性心脏病法洛四联症合并心血管畸形的双源 CT 血管成像评价 [J]. 生物医学工程学杂志，2015，32（2）：418-422.

[3]KHAN SM，DRURY NE，STICKLEY J，et al.Tetralogy of Fallot：morphological variations and implications for surgical repair[J]. European journal of cardiothoracic surgery，2019，56（1）：101-109.

[4]KAPUR S，AERON G，VOJTA CN.Pictorial review of coronary anomalies in Tetralogy of Fallot[J].Journal of cardiovascular computed tomography，2015，9（6）：593-596.

[5]SWAMY P，BHARADWAJ A，VARADARAJAN P，et al.Echocardiographic evaluation of tetralogy of Fallot[J].Echocardiography，2015，32 Suppl 2：S148-156.

[6]VALENTE AM，COOK S，FESTA P，et al.Multimodality imaging guidelines for patients with repaired tetralogy of Fallot：a report from the American Society of Echocardiography：developed in collaboration with the Society for Cardiovascular Magnetic Resonance and the Society for Pediatric Radiology[J].Journal of the American society of echocardiography，2014，27（2）：111-141.

[7] 童佩琪，康凯，孟维鑫，等.法洛四联症一期根治手术治疗的研究进展 [J].心血管病学进展，2020，41（11）：1180-1183.

[8]WOUDSTRA OI，BOKMA JP，WINTER MM，et al.Clinical course of tricuspid regurgitation in repaired tetralogy of Fallot[J]. International journal of cardiology，2017，243：191-193.

[9]APOSTOLOPOULOU SC，MANGINAS A，KELEKIS NL，et al.Cardiovascular imaging approach in pre and postoperative tetralogy of Fallot[J].BMC cardiovascular disorders，2019，19（1）：7.

[10] 陈峰，李红梅，沈立.法洛四联症根治术后肺动脉瓣置换术研究进展 [J]. 中华小儿外科杂志，2020，41（1）：88-92.

[11]D'UDEKEM Y，GALATI JC，KONSTANTINOV IE，et al.Intersurgeon variability in long-term outcomes after transatrial repair of tetralogy of Fallot：25 years' experience with 675 patients[J].The journal of thoracic and cardiovascular surgery，2014，147（3）：880-886.

[12] 徐盼，师轲，杨志刚.双源 CT 在复杂性先天性心脏病诊断中的临床价值 [J].西部医学，2019，31（3）：481-484.

[13]ADAMSON GT，MCELHINNEY DB，ZHANG Y，et al.Angiographic anatomy of major aortopulmonary collateral arteries and association with early surgical outcomes in tetralogy of Fallot[J].Journal of the American heart association，2020，9（24）：e017981.

[14]MEINEL FG，HUDA W，SCHOEPF UJ，et al.Diagnostic accuracy of CT angiography in infants with tetralogy of Fallot with pulmonary atresia and major aortopulmonary collateral arteries[J].Journal of cardiovascular computed tomography，2013，7（6）：367-375.

[15]KOPPEL CJ，JONGBLOED MRM，KIÈS P，et al.Coronary anomalies in tetralogy of Fallot-Ameta-analysis[J].International journal of cardiology，2020，306：78-85.

[16]TRETTER JT，FRIEDBERG MK，WALD RM，et al.Defining and refining

indications for transcatheter pulmonary valve replacement in patients with repaired tetralogy of Fallot : Contributions from anatomical and functional imaging[J].International journal of cardiology, 2016, 221: 916–925.

[17]TADIC M.Multimodality evaluation of the right ventricle : an updated review[J]. Clinical cardiology, 2015, 38（12）: 770–776.

[18]WALD RM, VALENTE AM, GAUVREAU K, et al.Cardiac magnetic resonance markers of progressive RV dilation and dysfunction after tetralogy of Fallot repair[J].Heart, 2015, 101（21）: 1724–1730.

[19]BALASUBRAMANIAN S, HARRILD DM, KERUR B, et al.Impact of surgical pulmonary valve replacement on ventricular strain and synchrony in patients with repaired tetralogy of Fallot : a cardiovascular magnetic resonance feature tracking study[J].Journal of cardiovascular magnetic resonance, 2018, 20（1）: 37.

[20]DE ALBA CG, KHAN A, WOODS P, et al.Left ventricular strain and fibrosis in adults with repaired tetralogy of Fallot : a case–control study[J].International journal of cardiology, 2021, 323: 34–39.

[21]SECCHI F, LASTELLA G, MONTI CB, et al.Late gadolinium enhancement in patients with Tetralogy of Fallot : a systematic review[J]. European journal of radiology, 2021, 136: 109521.

[22]SHI K, YANG ZG, CHEN J, et al.Assessment of double outlet right ventricle associated with multiple malformations in pediatric patients using retrospective ECG–gated dual–source computed tomography[J].Plos one, 2015, 10（6）: e0130987.

[23]LABOUNTY TM.Reducing radiation dose in coronary computed tomography angiography : we are not there yet[J].JACC cardiovascular imaging, 2020, 13（2 Pt 1）: 435–436.

[24] 彭雅枫, 胡立伟, 孙爱敏, 等 . 心脏 MRI 三维平衡稳态自由进动电影成像在儿童法洛四联症术后心功能评价中的可行性研究 [J]. 中华放射学杂志, 2020, 57（7）: 649–654.

（病例提供者: 师 轲 彭礼清 四川大学华西医院）

（点评专家: 余建群 四川大学华西医院）

病例13　肺癌

一、病例摘要

基本信息：

主诉：患者女性，47岁，因"咳嗽4个月，胸闷2个月"入院。

现病史：入院前4个月患者感冒后出现咳嗽、咳痰，为黄白色痰，易咳出，无发热、呼吸困难、胸痛、潮热、盗汗等。患者遂至当地区级医院就诊，行胸部CT扫描提示：①右肺下叶前基底段见磨玻璃样结节影；②右肺下叶炎性改变，右肺下叶肺大疱；③右肺中叶小结节；④扫及肝区小囊性病灶。予以盐酸左氧氟沙星胶囊、清热散结胶囊、盐酸丙卡特罗片、醋酸泼尼松片口服（具体用量不详）治疗，症状缓解。入院前2个月无明显诱因出现胸闷，无呼吸困难、胸痛等。遂就诊我院并行胸部CT平扫提示：右肺下叶背段见囊实性团块影，囊性肺癌？感染？予抗感染治疗，1个月后复查胸部增强CT发现右肺下叶病灶稍增大。门诊以"肺占位性病变"收住院。患者自患病以来，精神、食欲、睡眠好，大小便正常，体重未见明显变化。

既往史：否认糖尿病史，否认结核等传染病及接触史。

个人史：不吸烟、不嗜酒。

家族史：否认恶性肿瘤家族史。

体格检查： 体温36.2℃，血压109/89mmHg，脉搏98次/分，呼吸18次/分，BMI 25.68，身高156cm，体重62.5kg。慢性病容，双侧呼吸运动均匀对称，无增强或者减弱。双肺触觉语颤对称、无异常，未触及胸膜摩擦感。双肺叩诊呈清音。双肺呼吸音清，未闻及干湿啰音及胸膜摩擦音。

辅助检查：

血常规：血红蛋白111g/L（参考值115～150g/L），白细胞计数、中性分叶核细胞百分率及绝对值等均未见异常；DIC常规、生化、肿瘤标志物、输血全套、炎症介质、大小便常规未见异常。结核相关实验室检查未见异常。心电图未见异常。

纤支镜示各开口通畅，未见异常。

心脏彩超：升主动脉增宽，左室收缩功能测值正常。

全身骨显像未见异常征象。

入院前 4 个月外院胸部 CT 扫描提示：①右肺下叶前基底段见磨玻璃样结节影；②右肺下叶炎性改变，右肺下叶肺大疱；③右肺中叶小结节；④扫及肝区小囊性病灶。入院前 1 个月我院胸部 CT 平扫提示（图 13-1）：①右肺下叶背段见囊实性团块影，囊性肺癌？感染？②右肺尖、右肺中叶外侧段小结节影，多系炎性结节；③扫及肝脏低密度结节影。入院前 5 天我院胸部增强 CT 扫描（图 13-2）示：右肺下叶背段肺大疱伴周围磨玻璃影（4.8cm×3.9cm），周围见磨玻璃影及不规则实性成分，增强扫描实性部分轻度强化，与我院前次 CT 对比病变稍增大；囊性肺癌？肺大疱伴感染待排。右肺中上叶小结节，多系炎性结节。左肺上叶舌段少许炎症。扫及肝脏多发囊性低密度影，请结合腹部检查。

头部 MRI 增强检查示颅内未见明显异常。全腹部增强 CT 检查提示肝脏多发囊肿；左肾囊肿；子宫多发肌瘤可能。

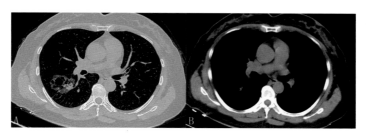

图13-1　胸部CT检查

注：A.HRCT肺窗；B.软组织窗。

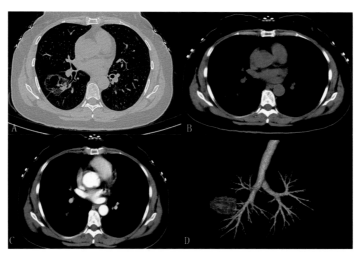

图13-2　抗炎治疗1个月后胸部CT平扫＋增强检查

注：A.HRCT肺窗；B.软组织窗；C.增强图像；D.三维可视化后处理图像。

诊断：综上考虑诊断：右肺下叶占位，肺癌可能（$c-T2_bN_0M_0$）。

诊疗经过：综合患者病史及辅助检查，入院后完善术前检查，经胸外科全科讨论，认为患者右肺下叶病变性质需术后病理结果确诊，患者具备手术指征，无绝对禁忌证，于全麻下行"右肺下叶切除＋淋巴结清扫＋胸膜粘连烙断"。术中见：①结节位于右肺下叶背段近斜裂处，直径约2.0cm，见脏层胸膜轻微皱缩，壁层胸膜无侵犯；肿瘤距隆突＞2.0cm，未侵及周围脏器；②胸膜少许粘连，胸腔无积液，胸膜无种植；③淋巴结肿大情况：4、7、8、10、11、12组淋巴结肿大；④术中冰冻结果：查见腺癌。

术后病理提示：右肺下叶浸润性腺癌（乳头型＋腺泡型＋贴壁型），组织学分级：中分化，支气管断端切缘阴性，无胸膜、肺内转移，无脉管癌栓，无神经侵犯，无气道播散，4、7、10、11、12、13淋巴结均未查见癌转移。免疫组化结果：CK7（＋）、TTF-1（＋）、NapsinA（＋）。靶向检测：免疫组化：ALK-V（－）、ROS-1（－）。

最终诊断为右肺下叶腺癌（$p-T1_bN_0M_0$）。

随访：患者术后2个月、6个月、9个月、12个月、15个月、20个月行CT增强扫描随访，均未见肿瘤复发。

二、病例分析

本例患者为中年女性，病程短。胸部CT发现右肺下叶背段混合磨玻璃密度占位，大小约4.8cm×3.9cm，可见分叶，病灶内囊腔形成，囊壁厚薄不均匀、内壁不光滑，可见多房分隔及血管穿行。病变周围见磨玻璃影及不规则实性成分，并可见细小毛刺、斜裂胸膜牵拉、小泡征、血管聚拢征象，增强扫描病灶的实性成分可见轻度强化。患者病程中无发热，无糖尿病等免疫低下病史，我院2次血常规（间隔1个月）无白细胞增高，患者无结核病史或接触史，结核相关实验室检查未见异常，纤支镜示支气管各开口通畅、未见异常。抗感染治疗后复查病灶稍增大。综合上述病史及影像学等辅助检查，考虑右肺下叶肺癌可能性大。

鉴别诊断主要包括：①肺大疱/肺囊肿伴感染：肺囊肿张力较高，壁菲薄均匀，边缘光滑锐利，肺大疱壁菲薄，两者内壁均光滑，罕见分隔或多房分隔改变。合并感染时壁可增厚，伴实性或磨玻璃密度影，但抗感染治疗有效。本例患者CT表现出较多倾向恶性病变的征象，且抗感染治疗后病灶稍增大，与之不符；②肺结核空洞：患者常有结核相关的临床症状或结核病史，常发生于肺的尖后段及背段，表现为多形性病灶，薄壁或厚薄空洞周围常可见卫星灶。本例患者无低热、盗汗等典型症状，无结核病史或接触史，结核相关实验室检查未见异常，故不考虑；③成人先天性肺囊性腺瘤样畸形（congenital cystic adenomatoid malformation，CCAM），是一种罕见的肺发育异常，多见于新生儿，少见于成人，发生于双肺各叶，以中上肺叶多见。患者多有反复感染病史，有恶变倾向。其中Ⅱ型可表现为多发小囊、多房分隔，可见实性成分及毛刺，与囊性肺癌鉴别困难。

三、疾病介绍

肺癌是临床恶性肿瘤中较为常见的呼吸系统疾病，也是癌症相关死亡的主要原因之一。近年来，生活环境的改变以及检查手段性能的提高，使得肺癌患者检出率逐渐上升。肺癌患者的影像学表现多样，其中囊性肺癌作为不典型肺癌的一种特殊类型，其影像学特征受到学者们广泛的关注。囊性肺癌是指在 CT 上表现为由不同厚度的囊壁环绕（通常＜2.0mm），特征性表现为薄壁囊腔的少见类型肺癌，其中薄壁的范围多在 50%～75%，囊腔内可含有液体、气体或实性成分。临床上，囊性肺癌一旦漏诊或误诊，常常延误患者最佳的治疗时间，导致患者预后不良。因此，提高对该少见类型肺癌的认识，早期、准确诊断并给予恰当的治疗，对改善患者预后及提高远期生存率而言至关重要。

目前，囊性肺癌可能的形成机制如下：①单向阀机制：该机制被大多数学者所认可，被认为是由于终末细支气管及细支气管缺乏软骨，肿瘤细胞沿着终末细支气管生长并堵塞细支气管，起到了一定的活瓣作用，随着肺泡腔内气体的逐渐累积以及肿瘤细胞对肺泡壁的持续破坏，肺泡壁破裂、融合，形成薄壁空腔；②肿瘤继发于原有肺部的薄壁空腔病变，如肺囊肿、肺气肿、肺大疱等。肺空腔型病变可以导致局部肺组织通气不良，引起微生物沉积，并反复感染，这种反复的炎症过程可能会在空腔病变的周围形成纤维疤痕，从而导致致癌物质的沉积，致癌物质可以抑制抗弹性蛋白酶活性，使得肺泡间隔破坏，进一步形成囊腔；③实性病变中心液化、坏死后经支气管排出形成薄壁空腔。研究表明，该机制与厚壁空洞型肺癌形成有关，因囊性肺癌镜下表现均未查见坏死肿瘤细胞，故考虑此机制发生较少。

参照 Mascalchi 等研究，对囊性肺癌病灶分型，共分为 4 型：Ⅰ型：实性结节从囊壁向外突起；Ⅱ型：结节位于腔内；Ⅲ型：囊腔壁呈环形增厚；Ⅳ型：组织混杂在囊簇内，即囊性与磨玻璃、实性密度混合。其中Ⅱ型与Ⅲ型患者容易与炎症混淆。在 Mascalchi 的研究基础上，Fintelmann 等报道了一种最新使用数字、大写字母和小写字母表示的分类系统。数字表示空腔形态："0"为薄壁囊腔，"1"为内生结节，"2"为外生结节，"3"为厚壁囊腔。大写字母表示病灶的密度 / 一致性："S"表示实心，"NS"表示纯磨玻璃或非实性，"PS"表示部分实性。小写字母表示囊腔形态："u"表示单房病变，"m"表示多房病变。目前还没有关于特定分类系统的预后和（或）与生存相关的可用数据，然而，上述分类系统可能在未来的研究中发挥着极其重要的价值，并可能出现更多与分子谱、进展、治疗和预后相关的特定类型的数据。尽管囊性肺癌在影像学上具有独特的形态特征，但其分期均按照现行 TNM 分期第 8 版进行。囊性肺癌患者临床表现可以无症状，或仅在查体时发现，也可以像实性肺癌一样表现出呼吸道症状，其具体的临床表现，取决于肿瘤的分期及扩散程度。在极少数情况下，气胸所导致的急性胸痛可能是囊性肺癌患者最初的临床表现。

临床上，主要根据患者的症状、体征、影像学和组织病理学检查做出诊断。Fleischner 协会对囊性病变的诊断提出了具体的建议，包括仔细评估这类病灶在肺部 CT 中的稳定性及进展情况。囊性肺癌早期可以通过手术进行治疗，胸腔镜手术作为一种微创方法，在治疗早期囊性肺癌中起着不可或缺的作用。若全身 CT 排除转移，则可以考虑胸腔镜切除。化疗和靶向药物治疗的结合，对晚期肺癌患者有一定的帮助，但难以治愈。

多数囊性肺癌在 CT 上仅表现为孤立的薄壁含气空腔，与扩张支气管、肺囊肿、肺大疱等空腔病变相似，从而难以鉴别。良性囊性病灶通常囊壁较薄且对称，无壁结节。感染、炎症和肉芽肿性疾病均可表现为囊样或空腔形态，并伴有实性成分或实变影。特别是真菌病，在之前的薄壁空腔或囊性空腔中形成真菌瘤，可与 II 型囊性肺癌病变相似。相关的实质表现如结节（伴或不伴空腔）、实变等更可能提示感染，而不是恶性肿瘤。囊性肺癌可伴有同步或异时性病灶，但相当少见。因此，病变的多样性应提示可能为良性，而非恶性。当存在多种病灶，特别是类似于 Mascalchi 分型中的 III 型病变时，可能主要考虑弥漫性累及的空洞性肺疾病，而非多房囊性肺癌。时间和病灶的演变是评估的关键参数。若病变持续一段时间或在治疗过程中变大，则感染的可能性较小，因此，这些患者需要密切监测。

四、病例点评

囊性肺癌是一种少见类型肺癌，影像学上以薄壁囊腔伴实变和（或）磨玻璃影为特征。随着 CT 影像学检查在临床和肺癌筛查中的广泛应用，学者们对该特殊类型的肿瘤认识加深。部分研究已经表明囊性肺癌与吸烟有关，但其确切的发病机理目前尚未完全阐明。囊性肺癌中囊腔形成以"单向阀"机制被大多数学者所认可，且病理类型以腺癌多见，其次为鳞癌。根据病灶的形态特征，目前已有两种分型标准对囊性肺癌病灶进行细化分型。由于多数病变在 CT 上仅表现为孤立的薄壁空腔，与肺囊肿、肺大疱等多种囊性病变相似，从而易造成放射科医生误诊。放射科医生在诊断的时候，应该特别注意局部或弥漫性囊壁增厚和邻近肺大疱的实性或磨玻璃影。尽管囊性肺癌形态不典型，但目前分期及治疗仍与其他类型肺癌相似。本例患者为女性，无吸烟史，短期随访，囊性病灶及周围磨玻璃影未见明显变化，经手术确诊为肺癌，病理类型为右肺下叶浸润性腺癌（乳头型＋腺泡型＋贴壁型）。总之，当囊肿壁不均匀、囊内有分隔、囊壁结节、周围有磨玻璃影、边缘不规则时，放射科医生应怀疑囊性肺癌的可能。识别这些特征，同时综合患者症状、病程、对治疗的反应、糖尿病 / 结核 / 肿瘤病史等临床信息，有助于对该特殊类型的肺癌做出早期诊断，以期降低肺癌患者远期死亡率。

参考文献

[1]BRAY F，FERLAY J，SOERJOMATARAM I，et al.Global cancer statistics 2018：GLOBOCAN estimates of incidence and mortality worldwide for 36 cancers in 185 countries[J].CA : a cancer journal for clinicians，2018，68（6）：394-424.

[2]MENG S，WANG S，ZHANG Y，et al.Lung cancer from a focal bulla into thin-walled adenocarcinoma with ground glass opacity——an observation for more than 10 years : A case report[J].World journal of clinical cases，2020，8（11）：2312-2317.

[3]YANG Y，MEI J，LIN F.Pleomorphic carcinoma of the lung : from thin-walled cavity to solid tumor[J].Annals of translational medicine，2019，7（12）：273.

[4]SNOECK X，REYNTIENS P，CARP L，et al.Diagnostic and clinical features of lung cancer associated with cystic airspaces[J].Journal of thoracic disease，2019，11（3）：987-1004.

[5]FINTELMANN FJ，BRINKMANN JK，JECK WR，et al.Lung cancers associated with cystic airspaces : natural history，pathologic correlation，and mutational analysis[J].Journal of thoracic imaging，2017，32（3）：176-188.

[6]MASCALCHI M，D ATTINÀ，BERTELLI E，et al.Lung cancer associated with cystic airspaces[J].Journal of computer assisted tomography，2015，39（1）：102-108.

[7]NAKAMURA D，KONDO R，MAKIUCHI A，et al.Metachronous thin-walled cavity lung cancers exhibiting variable histopathology[J].The annals of thoracic surgery，2019，108（6）：e353-e355.

[8]徐朋亮，彭秀华，李文辉，等 .印戒征型囊性肺癌的影像及临床病理特征 [J].实用医学杂志，2020，36（21）：3028-3032.

[9]TAN Y，GAO J，WU C，et al.CT characteristics and pathologic basis of solitary cystic lung cancer[J].Radiology，2019，291（2）：495-501.

[10]GUO J，LIANG C，SUN Y，et al.Lung cancer presenting as thin-walled cysts：an analysis of 15 cases and review of literature[J].Asia-Pacific journal of clinical oncology，2016，12（1）：e105-112.

[11]SHEARD S，MOSER J，SAYER C，et al.Lung cancers associated with cystic airspaces：underrecognized features of early disease[J].Radiographics，2018，38（3）：704-717.

（病例提供者：王 进 陈志霞 四川大学华西医院）

（点评专家：白红利 四川大学华西医院）

病例14 乳腺癌

一、病例摘要

基本信息:

主诉:患者女性,33 岁,因"发现左乳包块 2 个月,确诊左乳癌 20 天"入院。

现病史:2 个月前患者无意间发现左乳包块,偶伴跳痛,就诊我院门诊行乳腺超声检查,发现左乳 12 点钟实性占位:BI-RADS 5 类;左侧腋窝及左侧锁骨下区淋巴结长大,结构异常。MRI 乳腺平扫＋增强扫描:左乳上象限中部肿块,伴皮肤增厚,符合 BI-RADS 5 类;左侧腋窝淋巴结增大。遂于我院行左乳穿刺,穿刺病理示:左乳 11 点至 1 点包块:浸润性导管癌。免疫组化:P120(膜＋)、E-C(＋)、P63(－)、CK5/6(灶＋)、ER(－)、PR(－)、HER2(1+)、Ki-67(＋,70%)、GATA-3(＋)、Syn(－)。左腋窝 I 区淋巴结查见癌转移。现为进一步治疗收住院。

既往史:2 个月前诊断为"肺结核",口服利福平 0.45g qd,异烟肼 300mg qd,吡嗪酰胺 0.7g bid,盐酸乙胺丁醇 0.25g qd 治疗。1 年前诊断为"双侧卵巢巧克力囊肿、输卵管系膜囊肿",口服药物治疗。

个人史:无特殊。

家族史:否认恶性肿瘤家族史。

体格检查: BMI 21.23,身高 158cm,体重 53kg,体温 36.2℃,血压 108/70mmHg,脉搏 83 次/分,呼吸 20 次/分。左乳可触及包块,直径约 4.0cm,质硬,活动度差,无触痛。双乳基本对称,皮肤无红肿、破溃,乳头无内陷、无溢血、溢液,未见橘皮征及酒窝征。左侧腋窝淋巴结增大。

辅助检查: 糖类抗原(CA)125 58.90U/ml(参考值＜ 47U/ml)。结核感染 T 细胞 γ 干扰素释放实验:TB-IGRA(T-N)151.45pg/ml(参考值 0 ～ 14pg/ml),结果判定阳性。PPD 皮试(++)。

乳腺超声检查:左乳 12 点钟距乳头 2.0cm 处见大小约 37mm × 19mm × 33mm 的弱回声团块,边界不清楚,形态不规则,与乳腺后间隙分界不清,内未见明显血流信号,考虑左乳实性占位:BI-RADS 5 类;左侧腋窝及左侧锁骨下区淋巴结长大,较大者约 12mm × 10mm,结构异常。X 光左侧乳腺正斜位摄影:左乳腺体致密,左乳上象限见约 3.0cm × 2.2cm 的肿块影,边界不清晰,考虑 BI-RADS 4C 类。MRI

乳腺平扫＋增强扫描（图 14-1）：左乳上象限中部肿块，约 3.2cm×3.4cm×3.2cm，T1WI 呈等信号，T2WI 呈高信号，DWI 呈高信号。动态增强初始期相呈速升型，延迟期相呈流出型，动态增强曲线呈流出型。周围可见子灶，较大者长径约 1.3cm，伴同侧皮肤增厚，符合 BI-RADS 5 类。左侧腋窝淋巴结增大，最大者短径约 1.6cm。

头部 MRI 增强扫描未见异常。胸部 CT 增强检查：右肺上叶及下叶感染灶，继发性肺结核可能。全腹部 CT 增强检查：肝囊肿可能。双侧附件区囊性灶，巧克力囊肿可能。SPECT 全身骨显像：右侧第 4 后肋骨代谢增高，其余骨骼未见确切肿瘤骨转移。

我院左乳穿刺病理：左乳 11 点至 1 点包块：浸润性导管癌。免疫组化：P120（膜 +）、E-C（+）、P63（-）、CK5/6（灶 +）、ER（-）、PR（-）、HER2（1+）、Ki-67（+，70%）、GATA-3（+）、Syn（-）。左腋窝 Ⅰ 区淋巴结查见癌转移。

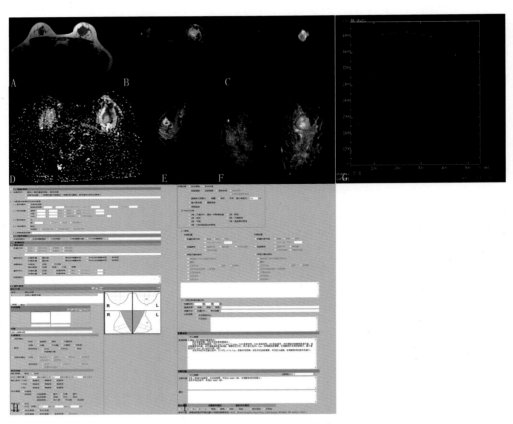

图14-1　首次乳腺MRI检查

注：A.T1WI；B.T2WI；C.DWI（b = 1000s/mm²）；D.ADC；E.斜矢状位增强扫描；F.冠状位增强扫描；G.时间 - 信号曲线；H、I.乳腺 MRI 结构化报告。

诊断：

1. 左乳浸润性导管癌伴左腋窝淋巴结转移（$cT_2N_1M_0$，Ⅱ$_A$期）。
2. 肺结核。
3. 双侧卵巢巧克力囊肿。
4. 输卵管系膜囊肿。

诊疗经过： 综合患者病史，体征和辅助检查，患者左侧乳腺癌诊断明确。入院后评估患者病情，排除化疗禁忌，于入院后 2 天予以第 1 周期白蛋白紫杉醇联合卡铂化疗（白蛋白紫杉醇 392mg d1 ＋卡铂 700mg d1；q3W），辅以抑酸、护胃、止吐对症，同时予以诺雷得予以卵巢保护治疗。分别于 1 个月后予以第 2 周期白蛋白紫杉醇联合卡铂化疗，患者化疗结束后查血示：血小板 31×10^9/L，中性粒细胞 1.27×10^9/L，予以重组人粒细胞刺激因子注射液（吉赛欣）升白细胞、巨细胞和粒细胞，注射用重组人白细胞介素 11 升血小板治疗等。第 2 周期化疗结束后 1 月复查乳腺增强磁共振（图 14-2），提示：左乳外上象限中部非肿块强化，与本院乳腺 MRI 旧片对比，病灶范围、DWI 信号及强化程度减低；左腋窝淋巴结及左锁骨上淋巴结明显缩小，疗效评估为：CR，并予以第 3 周期 TP 方案（白蛋白紫杉醇 390mg d1 ＋卡铂 750mg d1；q3W）化疗，1 个月后于外院市级三甲医院行第 4 周期 TP 方案（白蛋白紫杉醇 350mg d1 ＋卡铂 700mg d1；q3W）化疗，同时辅以对症治疗。第 4 周期化疗后 1 个月行乳腺彩超检查，提示左乳 12 点至 1 点钟实性占位：Ca（BI-RADS 6 类）；左侧腋窝淋巴结长大，部分结构异常。右侧腋窝查见淋巴结。行乳腺增强磁共振（图 14-3），提示：左乳外上象限非肿块强化，与本院乳腺 MRI 旧片对比，病灶略缩小，强化程度减低。并予以第 5 周期 TP 方案（白蛋白紫杉醇 350mg d1 ＋卡铂 600mg d1；q3W）化疗，1 个月后行第 6 周期 TP 方案化疗。

患者完成上述新辅助化疗 6 周期后，左乳结节明显缩小，符合乳腺癌化疗后的变化，且具有手术指针，结束化疗 1+ 月，完善相关术前检查和准备，在全麻下行"腔镜下左乳根治性皮下单纯性切除＋左侧腋窝淋巴结清扫术＋腔镜下右乳皮下单纯切除＋右侧腋窝淋巴结活检＋腔镜下双侧胸大肌后假体植入乳房重建术＋双侧乳头乳晕整形术"，术中清扫左侧腋窝胸大肌外侧淋巴结 18 枚，（2 枚较大者质硬，0.2 ～ 2.5cm）；胸小肌深面腋窝淋巴结 9 枚，（质中，0.2 ～ 1.0cm）；胸肌间未清出肿大淋巴结。左乳标本剖视见：左乳 12 点至 1 点距乳头 2.0cm 可见一肿块，大小约 2cm × 1.5cm × 1.5cm，质硬、灰白色、界限不清、无包膜。术后病理提示：左侧乳腺标本之质硬区纤维组织增生，泡沫细胞聚集，灶区见钙化，未见确切肿瘤。乳腺癌（CA）新辅助化疗后评估：Miller-Payne 分级 5 级（G5）。标本之四周未见肿瘤累及。"左侧腋窝淋巴结 1 水平"12 枚：未见肿瘤转移；其中 3 枚查见泡沫细胞聚集。

"左侧腋窝淋巴结 2 水平" 3 枚：未见肿瘤转移。

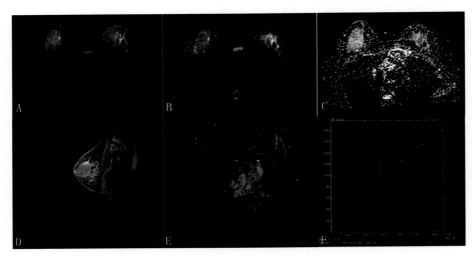

图14-2 　新辅助化疗2周期后复查乳腺MRI检查

注：A.T2WI；B.DWI（b = 1000s/mm²）；C.ADC；D. 斜矢状位增强扫描；E. 轴位增强扫描；F. 动态增强时间 – 信号强度曲线。

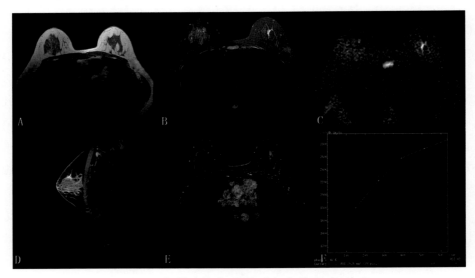

图14-3 　新辅助化疗4周期后复查乳腺MRI检查

注：A.T1WI；B.T2WI；C.DWI（b = 1000s/mm²）；D. 斜矢状位增强扫描；E. 轴位增强扫描；F. 动态增强时间 – 信号强度曲线。

二、病例分析

患者为青年女性，符合乳腺癌年轻化趋势，且患者的乳腺彩超、乳腺 X 线及

MRI 检查结果完整，均发现左乳 12 点边界不清、形状不规则肿块影。穿刺病理示：左乳 11 点至 1 点包块：浸润性导管癌，左腋窝 I 区淋巴结查见癌转移。入院后完善相关检查，患者左乳浸润性导管癌伴左腋窝淋巴结转移（$cT_2N_1M_0$，II_A 期）诊断明确，无需鉴别诊断。治疗前患者的乳腺磁共振表现非常典型，平扫呈长 T1、不均匀长 T2 实性肿块，环状强化，肿块实性部分 DWI 呈明显高信号，ADC 呈低信号，强化方式为"快进快出"，动态增强时间 – 信号强度曲线呈流出型，伴有左侧腋窝淋巴结增大及弥散受限。患者先后行 6 周期白蛋白紫杉醇联合卡铂化疗，化疗后左乳结节明显缩小、呈非肿块强化，病灶的 T2WI 信号逐渐降低，强化程度逐渐降低，左侧腋窝淋巴结明显缩小。动态增强扫描中时间 – 信号曲线也相应改变，治疗前为流出型，治疗后为流入型，符合乳腺癌化疗后的改变。

三、疾病介绍

乳腺癌是全球女性最常见的引起癌症相关死亡的恶性肿瘤之一，其发病率呈逐年上升趋势，目前已超越宫颈癌，跃居我国妇女恶性肿瘤的首位。新辅助化疗（neoadjuvant chemotherapy，NACT）作为一种全身性治疗方式，已被越来越多地应用于乳腺癌患者。该方式可以显著缩小肿瘤体积，降低肿瘤细胞活力。早期、准确、动态评价 NACT 的疗效，是临床医师直接监测治疗方案反应的关键，有助于优化患者的手术时机，并最大限度地减少药物毒性。此外，NACT 疗效评价的结果可以作为乳腺癌患者远期预后及病理完全缓解（pathological complete response，pCR）的预测指标之一。因此，及时、准确且动态地监测乳腺癌 NACT 后肿瘤反应对乳腺癌患者的治疗及预后至关重要。

NACT 的定义及病理基础：NACT，亦称术前化疗、诱导化疗或初始化疗，是指在采取手术切除肿瘤及放射治疗前对非转移性肿瘤进行的系统性、全身性的细胞毒性药物辅助化疗，被认为是局部晚期乳腺癌患者的标准治疗方法。

NACT 的疗效评价：临床上，多采用世界卫生组织（WHO）实体瘤疗效评价标准评估 NACT 疗效，具体可以分为疾病进展、疾病稳定、部分反应和完全反应。作为最常用、最基础的检查方式评价 NACT 疗效，临床查体通常以触诊为主，通过对比 NACT 治疗前后肿瘤的大小及淋巴结情况来具体评价疗效。该方法简单易操作，但依赖于医师的经验水平，可能导致评价指标偏差较大。目前，病理学检查是 NACT 疗效评价的金标准，其中 pCR 是最重要的指标。病理学检查准确性高，但该检查为有创手段、可重复性差且不能及时评价化疗药物在不同患者体内的敏感性及疗效，可能延误患者的治疗。

影像学检查是 NACT 疗效评估的主要方法，包括钼靶 X 线检查、彩色多普勒超声、正电子发射计算机断层显像等，但上述检查方法均具有一定的局限性。美国国家综合癌症网络（NCCN）指南推荐，新诊断为乳腺癌的患者进行 NACT 前要常规行乳腺磁共振（MRI）检查，用于明确诊断和化疗后疗效评价。

多模态 MRI 评价 NACT 的疗效：MRI 凭借较高的敏感性和准确性，通过"一站式扫描"获得的多序列、多参数成像，可以从形态学、血流动力学及代谢等多方面实现对 NACT 疗效的评价，目前被认为是评价 NACT 疗效的最佳影像学检查手段。

评价 NACT 疗效最常用的指标是肿瘤直径及肿瘤体积。研究表明，在评价肿瘤大小方面，MRI 较其他影像学检查方法有更高的敏感度及准确度，且与最终病理评估结果存在较好的相关性。动态增强 MRI 是最常用的血流动力学检查方法，根据半定量分析所获得的时间信号强度曲线，可以分为 3 种类型：持续上升型、平台型和廓清型。Abramson 等研究发现，经过 1 周期 NACT 后，廓清型曲线所占百分比较治疗前明显下降，且与 pCR 的出现显著相关。此外，研究还表明，多种定量参数如速率常数、血管外细胞外容积分数及容积转移常数等，可以反映出肿瘤的微血管通透性、血流灌注情况及对比剂的分布变化，有助于定量评价化疗药物的抗血管作用。扩散加权成像技术通过评价 NACT 前后水分子运动的变化，可以预测乳腺癌患者的长期预后。

磁共振波谱成像技术近年来也逐渐应用于临床。Meisamy 等研究表明，第一次化疗 24h 后，乳腺癌肿瘤病灶中总胆碱含量明显降低，且胆碱浓度的变化在无反应组与反应组之间具有显著差异。如何在 MRI 影像中提取肿瘤的高阶特征，并指导临床更好地评价乳腺癌患者 NACT 疗效是目前急待解决的问题。

四、病例点评

乳腺磁共振检查，尤其是结合 DWI、DCE 等序列的磁共振检查，对乳腺病变的评估具有较高的敏感性及特异性，不仅可用于高危人群筛查，在早期诊断、术前准确分期、监测新辅助化疗疗效、评估手术残留或复发灶中也起到非常重要的作用，此外还可用于假体及隆乳术后乳腺病变的评估。既往，乳腺磁共振检查技术缺乏标准化、图像解读不规范，一定程度限制了其临床应用。但随着乳腺影像报告数据系统（Breast Imaging-Reporting And Data System，BI-RADS）的发布和不断完善，规范和统一了乳腺诊断报告的专业术语，对诊断归类及检查程序进行了标准化，使放射科医生的诊断有章可循，同时，也加强了放射科和临床其他有关科室的联系。因此乳腺磁共振检查在临床中应用也越来越广泛，如本例患者中乳腺磁共振检查在早期诊断、术前准确分期和监测新辅助化疗疗效中都起到了重要作用，而乳腺增强磁共振检查的结构化报告更是为临床医生提供了更多重要的信息，此外后续还可以继续用于随访，对手术是否残留或是否有复发灶进行评估，也充分体现了磁共振检查在乳腺疾病中的价值。

参考文献

[1]FAN L，STRASSER-WEIPPL K，LI J，et al.Breast cancer in China[J].Lancet oncology，2014，15（7）：e279-e289.

[2]BICKEL H，PINKER K，POLANEC S，et al.Diffusion-weighted imaging of breast lesions：region-of-interest placement and different ADC parameters influence apparent diffusion coefficient values[J].European radiology，2017，27（5）：1-10.

[3]LEE SC，GRANT E，SHETH P，et al.Accuracy of contrast-enhanced ultrasound compared with magnetic resonance imaging in assessing the tumor response after neoadjuvant chemotherapy for breast cancer[J]. Journal of ultrasound in medicine official journal of the American institute of ultrasound in medicine，2017，36（5）：901.

[4]PATEL B，HILAL T，COVINGTON M，et al.Contrast-enhanced spectral mammography is comparable to MRI in the assessment of residual breast cancer following neoadjuvant systemic therapy[J]. Annals of surgical oncology，2018，25（13）：1-7.

[5] 于秋杰，姜智允，孟巍.声脉冲辐射力成像技术评价乳腺癌新辅助化疗疗效的价值研究[J].癌症进展，2018，16（03）：306-308.

[6]RAMIREZ-GALVAN Y，CARDONA-HUERTA S，ELIZONDO-RIOJAS G，et al.Apparent diffusion coefficient value to evaluate tumor response after neoadjuvant chemotherapy in patients with breast cancer[J]. Academic radiology，2018，25：179-187.

[7] 朱灿，沈严严.影像学评价三阴性乳腺癌新辅助化疗疗效的研究进展[J]. 中国临床医学影像杂志，2016，27（12）：904-906.

[8] 彭舒怡，杨帆，韩萍.乳腺癌新辅助化疗疗效的MRI评价研究进展[J]. 国际医学放射学杂志，2019，42（02）：177-180，184.

[9]YUAN L，LI J，LI C，et al. Diffusion-weighted MR imaging of locally advanced breast carcinoma：the optimal time window of predicting the early response to neoadjuvant chemotherapy[J].Cancer imaging，2018，18（1）：38.

[10] 李娜，王丹丹，罗娅红，等.动态增强磁共振成像定量参数对乳腺癌新辅助化疗疗效评价及相关性研究[J]. 肿瘤影像学，2020，29（03）：330-335.

[11]PARIKH J，SELMI M，CHARLES-EDWARDS G，et al.Changes in primary breast cancer heterogeneity may aμgment midtreatment MR imaging assessment of response

to neoadjuvant chemotherapy.Radiology，2014，272（1）：100-112.

（病例提供者：王 进 陈志霞 四川大学华西医院）

（点评专家：白红利 四川大学华西医院）

病例15　慢性血栓栓塞性肺动脉高压

一、病例摘要

基本信息：

主诉：患者男性，51岁，因发现"肺栓塞4+年，胸痛20+天"入院。

现病史：4+年前患者因右下肢水肿、疼痛，于我院上锦分院诊断为肺栓塞，长期服用华法林6.25mg qd，阿司匹林肠溶片100mg qd，自诉规律监测INR值，此后患者因"肺栓塞"每年均在当地医院住院，口服华法林及阿司匹林治疗，症状好转后出院。20+天前患者自觉胸痛，以胸前部为主，自行服用奥美拉唑并停用华法林及阿司匹林肠溶片，4天前患者胸痛加剧，伴右下肢水肿，于当地医院住院治疗，查胸部增强CT示双侧肺动脉主干及分支栓塞，查血示"Hb 143g/L，PLT 45×10⁹/L"，给予依诺肝素钠、华法林、阿司匹林对症治疗，为求进一步诊治于2天前转入我院。

既往史：9年前，患者于当地医院诊断为"脑梗死"（具体不详），治疗后遗留右侧肢体偏瘫及言语障碍。8年前，患者于当地医院诊断为癫痫，长期口服丙戊酸钠（德巴金）治疗，近5年症状控制未发作。已接种乙肝疫苗，余无特殊。

个人史：无特殊。

家族史：母亲患高血压，余无特殊。

体格检查：

神志清楚，表情自如，慢性病容，言语不清，对答不能，发育正常，营养良好，患者卧床，步态未查，查体合作。胸廓未见异常。双下肺叩诊浊音，双肺呼吸音低，未闻及干湿啰音，心界正常，心律齐，各瓣膜未闻及杂音。

辅助检查：

入院血常规：红细胞 $3.66×10^{12}/L$ ［参考值（4.3 ~ 5.8）$×10^{12}/L$］，血红蛋白109g/L（参考值130 ~ 175g/L），血小板 $27×10^9/L$ ［参考值（100 ~ 300）$×10^9/L$］，白细胞 $12.93×10^9/L$ ［参考值（3.5 ~ 9.5）$×10^9/L$］，Neu% 78.6%（参考值40% ~ 75%）。生化：白蛋白28.7g/L（参考值40 ~ 55g/L），球蛋白36.1g/L（参考值20 ~ 40g/L），白球比例0.8（参考值1.2 ~ 2.4）。凝血常规：PT 14.2秒（参考值9.6 ~ 12.8秒），INR 1.3（参考值0.88 ~ 1.15），纤维蛋白原：4.92g/L（参考值2 ~ 4g/L），

FDP 62.8mg/L（参考值 < 5mg/L），D- 二聚体（D-dimer）26.02mg/L FEU（参考值 < 0.55mg/L FEU）。C- 反应蛋白：174 mg/L（参考值 < 5 mg/L）。易栓症筛查：LA1/LA2 1.72（参考值 0.8 ~ 1.2 阴性，1.2 ~ 1.5 弱阳性，1.5 ~ 2.0 阳性， > 2.0 强阳性），蛋白 C 活性 39.5%（参考值 70% ~ 140%），蛋白 S 活性 56.9%（参考值 60% ~ 130%）。心肌标志物 BNP 679ng/L（参考值 0 ~ 227ng/L），TPN-T 21.5ng/L（参考值 0 ~ 14ng/L）。血气分析：pH 7.469（参考值 7.35 ~ 7.45），PO_2 73.9mmHg（参考值 80 ~ 100mmHg），PCO_2 31.9mmHg（参考值 35 ~ 45mmHg），BE-0.5mmol/L（参考值 -2 ~ +3mmol/L），HCO_3^- 22.6mmol/L（参考值 22 ~ 27mmol/L）。

入院 CT 肺动脉血管造影（CTPA）提示左右肺动脉主干及各叶肺动脉分支近段管腔内多发充盈缺损影，提示肺栓塞（图 15-1）。

下肢静脉彩超示右侧股浅静脉、腘静脉血栓；上肢静脉彩超未见明显异常。心脏彩超结果示三尖瓣微量反流，$V_{max} = 2.9$m/s，PG = 33mmHg，右心室稍大，左心室收缩功能正常，右心室收缩功能轻度减低。

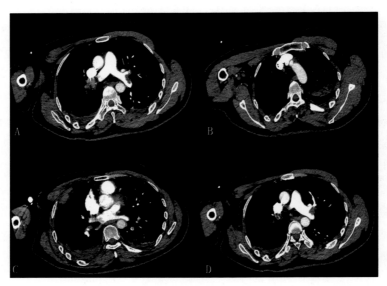

图15-1　CTPA图

诊断：

1. 慢性肺血栓栓塞。

2. 慢性血栓栓塞性肺动脉高压？

3. 双侧肺梗死。

4. 双肺肺炎。

5. 双侧胸腔积液。

6. 轻度贫血。

7. 血小板减少。

8. 右下肺深静脉血栓（腘静脉）。

9. 脑梗死后遗症期。

诊疗经过： 综合患者上述现病史、体征和实验室检查，患者既往肺栓塞病史，此次胸痛起病，查血示 D-dimer、FDP 明显升高，CTPA 示左右肺动脉干及各叶肺动脉分支近段管腔内多发充盈缺损影，肺栓塞诊断明确，临床诊断考虑为慢性肺血栓栓塞。

患者 CTPA 可见左右肺动脉干及各叶肺动脉分支近段管腔内多发充盈缺损影，分布以双肺动脉主干分叉处最明显，纵隔内少许侧支小血管形成。肺动脉干稍增粗，右心房室扩大，右心室心尖部肌小梁稍增粗。

患者超声心动图检查：右室稍大，肺动脉主干及右肺动脉可视段未见确切异常回声，左室收缩功能测值正常，右室收缩功能轻度降低。

患者住院期间查体示左侧眼球结膜充血，调整抗凝药物为隔天一次，后患者结膜充血好转，考虑到患者血栓负荷重，将抗凝药物磺达肝癸钠恢复为 1 次／日；反复诉右侧腹部疼痛，腹部普通彩超示"脂肪肝，胆囊结石，胆囊壁固醇沉积，双肾尿盐结晶"，此后未予特殊处理，后好转；患者住院期间查体示胸前、背部及右侧腋窝散在大片多处皮肤发红伴红疹，密切观察患者病情，治疗方案维持不变，此后皮疹基本消退，并无新发皮疹。复查 DIC 常规检查结果示：PT 12.7 秒（参考值 9.6 ~ 12.8 秒），INR 1.2（参考值 0.88 ~ 1.15），纤维蛋白原 8.25mg/L（参考值 2 ~ 4g/L），FDP 10.5mg/L（参考值 < 5mg/L），D-dimer 3.82mg/L FEU（参考值 < 0.55mg/L FEU）；患者病情明显好转，更换为口服抗凝药（利伐沙班）抗凝治疗。此后，患者查房时诉活动后轻微气紧、胸痛，胸部 CT 复查示患者双侧胸腔积液较前增多，给予呋塞米、螺内酯利尿，氯化钾口服液维持电解质平衡，并关注记录患者日出入量。胸腔彩超（胸水定位）示：右侧胸腔第 8 肋间隙以下查见最大深度约 6.2cm 的无回声区，内可见肺叶漂浮；左侧胸腔未见无回声区。患者胸腔积液较前明显增加，考虑与原发病肺栓塞有关，密切观察患者病情变化。

患者再次复查 DIC 常规检查结果示：PT 12.3 秒（参考值 9.6 ~ 12.8 秒），纤维蛋白原 6.02g/L（参考值 2 ~ 4g/L），FDP 10.5 mg/L（参考值 < 5mg/L），D-dimer 4.98mg/LFEU（参考值 < 0.55mg/L FEU）；血常规复查结果示：RBC 3.69×10^{12}/L [参考值（4.3 ~ 5.8）$\times 10^{12}$/L]，Hb 104g/L（参考值 130 ~ 175g/L），PLT 151×10^9/L [参考值（100 ~ 300）$\times 10^9$/L]，WBC 12.05×10^9/L [参考值（3.5 ~ 9.5）$\times 10^9$/L]，Neu% 78.5%（参考值 40% ~ 75%）；生化复查结果示：白蛋白 30.3g/L（参考

值 40 ~ 55g/L），球蛋白 43.9g/L（参考值 20 ~ 40g/L），白球比例 0.69（参考值 1.2 ~ 2.4）；复查胸片与超声结果均显示患者右侧胸腔积液较前增多，考虑与患者原发病肺栓塞有关，加强利尿，密切观察患者病情变化。

几日后查房患者病情较前好转后出院。

二、病例分析

本病例患者为中年男性，有反复肺栓塞病史，此次以胸痛起病，临床症状明显。对于慢性血栓栓塞性肺动脉高压（CTEPH）患者，CTPA 在其疾病负荷以及评估中有着重要作用。左右肺动脉干及各叶肺动脉分支近段管腔内多发充盈缺损影提示血栓负荷比较广泛，而患者明显扩张的右心以及纵隔多发的侧支血管提示患者为慢性肺栓塞。患者的实验室检查中 D- 二聚体、FDP、BNP 与肌钙蛋白的升高也为 CTEPH 的诊断提供了重要依据。

鉴别诊断主要包括：①急性肺动脉栓塞。虽然患者以胸痛起病，且存在明显升高的 D-dimer，但患者的 CTPA 提示充盈缺损未出现于管腔中间，且存在广泛的纵隔侧支以及明显的右心系统改变，再结合患者反复发生肺栓塞的病史，可以确定为慢性肺栓塞；②大动脉炎累及肺动脉：该病一般好发于青年女性，且患者可能出现包括发热、乏力等全身症状，大部分患者有主动脉分支受累的征象，而肺动脉存在典型的"线样"狭窄征，且动脉血管壁增厚，与本例患者不符合。

三、疾病介绍

慢性血栓栓塞性肺动脉高压（chronic thromboembolic pulmonary hypertension，CTEPH）属于肺动脉高压（pulmonary hypertension，PH）疾病，而 PH 指的是一组包含各种可引起肺动脉压力升高的疾病。PH 的诊断要求利用右心导管（right heart catheterization，RHC）测得的平均肺动脉压力（mean pulmonary arterial pressure，mPAP）大于或等于 25 mmHg。2013 年世界卫生组织（World Health Organization，WHO）定义分类中将 PH 分为以下五种类型：1 型，PAH（pulmonary arterial hypertension）；2 型，由左心室疾病导致的 PH；3 型，肺疾病与 / 或低氧带来的 PH；4 型，CTEPH；5 型，不明原因或多个原因导致的 PH。1 型 PH 很少见，约 15/1000 000 的发病率。PAH 是毛细血管前性的 PH，因为其血流的阻塞发生在毛细血管前。2 型 PH 是最常见的分类，可源于左心室疾病，包括射血分数下降或保留的心衰，二尖瓣或主动脉瓣疾病，或先天性 / 后天性左心室流入或流出道阻塞与先天性心疾病。2 型 PH 血流的阻塞发生在毛细血管后。3 型 PH 的病因包括各种肺疾病与慢性低氧状态，比如 COPD、间质性肺病、复合型限制性 / 阻塞性肺疾病、睡眠呼吸障碍、肺泡低通气征、慢性高原环境暴露与发育性肺疾病。除了肺气肿与纤维化同时存在的病例外，严重的 PH 在 3 型 PH 中相对罕见。4 型 PH 包括近端或远端的肺动脉血栓、肿瘤、寄生虫及异物等的栓塞。在栓塞基础上容易伴发血栓形成，引起肺细小动脉中层肥厚、内膜纤维化、管腔狭窄或闭塞。5 型 PH 包括所有除上述 4 类 PH 以外的原因引起的 PH，包括血液系统性疾病，例如溶血性贫血、系统性疾病、代谢性疾病及其他疾病。

CT 肺动脉血管造影（computed tomography pulmonary angiography，CTPA）目前是怀疑肺栓塞患者的初始且常常唯一的放射影像学检查手段。CTPA 可直观显示肺动脉内血栓形态、部位及血管堵塞程度，对肺血栓栓塞症（PTE）诊断的敏感性和特异性均较高，且无创、便捷，目前已成为确诊 PTE 的首选检查方法。现行的 CTPA 可以实现在满足技术要求的中心完成对 95% 以上患者的检查，灵敏度与特异度均超过了 95%。CTPA 上肺栓塞的直接征象为肺动脉内充盈缺损，部分或完全包围在不透光的血流之间（轨道征），或呈完全充盈缺损，远端血管不显影；间接征象包括肺野楔形、条带状密度增高影或盘状肺不张，中心肺动脉扩张及远端血管分支减少或消失等。CTPA 可同时显示肺及肺外的其他胸部病变，具有重要的诊断和鉴别诊断价值。

另一方面，肺通气 / 灌注显像（V/Q）是肺栓塞患者的重要诊断方法，典型征象是呈肺段分布的肺灌注缺损，并与通气显像不匹配。但是由于许多疾病可以同时影响患者的肺通气和血流状况，致使 V/Q 显像在结果判定上较为复杂，需密切结合临床进行判读。

右心衰是 PH 患者常见的临床症状，具体包括呼吸困难、乏力、心绞痛与晕厥。临床症状可能也反映了对应的病理生理学改变。CTPA 在 CTEPH 患者评估中具有重要价值，因其出色的解剖显示能力，当 CTPA 上主肺动脉直径超过 29mm，或肺动脉与升主动脉直径比超过 1.0，或 3 ~ 4 个肺叶中出现段血管 / 支气管的比值超过 1.0，要考虑患者并发 PH 的可能性。特发性 PAH 患者的肺动脉是对称性扩张的，而 CTEPH 的患者肺动脉呈现不规则的扩张，并出现血栓，伴或不伴钙化。支气管动脉侧支在 CTEPH 患者也很常见。

CTEPH 需要与下列几种病鉴别：①急性肺动脉栓塞：起病急，往往有急性加重过程，可伴胸痛、咯血、肺梗死等症状；部分患者有明显静脉血栓危险因素，患者的 D-dimer 可显著增高，CTPA 提示患者血栓位于管腔中间，急性期患者右心室可有轻中度扩张，增厚不明显；②肺动脉原发肉瘤：通常表现为主肺动脉和两侧肺动脉主干的巨大占位段一级动脉不受累；充盈缺损可呈分叶状，一般不伴有下肢深静脉血栓形成，患者的 PET-CT 可有高摄取表现；③大动脉炎累及肺动脉：青年多见，尤其女性，患者可有发热，乏力，体重减轻等全身症状，部分患者有结核感染病史，大部分患者有主动脉分支受累症状，体征和影像学改变，肺动脉受累时常累及主肺动脉，从而出现"线样""鼠尾样"狭窄，动脉血管壁增厚，是相对特异征象；④纤维性纵隔炎：不明原因的纤维组织增生性疾病，可能与结核感染，结节病，浆细胞疾病，放疗等有关，常累及两肺动脉近端，纵隔有占位，可伴有支气管狭窄。

四、病例点评

CTEPH 与其他类型肺动脉高压的临床症状相似，咯血发生率高，易合并下肢深静脉血栓或肺栓塞复发。影像学检查方法包括肺通气 / 灌注显像（V/Q）、CTPA、MRA、肺动脉造影、肺血管镜等，其中 CTPA 是最常用的诊断方法，不仅可以直接观察到管腔内的血栓、肺动脉分支的狭窄或闭塞、肺动脉管腔内网格和条索样改变，而且还可以在 HRCT 观察到肺内"马赛克征"改变等。CTPA 可用于评估肺栓塞位置和程度，明确支气管动脉扩张情况，进而帮助评估手术风险及手术计划的制订，但该检查中 CTEPH 也容易被漏诊，或误诊为急性肺栓塞。鉴别诊断主要需考虑急性肺栓塞、肺动脉原发肿瘤、大动脉炎等，可综合临床表现、实验室检查、增强扫描病灶强化情况进行鉴别。

参考文献

[1]HOEPER MM，BOGAARD HJ，CONDLIFFE R，et al.Definitions and diagnosis of pulmonary hypertension[J]. Journal of the American College of Cardiology，2013，62：D42–D50.

[2]GOLDBERG AB，MAZUR W，KALRA DK.Pulmonary hypertension：diagnosis，imaging techniques，and novel therapies[J].Cardiovascular diagnosis and therapy，2017，7（4）：405–417.

[3]SIMONNEAU G，GATZOULIS MA，ADATIA I，et al.Updated clinical classification of pulmonary hypertension[J].Journal of the American College of Cardiology，2013，62：D34–D41.

[4]GALIÈN，HUMBERT M，VACHIERY JL，et al.2015 ESC/ERS Guidelines for the diagnosis and treatment of pulmonary hypertension[J].Revista espanola de cardiologia（English ed.），2016，69：177.

[5]BOLEN MA，RENAPURKAR RD，POPOVIC ZB，et al.High–pitch ECG–synchronized pulmonary CT angiography versus standard CT pulmonary angiography：a

prospective randomized study[J].American journal of roentgenology，2013，201：971-976.

[6]HAECK ML，VLIEGEN HW.Diagnosis and treatment of pulmonary hypertension[J]. Heart，2015，101：311-319.

[7]MAHAMMEDI A，OSHMYANSKY A，HASSOUN PM，et al.Pulmonary artery measurements in pulmonary hypertension：the role of computed tomography[J].Journal of thoracic imaging，2013，28：96-103.

[8]DAKKAK W，TONELLI AR.Compression of adjacent anatomical structures by pulmonary artery dilation[J]. Postgraduate medicine，2016，128：451-459.

[9]GOERNE H，BATRA K，RAJIAH P.Imaging of pulmonary hypertension：an update[J].Cardiovascular diagnosis and therapy，2018，8（3）：279-296.

[10]GOERNE H，CHATURVEDI A，PARTOVI S，et al.State-of-the-art pulmonary arterial imaging-Part 2[J].Vasa，2018，47（5）：361-375.

[11]MAHMUD E，MADANI MM，KIM NH，et al.Chronic thromboembolic pulmonary hypertension：evolving therapeutic approaches for operable and inoperable disease[J].Journal of the American College of Cardiology，2018，71（21）：2468-2486.

[12]NALLASAMY N，BULLEN J，KARIM W，et al.Evaluation of vascular parameters in patients with pulmonary thromboembolic disease using dual-energy computed tomography[J].Journal of thoracic imaging，2019，34（6）：367-372.

[13]NISHIYAMA KH，SABOO SS，TANABE Y，et al.Chronic pulmonary embolism：diagnosis[J].Cardiovascular diagnosis and therapy，2018，8（3）：253-271.

[14]Tanabe Y，Landeras L，Ghandour A，et al.State-of-the-art pulmonary arterial imaging-Part 1[J].Vasa，2018，47（5）：345-359.

[15]Gopalan D，Delcroix M，Held M，et al.Diagnosis of chronic thromboembolic pulmonary hypertension[J]. European respiratory review，2017，26（143），160108.

[16]Renapurkar RD，Shrikanthan S，Heresi GA，et al.Imaging in chronic thromboembolic pulmonary hypertension[J].Journal of thoracic imaging，2017，32（2）：71-88.

[17]Fukuda T，Ogo T，Nakanishi N，et al.Evaluation of organized thrombus in distal pulmonary arteries in patients with chronic thromboembolic pulmonary hypertension using cone-beam computed tomography[J].Japanese journal of radiology，2016，34（6）：423-431.

（病例提供者：刁凯悦　陈志霞　四川大学华西医院）

（点评专家：白红利　四川大学华西医院）

病例16 以机化性肺炎为主要表现的结缔组织相关间质性肺病

一、病例摘要

基本信息：

主诉：患者女性，54岁，因"活动后心累气紧2+月，加重伴咳嗽咳痰20+天"入院。

现病史：2+月前患者无明显诱因出现活动后心累气紧，平地步行300m或爬坡后气紧加重，休息数分钟可缓解，无明显胸闷胸痛、腹痛腹泻、头昏头痛等不适，患者未治疗。20+天前，患者自觉心累气紧症状加重，行走数十米后即感呼吸困难，休息后缓解不明显，伴咳嗽咳痰，痰液为黄色脓痰，不易咳出，无发热畏寒，无胸痛胸闷。于当地医院住院治疗9天后症状未缓解，转上级医院就诊，自诉GM试验阳性，考虑重症肺炎（侵袭性肺曲霉病），予以特治星及伏立康唑等抗感染治疗后症状未缓解，气紧明显加重，平卧休息时均感呼吸困难，遂转入我院。

既往史：发现血压升高数年，最高血压170～180/100mmHg，长期口服降压药物治疗（具体不详），未正规监测血压情况。已接种乙肝疫苗，余无特殊。

个人史：无特殊。

家族史：母亲患高血压，余无特殊。

体格检查： 神志清楚，表情自如，无病容，发育正常，营养良好，被动体位，平车推入，步态未查，查体合作。双肺叩诊呈清音，双肺呼吸音偏低，双侧肺底闻及少-中量湿啰音，双侧呼吸运动均匀对称，无增强或者减弱，双肺触觉语颤对称无异常，未触及胸膜摩擦感，胸廓未见异常，心界正常，心律齐，各瓣膜未闻及杂音。

辅助检查：

血常规：中性分叶核粒细胞绝对值$6.47×10^9$/L［参考值$（1.8～6.3）×10^9$/L］，血小板计数$399×10^9$/L［（参考值$（100～300）×10^9$/L］，淋巴细胞百分率13.5%（参考值20%～50%）。生化：丙氨酸氨基转移酶49U/L（参考值＜50U/L），白蛋白36.5g/L（参考值40～55g/L），球蛋白42.2g/L（参考值20～40g/L），葡萄糖7.71mmol/L（参考值3.9～5.9mmol/L），门冬氨酸氨基转移酶53U/L（参考值

＜ 40U/L ），钠 132.9mmol/L（参考值 137 ～ 147mmol/L）。凝血常规：纤维蛋白原 7.86g/L（参考值 2 ～ 4g/L），D-dimer 1.43mg/L FEU（参考值 ＜ 0.55mg/L FEU ）。易栓症筛查：LA1/LA2 1.72（参考值 0.8 ～ 1.2 阴性，1.2-1.5 弱阳性，1.5-2.0 阳性，＞ 2.0 强阳性），蛋白 C 活性 39.5%（参考值 70% ～ 140%），蛋白 S 活性 56.9%（参考值 60% ～ 130%）。心肌标志物：肌酸激酶同工酶 2.96ng/ml（参考值 ＜ 4.94ng/ml），肌红蛋白 73.71ng/ml（参考值 ＜ 72ng/ml）；血气分析示：（FiO_2 50%）pH 7.430（参考值 7.35 ～ 7.45），PO_2 66.9mmHg（参考值 80 ～ 100mmHg），PCO_2 39.7mmHg（参考值 35 ～ 45mmHg），乳酸 1.6mmol/L（参考值 0.7 ～ 2.1mmol/L），HCO_3^- 25.7mmol/L（参考值 22 ～ 27mmol/L）。我院 G 试验阴性，GM 试验阴性。

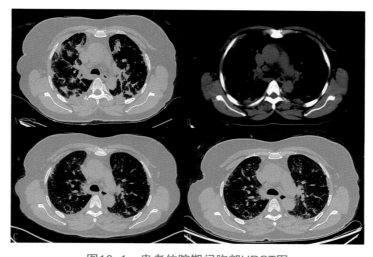

图16-1　患者住院期间胸部HRCT图

注：A.初诊时肺窗；B.初诊时纵隔窗；C.治疗后肺窗；D.出院时肺窗。

诊断：

1. 双肺多发斑片影，性质待定：肺炎？结核？炎性假瘤？

2. Ⅰ型呼吸衰竭。

3. 高血压（高血压Ⅱ级，高危组）。

诊疗经过：根据患者的上述现病史，总结如下：患者中年女性，起病急，病程短，以"心累气紧"为主要表现，患者自诉外院 GM 试验阳性，但抗真菌治疗效果不理想；参考患者胸部 CT 示双肺多发斑片实变影，纵隔淋巴结增多增大（图 16-1A、B），临床初步诊断考虑为感染性疾病。

经过入院后多项检查，专家查房后认为，患者目前病原菌不明，结合患者血象见白细胞轻度升高，中性粒细胞正常，淋巴细胞百分比下降，降钙素轻度升高，G

试验阴性，GM 试验阴性；患者抗细菌治疗无效，病灶进展快。上述提示患者细菌感染证据不足，真菌感染证据不足，但不能排除，同时不排除结核可能（干酪样肺炎），故安排完善 PPD 试验、结核方面相关检查，继续完善病原菌方面检查；此外，再次积极询问病史及查体，并安排与追踪免疫结果，不排除免疫方面疾病导致患者肺上病变的可能；再者，患者胸部 CT 见双上肺斑片影，下叶实变影，需要警惕炎性肺癌可能，完善肿瘤标志物，必要时完善肺穿刺活检助诊。患者血气分析提示氧合指数约 100，呼吸衰竭诊断明确，安排无创呼吸机辅助治疗。

住院期间，患者肿瘤标志物检查结果回示：非小细胞肺癌抗原 7.87ng/ml（参考值 < 3ng/ml）；免疫检测结果回示：抗核抗体 1 ： 320 颗粒性，抗 SSA （++），抗 RO–52 抗体（+++）；查房后指出：患者免疫提示抗核抗体阳性，抗 SSA 抗体阳性，抗 RO–52 抗体阳性，考虑患者合并结缔组织疾病，完善肌炎抗体等相关检查，目前患者呼吸困难比较明显，暂不能脱机。同时给予止咳、化痰治疗。

患者后续无新增阳性体征，胸部 CT 复查示双肺上叶病变稍吸收（图 16–1C），双肺下叶病变变化不明显，仍为实变影，考虑合并其他待排；患者外送肌炎抗体结果回示：抗 RO–52 （+++），余抗体阴性；同时患者免疫检查见抗核抗体 1 ： 320 颗粒型，抗 SSA （++），抗 RO–52 （+++），考虑干燥综合征，继续完善干燥综合征彩超相关检查示双侧颌下腺不均匀改变，并继续予以抗感染、止咳、化痰及氧疗。

患者呼吸困难较前好转，进一步病原学检查结果回示肺炎衣原体 IgG 47.72RU/ml（参考值 < 20RU/ml），结核相关检查均为阴性，考虑衣原体肺炎诊断。同时，影像学复查 CT 示双肺下叶实变影明显，遂行经皮肺穿穿刺活检以了解病情，结果示肺泡上皮细胞增生，腔内少许泡沫细胞聚集，个别多核巨细胞反应，进一步免疫组化 IgG4 （–），抗酸染色（–），结核杆菌 qPCR （–），PAS 及六胺银染色未见真菌。几日后患者复查胸部 CT （16–1D），专家们讨论后认为患者合并机化性肺炎，安排患者出院，并口服泼尼松治疗，观察病情变化。

患者出院后规律服药，胸闷气紧症状有所改善。后患者自行调整药量并逐渐停药，症状反复，于我院门诊及住院复查重新评估双肺病变情况并调整治疗方案，最新胸部 CT （图 16–2）结果示双肺内感染灶较前明显吸收，双肺间质纤维化，肺门及纵隔淋巴结增多、增大，心脏轻度增大。患者住院期间先后给予吸氧、泼尼松、羟氯喹、补钙等对症治疗，建议患者行抗纤维化治疗，患者及家属签字拒绝，后出院。

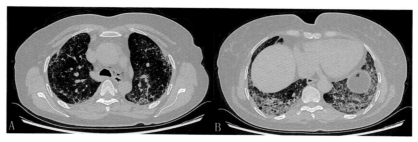

图16-2 患者期门诊随访期间胸部HRCT图

注：A.肺窗，双肺上叶；B.肺窗，双肺下叶。

二、病例分析

本病例患者为中年女性，起病急，病程短。在病例中体现了胸部薄层CT在间质性肺疾病的诊断、评估、监测以及疗效评估中的作用。患者初次的影像学检查提示双肺散在斑片、片状实变影，实变影内有支气管气相，提示需要与感染性疾病相鉴别；后续经皮肺穿活检进一步排除肺癌诊断。后续患者的免疫学检查提示结缔组织病后，诊断逐渐明确并开始进一步的免疫相关治疗。随着治疗的开展，患者胸部CT提示患者双肺病灶减少，并确定结果诊断为机化性肺炎。

三、疾病介绍

间质性肺病（interstitial lung disease，ILD）是以肺泡壁为主并包括肺泡周围组织及相邻支撑结构病变的一组非肿瘤、非感染性疾病群。病变可波及细支气管和肺泡实质，也称为弥漫性实质性肺疾病（diffuse parenchymal lung disease，DPLD）。该病的病理学基本改变包括弥漫性肺实质、肺泡炎和间质纤维化，临床表现包括活动性呼吸困难、X线胸片示弥漫阴影、限制性通气障碍、弥散功能降低与低氧血症。结缔组织病相关间质性肺疾病（connective tissue disease–associated interstitial lung disease，CTD–ILD）属于已知病因的ILD。HRCT是该病的首选检查方式，特异度高达90%，组织病理是ILD确诊的金标准，肺功能检查可以辅助判断患者的呼吸功能。在肺实质外还有一些胸部的表现，包括胸膜与气道的受累。相关的疾病改变，例如硬皮病患者的食管功能下降，可能导致反复的误吸与继发的感染；相似地，红斑狼疮与多发性肌炎/皮肌炎可能导致肺不张与感染。患者的胸片可能是正常的，有时也没有任何临床表现，但CT可以显示肺病的病变。

参照ATS/ERS分型标准，CTD–ILD包括普通型间质性肺炎（UIP）、非特异性间质性肺炎（NSIP）、呼吸性细支气管炎（RB）、脱屑性间质性肺炎（DIP）、机化性肺炎（OP）、弥漫性肺损伤（DAD）。其中，UIP更常见于特发性间质性肺炎，根据 HRCT 上的表现，UIP 有四种基本类型：普通型 UIP，可能 UIP，不符合 UIP，与非常不符合 UIP。普通型 UIP 应包含以下四种特征：①胸膜下，基底段分布为主；②分布带有异质性；③蜂窝征；网格影与周围带牵引性支气管扩张；④没有诊断为其他疾病的可能。可能 UIP 则包含：①胸膜下，基底段分布为主；②分布带有异质性；③无蜂窝征；④没有诊断为其他疾病的可能。不符合 UIP，与非常不符合 UIP 应包含：①肺上份或中份分布为主的纤维化；②沿支气管血管分布为主以及胸膜下散在分布的下列任何征象之一：实变影、纯磨玻璃影、马赛克样改变及呼气相可见清晰的肺叶气体潴留、弥漫性小结节与囊肿（上述五种之一即可）。NSIP 是一种慢性间质性肺病，它的特征性改变即为由炎症或纤维化带来的均一的肺泡壁增厚。与 UIP 比较，NSIP 的临床表现与预后均相对较好，且对固醇类药物的治疗也有反应。大概一半的 NSIP 患者是由结缔组织病或胶原血管病、异常药物反应、含有机粉尘或其他原因的暴露或急性肺衰竭病史引发的。与 UIP 不一样，NSIP 在时间与空间分布上都更均一，对称性分布的磨玻璃影是典型的影像特征。在纤维化的 NSIP 患者上，也可能出现网状影、牵引性支气管扩张、肺叶体积缩小、显影不清的小叶中心结节，蜂窝征不太可能出现。脱屑性间质性肺炎（desquamative interstitial pneumonia，DIP）是通常与吸烟史相关的一种间质性肺炎，然而一些不吸烟者也可能患 DIP。DIP 也可能与感染、有机粉尘及被动吸烟有关。DIP 的病理特征是在气道内充满富含色素沉积的巨噬细胞、轻度纤维化与肺结构的存留。患者预后通常较好，很少发展成限制性间质性纤维化。CT 特征包括弥漫的磨玻璃影，通常双肺对称分布，且累及肺底，纤维化通常少有或没有。部分磨玻璃影区域可见边界清晰、薄壁的圆形小囊腔，直径在 2cm 以内。RB 的病理学改变与 DIP 类似，虽然也可见许多富含色素的巨噬细胞，但它们分布在呼吸性细支气管中而不是 DIP 中出现的弥漫双肺。在 HRCT 上，还可以看见小叶中心磨玻璃密度影，以及非常清楚的网状影与微小结节影。OP 也被称为隐源性机化性肺炎，大部分患者发病年龄在 40 ~ 60 岁，其中特发性机化性肺炎的预后很好。该病的组织学表现是特征性的增生性细支气管炎，由呼吸性细支气管与肺泡导管内肉芽肿堵塞导致，周围即出现机化性肺炎，并不断向邻近的肺泡扩散。90% 的患者 HRCT 上可见散在的肺实变，合并或不合并磨玻璃影，支气管气相也很常见。这样的表现与其他几种病很相似，包括支原体感染、结节病、弥漫的支气管肺泡细胞癌、淋巴瘤与慢性误吸。之前还报道过患者的特征性表现，包括"环礁征"或"发晕征"，即中间磨玻璃区域与外周一圈致密影或实变影。不规则的大小不一的结节也可能出现。病变通常分布在支气管周围，有时在胸膜下区域，大部分时候在下叶。

四、病例点评

由于支气管、肺血管、肺间质和胸膜含有丰富的结缔组织，是 CTD 的重要靶器官，且气道、血管、肺实质、胸膜及呼吸肌等均可受累。不同的 CTD 并发的肺和胸膜病变类型很多，大致包括间质性肺疾病、肺血管疾病、弥漫性肺泡出血、气道疾病、肺实质结节、胸膜疾病和其他如呼吸肌无力、吸入性肺炎等。呼吸系统受累，可以是 CTD 的首发症状，也可以在病程中出现。对于以呼吸系统受累为首发症状的患者，比如本例患者，容易忽略 CTD 的诊断。因此对疑诊 ILD 的患者，如果具有口干、眼干、关节痛、晨僵、反复口腔溃疡、抗核抗体谱有异常等特点时，应特别注意甄别是否有 CTD 的存在。同时需要注意的是，CTD 患者治疗中合并感染的概率增加，且某些细胞毒制剂也可能引起不同的间质性肺病变，与 CTD 本身造成的间质性肺病变区分非常困难。HRCT 具有良好的空间分辨率，能清晰显示肺组织细微结构，对早期发现肺部病变具有很大价值，而且它能够直观反映肺部受损程度，对治疗临床治疗和判断预后都有重要价值，因此认识和熟悉 CTD 的相关影像表现特征具有重要意义。

参考文献

[1]HUO Z，LI J，LI S，et al.Organizing pneumonia components in non-specific interstitial pneumonia（NSIP）: a clinicopathological study of 33 NSIP cases[J]. Histopathology，2016，68（3）: 347-355.

[2]APARICIO IJ，LEE JS.Connective tissue disease-associated interstitial lung diseases : unresolved issues[J].Seminars in respiratory and critical care medicine，2016，37（3）: 468-476.

[3]ADELLE J，STEPHEN A，JANE B，et al.Role of autoantibodies in the diagnosis of connective-tissue disease ILD（CTD-ILD）and interstitial pneumonia with autoimmune features（IPAF）[J].Journal of clinical medicine，2017，6（5）: 51.

[4]YOO H，HINO T，HAN J，et al.Connective tissue disease-related interstitial lung disease（CTD-ILD）and interstitial lung abnormality（ILA）: Evolving concept of CT findings，pathology and management[J].European journal of radiology open，2021，8: 100311.

[5]JEE AS，CORTE TJ.Current and emerging drμg therapies for connective tissue disease-interstitial lung disease（CTD-ILD）[J].Drμgs，2019，79（14）: 1511-1528.

[6]TOPCU A，MURSALOGLU HH，YALCINKAYA Y，et al.Evaluation of rheumatoid arthritis and connective tissue disease-related interstitial lung disease with pulmonary physiologic test，HRCT，and patient-based measures of dyspnea and functional disability[J].Clinical rheumatology，2021，40（9）: 3797-3805.

[7]HINO T，LEE KS，YOO H，et al.Interstitial lung abnormality（ILA）and nonspecific interstitial pneumonia（NSIP）[J].European journal of radiology open，2021，8: 100336.

[8]FISSELER-ECKHOFF A，MÄRKER-HERMANN E.Interstitial lung disease associated with connective tissue disease[J].Der pathologe，2021，42（1）: 4-10.

[9]OLAOSEBIKAN H，ADEYEYE O，AKINTAYO R，et al.Connective tissue disease——associated interstitial lung disease : an underreported cause of interstitial lung disease in Sub-Saharan Africa[J]. Clinical rheumatology，2020，40（9），3455-3460.

[10]ALMEIDA RF，WATTE G，MARCHIORI E，et al.High resolution computed tomography patterns in interstitial lung disease（ILD）: prevalence and prognosis[J].Jornal brasileiro de pneumologia，2020，46（5）: e20190153.

[11]SAMBATARO G，SAMBATARO D，TORRISI SE，et al.Clinical，serological and radiological features of a prospective cohort of Interstitial Pneumonia with Autoimmune Features（IPAF）patients[J]. Respiratory medicine，2019，150: 154-160.

[12]YILDIRIM F，TÜRK M，BITIK B，et al.Comparison of clinical courses and mortality of connective tissue disease-associated interstitial pneumonias and chronic fibrosing idiopathic interstitial pneumonias[J].The Kaohsiung journal of medical sciences，2019，35（6）: 365-372.

（病例提供者：刁凯悦 陈志霞 四川大学华西医院）

（点评专家：白红利 四川大学华西医院）

病例17 FH基因表达缺失肾细胞癌术后复发再次手术加辅助治疗

一、病例摘要

基本信息：

主诉：患者女性，37 岁，因"左肾占位"入院。

现病史：患者 1+ 月前无明显诱因出现全程肉眼血尿，颜色浅淡，似洗肉水样，不伴有碎渣及蚯蚓状血凝块，无尿频、尿急、腹痛、腰痛、腹泻、恶心、呕吐等。在当地医院行止血治疗效果不佳，行泌尿系统彩超检查示"左肾占位"，现患者为求进一步诊治就诊于我院。

既往史：无特殊。

个人史：无特殊。

家族史：无特殊。

体格检查：体温 36.7℃，脉搏 74 次 / 分，呼吸 16 次 / 分，血压 120/72mmHg，心率 78 次 / 分。肾区无明显叩痛，肝脾肋下未触及，肠鸣音无增强或减弱。

辅助检查：尿沉渣分析示隐血 25cell/μL（＋），尿蛋白定性 1.5g/L（＋＋＋）。腹部 CT 增强检查（图 17-1）示：左肾前上段大小约 45mm×32mm×29mm 囊实性肿块，实性区域少许钙化，增强扫描实性成分中度强化，实质期强化较皮髓质期更为明显，冠状位三维重建图像见肿块呈偏心性生长，囊性区域呈多囊、分叶状改变，内见轻中度强化的纤细分隔；肿块呈内生状生长，边缘清晰，肾周及肾窦脂肪间隙清晰，肾静脉未见癌栓；肾门淋巴结未见增大，扫描范围内未见确切转移。

诊断：左肾囊实性占位，考虑为肾癌，临床分期为 $T1_bN_0M_0$。

诊疗经过：完善术前检查，行"左肾根治性切除术＋肠粘连松解术"，术中见左肾上极直径约 50mm 包块，切开剖面见囊变液化坏死组织。病理结果：肾脏包膜下见一大小约 30mm×26mm×22 mm 结节状肿物，切面呈细乳头状，侵及肾包膜，未侵及肾周脂肪，肾门区未扪及增大淋巴结，ISUP 3 级，镜下形态为乳头状，诊断为乳头状肾细胞癌（Ⅱ型）。术后诊断为左肾乳头状肾细胞癌（Ⅱ型）。术后行 CT/MRI 规律复查。术后 3 个月 MRI 增强扫描未见确切复发转移病灶；术后 9 个月 MRI 增强扫描示腹主动脉旁新增大小约 28.5mm×14.6mm 长 T1 长 T2 信号病灶，呈囊

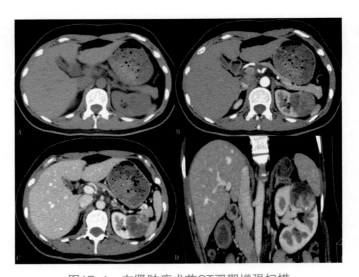

图17-1　左肾肿瘤术前CT双期增强扫描

注：A．轴位 CT 平扫；B.轴位 CT 皮髓质期；C.轴位 CT 实质期；D. 冠状位 CT 实质期。

实性，轻度弥散受限，增强扫描实性区域强化明显，不排除淋巴结转移（图17-2）；术后15个月行MRI增强扫描示病灶增大，大小约34.2mm×18.7mm，实性区域明显增大，弥散受限更为明显，考虑淋巴结转移，疾病进展（图17-3）。经MDT讨论，患者为中年女性，左肾肿瘤为多房囊实性，临床分期为早期，术后短期发生转移，不排除为特殊类型或遗传相关类型肾癌，需提取标本加做相关免疫组化检测。

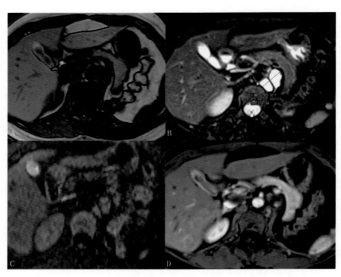

图17-2　左肾肿瘤根治术后9个月腹部MRI增强扫描

注：A．轴位T1WI平扫；B.轴位T2WI平扫；C.轴位DWI；D.轴位T1WI增强。

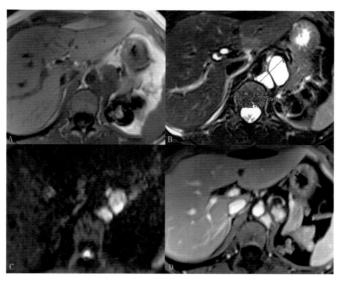

图17-3　左肾肿瘤根治术后15个月腹部MRI增强扫描

注：A．轴位T1WI平扫；B.轴位T2WI平扫；C.轴位DWI；D.轴位T1WI增强。

　　免疫组化结果提示 FH（表达缺失，内对照阳性）、VEGFR2（＋）、PD-L1（+，＞ 50%）、TFE3（-），怀疑 FH 基因表达缺失肾细胞癌，行一线酪氨酸激酶抑制剂治疗（阿昔替尼 5mg bid 1 个月，后 6.25mg bid 2 个月）。3 月后行增强 MRI 扫描示腹主动脉旁病灶缩小，大小约 23.5mm×22.7mm，实性成分明显减少，弥散受限减轻（图 17-4）。

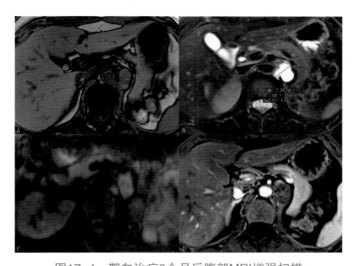

图17-4　靶向治疗3个月后腹部MRI增强扫描

注：A．轴位T1WI平扫；B.轴位T2WI平扫；C.轴位DWI；D.轴位T1WI增强。

之后行腹主动脉旁转移灶切除术。术后病理：切面呈多囊状，大小约 65mm×40mm×25mm，囊内壁灶区呈细乳头状，囊壁厚 1 ~ 2mm，查见肾细胞癌。免疫组化提示 FH 蛋白表达缺失，PD-L1 70%，CD4 高表达（均值 150，最高 300），CD8 高表达（均值 100，最高 300）。术后行全外显子组基因检测仅肿瘤 FH 基因突变，癌旁组织以及血液标本为阴性，提示为 FH 基因体系突变。

患者更正诊断为：左肾 FH 基因表达缺失型肾细胞癌（fumarate hydratase deficient renal cell carcinoma，FHRCC），根治术后转移再次术后，酪氨酸激酶抑制剂维持治疗中（阿昔替尼 5mg bid）。

随访：患者行 CT/MRI 规律复查。最近一次复查为患者二次术后 31 个月，未见确切复发及转移征象，疾病稳定。

二、病例分析

本例患者为中年女性，左肾占位主要表现为囊实性，实性成分呈轻中度强化，首先考虑为非透明细胞肾细胞癌类型。患者术前分期为 $T_{1b}N_0M_0$，但行根治术后短期即发生肿瘤转移，应考虑到 FHRCC 的可能性。

FHRCC 是一种罕见类型肾癌，易复发、转移，预后较常见类型肾癌差，单从组织病理上难以与乳头状肾细胞癌区分，需行相应免疫组化甚至基因检测才能诊断。MDT 应包含影像科、病理科、泌尿外科及肿瘤科等相关科室，其中影像科医生需首先根据肿瘤的影像特征提出 FHRCC 的可能性，提示病理科专家加做相应免疫组化检测，才能实现早期诊断与及时治疗。

三、疾病介绍

FH 基因通过编码线粒体三羧酸循环中的延胡索酸水合酶表达，参与细胞能量代谢。FH 基因突变通过影响三羧酸循环阻碍有氧代谢，导致糖酵解增加、细胞内延胡索酸聚集，上调与肿瘤形成和代谢活动相关的下游基因转录。研究发现 FH 基因突变携带者患良性肾脏囊肿和乳头状肾细胞癌（Ⅱ型）的风险增加。FHRCC 是近年来提出的一种罕见的肾细胞癌亚型，其特征是免疫组化检测存在 FH 蛋白表达缺失，确诊需基因测序检测到 FH 基因突变，根据 FH 基因突变是否只在于肿瘤中分为胚系突变和体系突变。胚系突变的 FHRCC 与遗传性平滑肌瘤病及肾细胞癌综合征（hereditary leiomyomatosis and renal cell carcinoma，HLRCC）关系密切。HLRCC 是以皮肤平滑肌瘤、子宫肌瘤及乳头状肾细胞癌（Ⅱ型）为特征的综合征，由胚系 FH 基因突变引起。HLRCC 相关的肾细胞癌在 2016 年世界卫生组织会议上被单独列为一种肾细胞癌亚型（HLRCC-RCC），其组织病理形态多样，以乳头状最为常见，以往多被误诊为乳头状肾细胞癌（Ⅱ型）。但 FH 基因突变也可以散发（体系突变）。因此，后来学者提出了 FHRCC 这个概念。

FHRCC 患者相对年轻，肿瘤侵袭性强、转移比例高、有不良细胞形态、典型的乳头状结构混杂其他生长模式等。有时即使初发 FHRCC 病灶体积小、分期早，仍可能发生转移，预后较差。专家指出对于有手术指征的患者，建议激进评估、早期手术并密切随访，而对于复发及已经有转移的患者，目前标准治疗方法及疗效并不明确及统一。

FHRCC 的病理诊断需满足肿瘤内混杂细胞形态（乳头状结构、管状乳头结构、混合的实性、囊性和肉瘤样改变）或典型的核仁表现（丰富的细胞质和包涵体样嗜酸性核仁和核仁周围晕征的大核）、免疫组化 FH 蛋白表达缺失、S-（2- 琥珀酸）- 半胱氨酸（2SC）的胞核和胞质染色阳性、CK7 阴性以及基因测序有 FH 基因突变等条件。对于高度疑似病人进行基因检测能够帮助肾脏肿瘤的准确诊断及亚型分类，对于肿瘤的精确风险分层及治疗方案决策起着重要的作用。

了解 FHRCC 的影像特征有助于疾病的筛查与诊断。最近文献分别总结了 32 例及 16 例 FHRCC 患者的特点：患者平均年龄约 40+ 岁，肿瘤长径均值 5.1 ～ 10.3cm，50% ～ 58% 呈囊实性，65% ～ 88% 呈侵袭性生长（肿瘤边界不清、侵及肾周及肾窦脂肪间隙）；T2WI 图像呈混杂高信号，增强扫描图像上呈混杂信号，实性成分弥散受限；CT 及 MRI 增强扫描呈轻中度强化；淋巴结和远处转移比例分别约为 53% ～ 69% 和 43% ～ 75%。

在影像上，FHRCC 需与下列肾脏肿瘤进行鉴别：①透明细胞型肾细胞癌（clear cell renal cell carcinoma，CCRCC）：与通常为乏血供的 FHRCC 不同，大部分 CCRCC 为富血供，通常在皮髓质期强化达到峰值（图 17-5）；②乳头状肾细胞癌（papillary renal cell carcinoma，PRCC），在 FHRCC 及 HLRCC-RCC 概念提出之前，由于这种肿瘤组织病理学上多数呈乳头状，因此大部分被诊断为 PRCC（Ⅱ型）。而 PRCC（Ⅰ型）往往较 PRCC（Ⅱ型）小、均质，T2WI 图像呈稍低信号，囊变比例较低，侵袭性生长及转移少见（图 17-6）。FHRCC 的囊变、转移（尤其是远处转移）比例显著高于 PRCC（Ⅱ型），且患者更为年轻；③嫌色细胞肾细胞癌，肿瘤多呈侵袭性生长，囊变及转移比例均较 FHRCC 低（图 17-7）；④ Xp11.2 易位 /TFE3 基因融合相关性肾癌（Xp11 RCC），Xp11 RCC 也有囊变、乏血供及较高的转移率等特征，但其特征表现为环形或蛋壳样钙化（图 17-8）；⑤低度恶性潜能肾细胞肿瘤及管状囊性肾细胞癌，这两种肿瘤均有明显的囊性特征。与 FHRCC 不同之处在于低度恶性潜能肾细胞肿瘤囊壁及分隔较厚、强化明显，肿瘤呈惰性，转移进展不明显（图 17-9）。管状囊性肾细胞癌则体积通常较小；⑥肾脏嗜酸细胞瘤，在影像上表现为富血供，通常在皮髓质期强化达到峰值，强化均值约 106HU，典型表现为轮辐样强化，通常无囊变，与乏血供、易囊变的 FHRCC 不同。

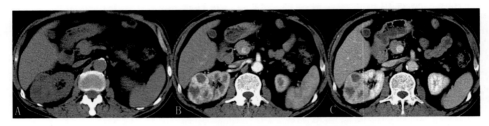

图17-5　透明细胞型肾细胞癌CT双期增强扫描

注：A.轴位CT平扫；B.轴位CT皮髓质期；C.轴位CT实质期。

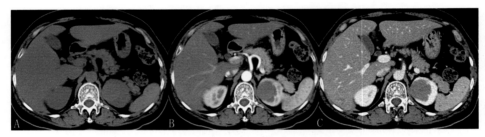

图17-6　乳头状肾细胞癌CT双期增强扫描

注：A.轴位CT平扫；B.轴位CT皮髓质期；C.轴位CT实质期。

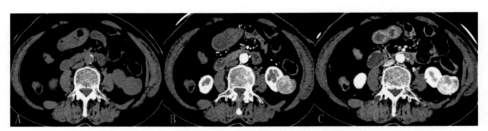

图17-7　嫌色细胞肾细胞癌CT双期增强扫描

注：A.轴位CT平扫；B.轴位CT皮髓质期；C.轴位CT实质期。

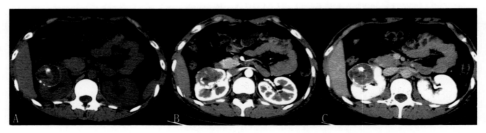

图17-8　Xp11.2易位/TFE3基因融合相关性肾癌CT双期增强扫描

注：A.轴位CT平扫；B.轴位CT皮髓质期；C.轴位CT实质期。

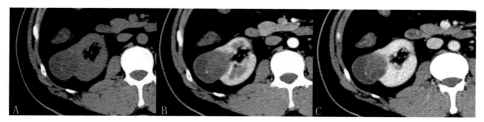

图17-9　低度恶性潜能肾细胞肿瘤CT双期增强扫描

注：A. 轴位CT平扫；B.轴位CT皮髓质期；C.轴位CT实质期。

由于 FHRCC 通常表现出局部进展、合并转移等特点，尽早准确诊断对于治疗策略制定及预后判断非常重要。对于 40 岁以下的年轻患者，若影像上表现为典型的囊实性肿块、实性成分强化类似乳头状肾细胞癌时，需怀疑 FHRCC，再结合肿瘤的局部侵袭性征象（肾周脂肪浸润、肾周筋膜增厚、肾窦脂肪浸润、肾静脉癌栓）、肾门及腹主动脉周围淋巴结情况、扫描范围内是否合并脏器转移（骨、肺、肾上腺、肝脏）等，帮助临床准确分期。若临床已经诊断为 FHRCC，在影像复查期间我们需注意是否有残留病灶；因 FHRCC 具有囊实性特点，若初次手术方式为局部切除，不排除可能造成囊性成分破损而残留肿瘤成分，对于术区的囊性病灶需要密切随访来判断是否有肿瘤残留还是单纯术后积液改变；腹主动脉旁是否存在淋巴结增大（即使是囊性病变）也需要重点观察。如本例患者初诊为早期肾癌，根治术后 9 个月即出现腹主动脉旁淋巴结转移，囊变明显，与原发肿瘤病灶影像特征相似，术后病理与原发灶的表型也一致。

FHRCC 患者预后一般较差。由于该病较为罕见，目前全球尚缺乏统一的治疗方案。2020 年 ASCO-GU 报道了血管内皮生长因子抑制剂——贝伐单抗和表皮生长因子受体抑制剂——厄洛替尼联合治疗的临床获益，已被纳入 NCCN 指南作为复发或Ⅵ期患者的可选治疗方案。此外，四川大学华西医院泌尿肿瘤 MDT 团队最近也报道了阿昔替尼联合信迪利单抗的潜在临床获益。本例患者根治术后复发，再次手术后采用阿昔替尼维持治疗，现已达到完全缓解 31 个月，提示外科手术联合针对发病分子机制的有效治疗对延长患者生存具有重要意义。

四、病例点评

FHRCC 为新近提出的一种罕见类型肾癌，其发病年龄相对较早，侵袭性强，复发、转移及死亡率高，有文献报道即使早期肿瘤也可能合并转移。本例患者术前评估为 $T_{1b}N_0M_0$ 期，虽然进行了根治性手术，仍于术后 9 个月出现腹主动脉旁淋巴结转移。由于其发病率低、提出时间短，FHRCC 的标准治疗方案还处于研究探索阶段。通过回顾本例患者的治疗经过，提示靶向治疗辅助手术治疗较单纯手术治疗效果更好。

近年来，有关 FHRCC 的影像报道也指出肿瘤具有囊实性、淋巴结及骨转移比例高、发病年龄相对较早等特征性表现。该例患者首次就诊时 CT 表现为典型的囊实性病变，囊性成分呈多囊状改变，伴纤细分隔及分叶改变，实性成分呈轻中度强化，与乳头状肾细胞癌类似，这与肿瘤镜下细胞形态主要为乳头状相符，也支持文献报道。从影像角度来看，具有这些典型影像特征的肿瘤需要高度怀疑 FHRCC 可能，针对该病的高侵袭性和高病死率，NCCN 指南也特别指出：临床诊断 FHRCC 后，强烈推荐行患肾根治性外科手术干预。术后通过组织标本 FH 相关的免疫组化、FH 基因检测等分子病理诊断确诊 FHRCC 后，建议临床制订更为密切的随访方案及后续有效的治疗方案。

相信随着时间的推移和病例的不断积累，我们会对 FHRCC 有更深入的认识和理解，逐步实现初诊时对 FHRCC 进行准确影像预警诊断，并制订更有效的治疗策略和监测方案，让患者获益。

参考文献

[1]SHUCH B，ZHANG J.Genetic predisposition to renal cell carcinoma：implications for counseling，testing，screening，and management[J].Journal of clinical oncology，2018，36：3560-3566.

[2]PASCHALL AK，NIKPANAH M，FARHADI F，et al.Hereditary leiomyomatosis and renal cell carcinoma（HLRCC）syndrome：spectrum of imaging findings[J].Clinical imaging，2020，68：14-19.

[3]SKALA SL，DHANASEKARAN SM，MEHRA R.Hereditary leiomyomatosis and renal cell carcinoma syndrome（HLRCC）：a contemporary review and practical discussion of the differential diagnosis for HLRCC-associated renal cell carcinoma[J].Archives of pathology & laboratory medicine，2018，142（10）：1202-1215.

[4]PAN X，ZHANG M，YAO J，et al.Fumarate hydratase-deficient renal cell carcinoma：a clinicopathological and molecular study of 13 cases[J].Journal of clinical pathology，2019，72（11）：748-754.

[5]LAU HD，CHAN E，FAN AC，et al.Clinicopathologic and molecular analysis of fumarate hydratase-deficient renal cell carcinoma in 32 patients[J].American journal of surgical pathology，2020，44（1）：98-110.

[6]TRPKOV K，HES O，AGAIMY A，et al.Fumarate hydratase-deficient renal cell carcinoma is strongly correlated with fumarate hydratase mutation and hereditary leiomyomatosis and renal cell carcinoma syndrome[J].American journal of surgical pathology，2016，40（7）：865-875.

[7]PATEL VM，HANDLER MZ，SCHWARTZ RA，et al.Hereditary leiomyomatosis and renal cell cancer syndrome：an update and review[J].Journal of the American academy of dermatology，2017，77（1）：149-158.

[8]SUN G，ZHANG X，LIANG J，et al.Integrated molecular characterization of fumarate hydratase-deficient renal cell carcinoma[J].Clinical cancer research，2021，27（6）：1734-1743.

[9]NIKOLOVSKI I，CARLO MI，CHEN YB，et al.Imaging features of fumarate hydratase-deficient renal cell carcinomas：a retrospective study[J].Cancer imaging，2021，21（1）：24.

[10]JONATHAN R，YOUNG M，STEVEN S，et al.Clear cell renal cell carcinoma：discrimination from other renal cell carcinoma subtypes and oncocytoma at multiphasic multidetector CT[J].Radiology，2013，267：444-453.

[11]WOO S，KIM SY，LEE MS，et al.MDCT findings of renal cell carcinoma associated with Xp11.2 translocation and TFE3 gene fusion and papillary renal cell carcinoma[J].American journal of roentgenology，2015，204（3）：542-551.

[12]CAMPBELL N，ROSENKRANTZ AB，PEDROSA I.MRI phenotype in renal cancer：is it clinically relevant？[J]Topics in magnetic resonance imaging，2014，23（2）：95-115.

[13]HONDA Y，NAKAMURA Y，GOTO K，et al.Tubulocystic renal cell carcinoma：a review of literature focused on radiological findings for differential diagnosis[J].Abdominal radiology，2018，43（7）：1540-1545.

[14]MOTZER RJ，JONASCH E，MICHAELSON MD，et al.NCCN guidelines insights：kidney cancer，version 2.2020[J].Journal of the national comprehensive cancer network，2019，17（11）：1278-1285.

（病例提供者：姚 晋 杨 玲 四川大学华西医院）

（点评专家：曾 浩 四川大学华西医院）

病例18 原发双侧肾上腺淋巴瘤合并透明细胞肾细胞癌以及嗜血细胞综合征

一、病例摘要

基本信息：

主诉：患者男性，69 岁，因"继发性嗜血细胞综合征"入院。

现病史：患者 1+ 月前无明显诱因出现发热，于当地医院对症处理后好转。1 周前再次出现发热，伴乏力，于当地医院就诊，血常规显示血红蛋白明显降低（69g/L），予输血、抗感染治疗后效果不佳；骨髓穿刺提示：骨髓增生活跃，见组织细胞及嗜血现象，临床考虑继发性嗜血细胞综合征。现患者为求进一步诊治就诊于我院。

既往史：患者 2+ 年前因右肾透明细胞型肾细胞癌（$T_{1a}N_0M_0$）行右肾部分切除术。

个人史：无特殊。

家族史：无特殊。

体格检查：体温 38.1℃，脉搏 98 次 / 分，呼吸 27 次 / 分，血压 110/70mmHg，心率 80 次 / 分。

辅助检查：血常规提示贫血、淋巴细胞绝对值及比例降低，铁蛋白＞2000.0ng/ml。生化提示肝功受损，白蛋白降低，碱性磷酸酶（268U/L）和乳酸脱氢酶（327U/L）升高，尿钠素 2178pg/ml，钾正常。尿隐血（3+），尿白细胞（3+），尿蛋白阳性。儿茶酚胺相关指标阴性，ACTH（促肾上腺皮质激素）正常。此外，IL-2R（白细胞介素 2 受体）（5376.0U/ml）、IL-6（白细胞介素 6）（77.44pg/ml）、C- 反应蛋白（98.5mg/L）和降钙素原（3.17ng/ml）均升高，D- 二聚体（1.53mg/L）明显升高，肌钙蛋白 -T25.1ng/L。血培养无细菌及真菌、厌氧菌生长。输血全套阴性，TORCH-IgM、EBV（EB 病毒）-DNA 和 CMV（巨细胞病毒）-DNA 阴性。

入院后腹部 CT 平扫（图 18-1）提示：双侧肾上腺软组织密度肿块，左侧大小约 77.2mm×51.6mm，右侧大小约 81.3mm×53.2mm，边界不清，肿块密度均匀，周围脂肪间隙肿胀伴多发条索影；腹主动脉周围及双侧肾门区域淋巴结增多、增大，考虑双侧肾上腺恶性肿瘤；右肾术区未见肿瘤复发。既往 CT 增强检查（右肾部分切除术前（图 18-2）、术后 9 个月（图 18-3）、术后 18 个月（图 18-4）提示：双侧肾上腺进行性增粗，呈均匀软组织密度，轻中度均匀强化，双侧均可见肾上腺样形态，腹主动脉周围未见增大淋巴结。蝶鞍 MRI 检查未见确切占位。

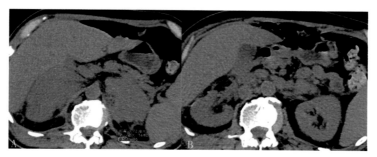

图18-1　此次入院后腹部CT平扫

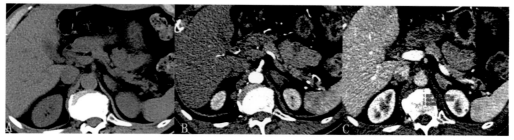

图18-2　右肾部分切除术前腹部双期增强CT

注：A.平扫；B.动脉期；C.门脉期。

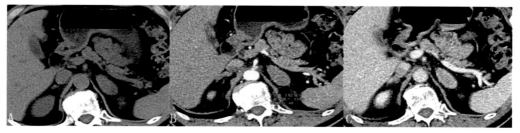

图18-3　右肾部分切除术后9个月后腹部双期增强CT

注：A.平扫；B.动脉期；C.门脉期。

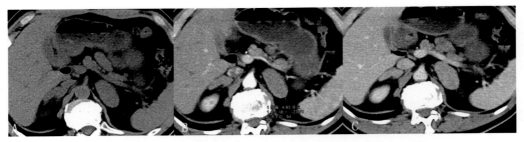

图18-4　右肾部分切除术后18个月后腹部双期增强CT

注：A.平扫；B.动脉期；C.门脉期。

　　为进一步明确肾上腺病变性质，行右侧肾上腺CT引导穿刺，镜下肿瘤细胞呈弥漫浸润性生长，核大，可见核仁及核分裂（图18-5）。免疫组化结果：EMA（-）、MART-1（-）、CR（-）、CD20（+）、CD3（-）、CD30（-）、CgA（-）、Syn（-）、CD10（-）、MIB-1（+，～85%）。mum-1（+）、Bcl-2（+，～95%）、Bcl-6（+）、C-myc（+，～70%）、P53部分（+）、CD5（-），原位杂交EBER1/2（-）。支持高增殖活性非霍奇金淋巴瘤，弥漫大B细胞淋巴瘤（浸润性，非生发中心性）。

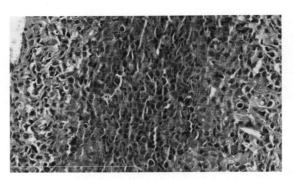

图18-5　右侧肾上腺穿刺病理（HE染色；×40）

　　诊断： 原发性肾上腺淋巴瘤继发嗜血细胞综合征。

　　诊疗经过： 患者2+年前于腰椎手术术前超声检查发现右肾占位；CTA检查提示：右肾见一软组织密度肿块，长径约27.5mm，边界清晰，考虑透明细胞型肾细胞癌，未见确切转移，临床分期为$T_{1a}N_0M_0$；双侧肾上腺稍粗。术前血常规示红细胞计数、血红蛋白（125g/L）、红细胞比容、淋巴细胞百分率有轻度降低；白细胞计数、中性分叶核粒细胞绝对值、单核细胞绝对值轻度升高，未予重视。遂于我院行右肾肿瘤切除术，术后病理为透明细胞型肾细胞癌（Fuhrman核分级2级，未侵及被膜，切缘未见肿瘤累及）。术后每9个月行常规CT检查随访，右肾术区未见复发，同时发现双侧肾上腺进行性增粗，不排除转移可能性。期间查肾上腺相关激素

（儿茶酚胺及代谢产物、血/尿皮质醇、肾素－醛固酮系统指标等）均未见明显异常。1+月前患者无明显诱因持续发热，骨髓穿刺后考虑继发性嗜血细胞综合征。入我院后行腹部 CT 检查发现双侧肾上腺肿块，穿刺病理诊断为双侧肾上腺原发大 B 细胞淋巴瘤。结合患者病史、历次影像检查、临床症状、实验室检查以及穿刺病理，经过 MDT 讨论，考虑到患者无白血病、淋巴瘤病史，病变初始仅局限于双侧肾上腺，进展期伴腹膜后淋巴结肿大，但以肾上腺病变为主，无其他脏器受累情况，临床最终诊断为原发性肾上腺淋巴瘤继发嗜血细胞综合征。给予依托泊苷＋地塞米松治疗。

随访：患者及家属要求出院，放弃治疗，患者于 6+ 月后死亡。

二、病例分析

本病例为老年男性患者，偶然发现右肾占位，行手术治疗，术后规律随访。双侧肾上腺病变，首先怀疑为转移瘤，但从临床角度 T_{1a} 期透明细胞肾细胞癌发生转移的可能性很低，由于没有及时考虑到肾上腺病变可能为与肾癌无关的其他恶性病变，以致病情延误。在患者出现继发性嗜血细胞综合征后，才发现肾上腺病变已经明显进展，病情已难以控制。提示当肾上腺形态发生改变时，应及时排查肾上腺相关内分泌指标，并进行 MDT 讨论，从而准确诊断肾上腺病变性质。

三、病历介绍

原发性肾上腺淋巴瘤（primary adrenal lymphoma，PAL）非常罕见，占淋巴瘤比例不足 1%，占结外淋巴瘤约 3%，以 B 细胞来源多见，最常见类型为弥漫大 B 细胞淋巴瘤。PAL 男女发病比例约为 3∶1，以 40～80 岁多发，平均年龄为 60岁左右。常见的临床症状为 B-symptoms（发热、乏力、盗汗、体重减轻），腰痛或腹痛，肾上腺皮质功能不全相关症状（如皮肤黏膜变黑、厌食等），常伴乳酸脱氢酶升高，小部分患者为偶然发现。其临床表现多样，就诊科室可能涉及内分泌科、泌尿外科、感染科、血液科、肿瘤科等，通常疾病进展较快。其诊断需满足以下条件：①肾上腺病变经病理证实为恶性淋巴瘤；②既往无淋巴瘤病史；③如有结外器官和淋巴结累及，其肿瘤负荷程度需低于肾上腺病灶。

PAL 以双侧多见（75%），多呈肾上腺弥漫性增大。有时即使已形成较大肿块，仍保留肾上腺样形态。上述是 PAL 较为特征性的影像学表现，可能由淋巴瘤弥漫性浸润肾上腺所致。PAL 常累及同侧肾脏及血管，肿瘤呈钻缝样生长，易包绕、包埋、浸润邻近结构，但是推压、变形征象不明显。PAL 的密度及强化特点与其他类型的淋巴瘤相似：由于淋巴瘤由单一细胞为主堆积形成，其内细胞聚集程度高、增殖活跃、排列紧密，间质成分较少，因而肿瘤密度均匀，液化坏死囊变少见（较大的肿块内可见液化坏死），钙化罕见；增强扫描实性成分多呈轻中度较均匀强化。在 MRI 上肿瘤信号不均匀，肾上腺周围脂肪间隙水肿明显，由于肿瘤细胞排列紧密，弥散受限往往较为显著；部分伴腹膜后淋巴结增大。

本例 PAL 在发展过程中一直保留肾上腺形态，呈中度较均匀强化，最后形成较均匀软组织密度巨大肿块，未见明显坏死、钙化，周围脂肪间隙水肿，伴腹膜后淋巴结增大；与文献报道一致。

基于上述影像特征，PAL 需与下列肾上腺病变鉴别。

1. 肾上腺感染性病变　通常继发于全身感染，多累及双侧。最常见为肾上腺结核，多继发于肺结核或肠结核，易合并 Addison 综合征。在结核活动期肾上腺可呈弥漫性肿大，合并肉芽肿者可有强化，在干酪样坏死期强化则不明显，慢性期以钙化为主。较为罕见的感染病原体为真菌，患者易伴发肾上腺皮质功能不全，肾上腺区域病变中心通常为坏死物质聚集，强化不明显（图 18-6）。

2. 肾上腺转移瘤　易累及双侧，当肿块较大时易与淋巴瘤混淆。但转移瘤通常有原发恶性肿瘤病史，以肺癌、乳腺癌、甲状腺癌、肾癌、肝癌、肠癌转移多见，通常为多发结节、肿块，易坏死，多数保留原发肿瘤的强化特征（图 18-7），肾上腺原有形态被破坏、弥漫增粗较罕见。

3. 肾上腺皮质癌　常累及单侧，肿块一般较大，瘤体直径平均约 11 ~ 12cm，占位效应明显，肿块边界较为明显，常直接侵犯周围血管，而有别于淋巴瘤弥漫性生长以及浸润、包绕的生长模式。较大的皮质癌密度常不均匀，容易伴发出血及钙化，实体部分可见不均匀强化，大部分肿瘤能看到明显的肿瘤新生血管（图 18-8）。好发于儿童及中青年，近半数出现皮质醇或雄激素增多的症状和体征。

4. 肾上腺嗜铬细胞瘤　通常有阵发性或持续性高血压，肿瘤以囊变及富血供为特点（图 18-9）。

5. 肾上腺区域的腹膜后原发肿瘤。偏良性的腹膜后原发肿瘤会对肾上腺产生挤压推移，但是通常能找到移位的肾上腺结构（图 18-10）；恶性病变可以直接浸润肾上腺，以单侧累及常见，一般不出现肾上腺皮质功能减退；病变多呈团块状，占位征象较明显。

6. 肾上腺增生　常累及双侧，在影像上与较小的淋巴瘤不易鉴别，如本例患者淋巴瘤早期表现与增生类似。其鉴别需结合临床症状及实验室检查，如肾上腺增生常表现为皮质功能亢进，可伴发高血压、低钾血症及库欣综合征，且影像进展缓慢（图 18-11）。

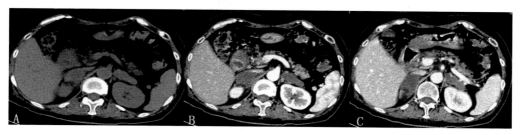

图18-6　双侧肾上腺隐球菌感染的双期增强CT表现

注：A.平扫；B.动脉期；C.门脉期。

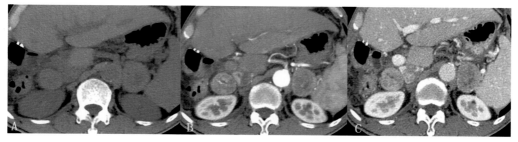

图18-7　原发性肝细胞肝癌伴双侧肾上腺转移的双期增强CT表现

注：A.平扫；B.动脉期；C.门脉期。

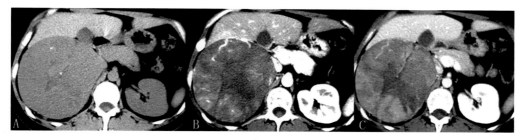

图18-8　右侧肾上腺皮质癌的双期增强CT表现

注：A.平扫；B.动脉期；C.门脉期。

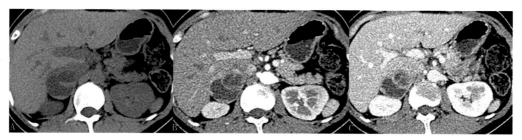

图18-9　右肾上腺嗜铬细胞瘤的双期增强CT表现

注：A.平扫；B.动脉期；C.门脉期。

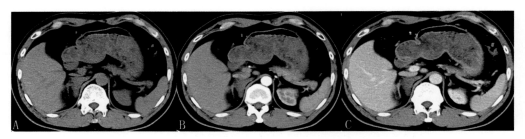

图18-10　右腹膜后原发节细胞神经瘤的双期增强CT表现

注：A.平扫；B.动脉期；C.门脉期。

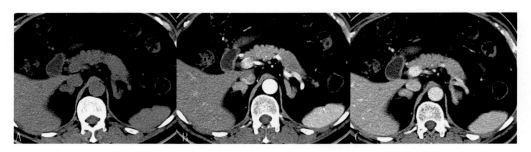

图18-11　异位促肾上腺皮质激素综合征伴双侧肾上腺增生的双期增强CT表现

注：A.平扫；B.动脉期；C.门脉期。

　　继发嗜血细胞综合征（hemophagocytic syndrome，HPS）被认为是一种单核巨噬系统反应性增生的组织细胞病，主要是由于细胞毒性杀伤细胞和自然杀伤细胞功能缺陷导致抗原清除障碍，单核巨噬系统受持续抗原刺激而过度活化增殖，产生大量炎症细胞因子而导致的一组临床综合征，通常因"细胞因子风暴"引起多器官功能衰竭而致患者死亡。继发性 HPS 的常见原因包括严重感染（如 EB 病毒）、肿瘤（如急性白血病、淋巴瘤、精原细胞瘤）、巨噬细胞活化综合征（如系统性红斑狼疮）等。实验室检查多表现为全血细胞减少、肝功能及凝血功能异常，铁蛋白、三酰甘油、乳酸脱氢酶升高，骨髓或其他组织中嗜血现象，其中恶性肿瘤相关的嗜血细胞综合征起病凶险，误诊率和死亡率极高，尤以淋巴瘤相关的继发嗜血细胞综合征（lymphoma-associated hemophagocytic syndrome，LAHS）最为常见、预后最差。据文献报道，恶性肿瘤相关的嗜血细胞综合征患者中位总生存期（1.13 个月）明显短于其他类型 HPS（46.53 个月）。然而 LAHS 诊断常由于原发部位广泛、缺乏易于活检的淋巴结及结外病变，导致疾病诊断延误。如本例患者早期无明显临床症状，血象轻度异常，肾上腺仅表现为轻度增粗，淋巴瘤诊断困难。

　　原发性肾上腺淋巴瘤与其他结外淋巴瘤治疗方案相似，如对于原发大 B 细胞型肾上腺淋巴瘤以肾上腺切除手术联合利妥昔单抗以及 CHOP 方案作为一线治疗方案。HPS 治疗主要采用 HLH-94 方案（依托泊苷＋地塞米松），但仍有一部分患者治疗效果不佳。此外，R-DED 方案（鲁索替尼、阿霉素联合依托泊苷、地塞米松）可潜在提高 LAHS 患者的总生存率，改善临床症状及实验室指标，而无明显细胞毒性症状。

四、病例点评

PAL 非常罕见，侵袭性强、进展迅速，特别是已经出现明显临床症状时，患者往往在诊断明确、治疗前即恶化，尤其当合并嗜血细胞综合征时，死亡率进一步提高。PAL 的组织学类型主要为弥漫大 B 细胞淋巴瘤，形态学及免疫表型类似其他部位淋巴瘤。本例患者免疫组化染色 C-MYC、BCL-2、BCL-6 表达阳性、继发嗜血细胞综合征均提示预后较差。

该患者病程长，肾上腺病变经过 2+ 年才明显进展，提示淋巴瘤早期进展并不迅速，若能做到早期诊断，患者预后有望得到改善。然而，因患者具有肾透明细胞型肾细胞癌病史，使得双侧肾上腺病变的早期诊断具有一定困难，且患者术前血常规存在异常而未予重视，以致于在疾病早期未能行更进一步检查明确性质，最终淋巴瘤进展并继发嗜血细胞综合征、病情迅速恶化。根据临床经验，Furhman 分级 2 级的 $T1_a$ 期透明细胞型肾癌发生转移的概率非常低。该病例提示对于肾上腺病（尤其是双侧）病变时，如不能确诊为较为常见的病变（如嗜铬细胞瘤、皮质癌、功能性腺瘤、肾上腺结核、肾上腺增生、转移瘤等），临床应考虑到淋巴瘤的可能性。当出现双侧保留肾上腺形态的软组织密度肿块、钙化及坏死不明显、侵犯周围脏器且有包埋邻近血管征象时，伴有不典型发热、肾上腺皮质功能减低等症状，应考虑到淋巴瘤的可能性。

PAL 与其他结外淋巴瘤治疗方案相似，其关键点及难点在于早期诊断。由于其临床症状多样，涉及科室广泛，MDT 有望提高其诊断准确性。

参考文献

[1]YANG L, ZHANG M, ZHAO S, et al.Correlations between MDCT features and clinicopathological findings of primary adrenal lymphoma[J]. European journal of radiology, 2019, 113: 110-115.

[2]ZHOU L, PENG W, WANG C, et al.Primary adrenal lymphoma : radiological ; pathological, clinical correlation[J]. European journal of radiology, 2012, 81（3）: 401-405.

[3]RASHIDI A，FISHER SI.Primary adrenal lymphoma：a systematic review[J]. Annals of hematology，2013，92（12）：1583-1593.

[4] 张文姬，肖文波，彭志毅，等 . 原发性肾上腺淋巴瘤影像学表现及其病理相关性 [J]. 中国医学影像技术，2019，35（10）：1509-1512.

[5] 单昌彤，李捷，王健 . 原发性肾上腺淋巴瘤的 CT 表现 [J]. 实用放射学杂志，2019，35（6）：935-939.

[6] 贾素兰，杜静波，常瑞萍 . 原发性肾上腺淋巴瘤的影像学表现 [J]. 中国中西医结合影像学杂志，2019，17（6）：633-636.

[7]XIE M，LI L，ZHU L，et al.An effective diagnostic index for lymphoma-associated hemophagocytic syndrome[J]. QJM：An international journal of medicine，2018，111（8）：541-547.

[8]OTROCK ZK，EBY CS.Clinical characteristics，prognostic factors，and outcomes of adult patients with hemophagocytic lymphohistiocytosis[J].American journal of hematology，2015，90（3）：220-224.

[9] 李庆，刘慧 . 原发性肾上腺淋巴瘤 8 例临床病理分析 [J]. 临床与实验病理学杂志，2020，36（4）：442-444.

[10]ZHOU L，LIU Y，WEN Z，et al.Ruxolitinib combined with doxorubicin，etoposide，and dexamethasone for the treatment of the lymphoma-associated hemophagocytic syndrome[J].Journal of cancer research and clinical oncology，2020，146（11）：3063-3074.

（病例提供者：姚 晋 杨 玲 四川大学华西医院）

（点评专家：曾 浩 陈 涛 四川大学华西医院）

病例19 常染色体隐性遗传多囊肾病

一、病例摘要

基本信息：

主诉：患者男性，8岁，因"反复呕血2+年，黑便11天"入院。

现病史：2+年前，患者无诱因出现呕血，初未予重视，后症状逐渐加重，遂至当地医院就诊，当地医院彩超提示肝、脾及双肾增大，多发囊性改变，肝内胆管扩张，肝门静脉扩张，考虑Caroli病。患者11天前出现黑便，现为求进一步诊治于我院就诊。

既往史：无特殊。

个人史：无特殊。

家族史：无特殊。

体格检查：患者BMI 12.3，查体腹部外形正常，质软，无压痛及反跳痛；肝脏肋下1.5cm，质软，缘锐；脾脏肋下4cm，质稍韧，缘锐；Murphy征阴性，移动性浊音阴性。ECOG 0分，疼痛NRS 0分。

辅助检查：血常规检查提示三系稍低：红细胞3.37×10^{12}/L，白细胞2.68×10^9/L，血小板47×10^9/L，其余未见明显异常。凝血功能及肝功能无明显异常，肌酐轻度增高$112 \mu mol/L$，低镁血症0.7mmol/L。

入院超声检查提示：左肝长大，实质回声粗糙，不均匀；胆囊长大，囊壁未见增厚，囊腔内未见异常回声；肝内胆管扩张，部分囊状扩张，最宽处约1.4cm，肝外胆管显示不清；双肾长大，包膜毛糙不清，皮质回声增强，皮髓质分界不清，查见多个0.2～0.6cm的囊性无回声占位。

MRI上腹部三维水成像检查（图19-1）提示：肝脏体积增大，左叶和尾叶增大明显，肝内多发不规则不成比例扩张肝内胆管，以外周最为明显，未见明显强化灶。胆囊内未见异常信号影。双肾增大，形态不规则，包膜下波浪状改变，双肾锥体多发T1低信号T2高信号影，夹杂少许T1高信号影，累及皮质，皮质内散在小圆形无强化T1低信号影。脾脏明显增大，其内散在点状T1低信号影，食管下段和胃底广泛黏膜面静脉曲张，胰腺及双侧肾上腺未见异常，上腹腔未见积液。

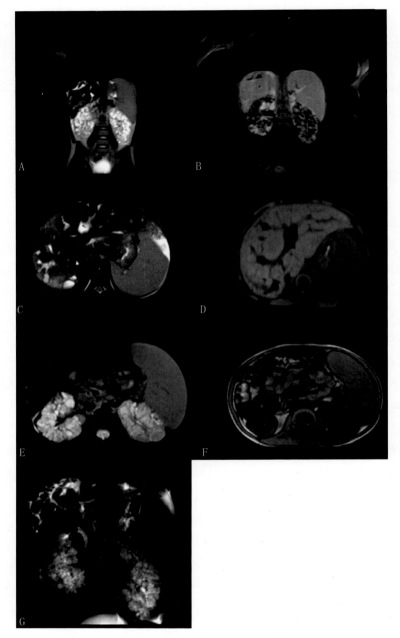

图19-1　MRI上腹部三维水成像检查

注：A.冠状位 T2WI；B.冠状位 T1WI；C.轴位 T2WI（肝脏层面）；D.轴位 T1WI（肝脏层面）；E.轴位 T2WI（肾脏层面）；F.轴位 T1WI（肾脏层面）；G.MRCP 重建。

诊断： 常染色体隐性遗传多囊肾病（autosomal recessive polycystic kidney disease，ARPKD）。

　　诊疗经过：结合患者上述病史、体征和辅助检查结果，临床初步考虑诊断为 Caroli 病。经过 MDT 专家再次讨论，认为患者虽然肝脏存在病变，但其肾功能较差而肝功能正常，不符合 Caroli 病的典型表现，再次结合影像学资料，重新考虑诊断为常染色体隐性遗传多囊肾病。MDT 讨论后决定先对患儿行对症治疗，择期寻找肾移植机会。

　　随访：积极沟通后，患儿家属表示理解治疗方式与结果，拒绝进一步治疗后出院。

二、病例分析

　　1. 常染色体显性遗传多囊肾病（autosomal dominant polycystic kidney disease, ADPKD）与常染色体隐性遗传多囊肾病（ARPKD）有何区别？

　　ADPKD 为常染色体显性遗传，其特点为具有家族聚集性，男女均可发病，两性受累机会相等，连续几代均可出现患者。ADPKD 又称成人型多囊肾病，是常见的多囊肾病。常于成年时出现症状。囊肿在出生时即已存在，随时间推移逐渐长大，抑或在成年时发生和发展尚未完全阐明。但大多数患者的病变可能在胎儿时期即已存在，绝大多数为双肾异常，两侧病变程度不一致。其主要特点为：以肾脏双侧性、多发性、进行性增大的囊肿形成为主要表现，最终导致肾衰竭，常伴有多囊肝。

　　ARPKD 是常染色体隐性遗传，父母几乎都无病史。ARPKD 又称婴儿型多囊肾病，为多囊肾病中的少见类型。常于出生后不久死亡，只有极少数较轻类型可存活至儿童时代甚至成人。其主要特点为：肾集合管和肝内胆管扩张，肝肾纤维化，可合并肺发育不全。

　　2. 该患者的 ARPKD 分型？

　　目前，根据 ARPKD 患者的发病年龄、肾脏大小、临床表现和集合管扩张数量将其分为四型：围产儿型、新生儿型、婴幼儿型及青少年型。总体特点为发病年龄越高，患儿的泌尿系统症状越轻，而门脉高压及胆管炎相关症状越重，具体包括：

　　（1）围产儿型，该组患儿的肾脏病变最为严重，90% 左右的集合管受累，临床上常以巨大肾、肾功能严重受损及呼吸功能障碍为主要表现，绝大部分的患儿存活不超过 1 周。

　　（2）新生儿型，集合管扩张的比例约为 60%，患儿一般在 1 个月内出现临床症状，绝大部分患儿在 1 年内死于肾衰竭。

　　（3）婴幼儿型，集合管扩张受累程度约为 25%，患儿生后 3 ~ 6 个月出现肾衰竭和门脉高压症状。

（4）青少年型，集合管受累程度约为 10%，肾脏损害程度较轻，患儿生后 6 个月至 5 年出现门脉高压症状。

本病例中，患儿发病年龄为 8 岁，且以消化道症状起病，故应该分为青少年型。

3. 该患者为何以消化道症状而非泌尿系症状起病？

目前证据显示，ARPKD 患者的临床表现多样，但是存活至青年和成年的患者，通常以门脉高压相关症状或胆管炎症状为主要表现，泌尿系症状少见，后者常见于生存期较短的婴儿型 ARPKD 中。本病例中，该患者以呕血和黑便为主要症状，影像学检查提示食管下段和胃底广泛黏膜面静脉曲张，是典型的门脉高压的表现。因此，在分析青少年的门脉高压的病因时，除了应考虑先天性的肝病外，还应该注意存在 ARPKD 的可能性。

三、疾病介绍

常染色体隐性遗传多囊肾病（autosomal recessive polycystic kidney disease，ARPKD）是一种罕见的先天性肾病，发病率仅为 1/（20 000 ~ 40 000）。ARPKD 与遗传密切相关，其杂合子携带者率可达 1/70，近亲结婚会明显增加 ARPKD 的发生风险，但是由于 ARPKD 为常染色体隐性遗传，因此父母常无 ARPKD 病史。ARPKD 发病较早且预后极差，最常见于婴儿期，极少数在成年期发病，目前证据表明其发病在性别上并无显著差异。目前发现 PKHD1（polycystic kidney and hepatic disease 1）是 ARPKD 的唯一致病基因，其确切发病机制仍在探索中。按照发病年龄，可将 ARPKD 分为围产儿型、新生儿型、婴幼儿型及青少年型四种亚型。该病主要影响患者的肾脏与肝脏，一般来说，发病年龄越小肾脏受累越明显，而发病年龄越大，则肝脏受累越明显。需要注意的是，ARPKD 患者肝脏虽然常受累及，但其肝实质常无明显异常，故患者肝功能常无明显异常或仅有轻度受损。

ARPKD 的病理特征为肾脏病变虽常巨大但仍维持肾形，以及肝内胆管扩张伴周围纤维化。因此，在影像上，超声、CT 与 MRI 均能够发现其相应改变。ARPKD 的影像学改变主要包括肝脏与肾脏两个方面，其中肝脏改变包括：①胆道树异常：包括不规则形态、扩张、增多的肝内胆管，非阻塞性；②门脉纤维化：包括门脉增粗与纤维化改变。而肾脏改变主要为非梗阻性集合管扩张，累及 10% ~ 90% 的集合管，表现为管道扩张和拉长，通常为双肾对称发病，纤维化发生在肾间质。

超声上，新生儿或者胎儿 ARPKD 患者常出现双肾对称增大、皮髓质分界不清、髓质回声增高的典型超声改变，但年龄较大的患儿常以肝脾增大、肝内胆管扩张、肝门静脉扩张等肝胆改变为主，而肾病表现不典型。

ARPKD患者的CT表现最为典型。CT平扫上，患者肾脏增大、光滑，密度较低，可能是扩张管道中大量液体聚集所致。而在CT尿路造影和普通增强CT上，患者肾脏表现为条纹状强化，代表扩张小管中对比剂聚集。此外，CT扫描还可发现肝脾增大、肝内胆管扩张及门静脉扩张等肝胆改变。

MRI上，其主要表现为：双肾体积增大，肾包膜下呈波浪状改变，且双肾锥体多发 T1 低信号 T2 高信号影，夹杂少许 T1 高信号影，累及皮质导致皮髓质分界不清。肝脏体积增大，且常表现为左叶增大，右叶缩小，可伴肝内胆管扩张或囊肿。此外，还可见门静脉增粗、脾脏增大等门静脉高压的表现。

目前，ARPKD 的诊断主要依赖于影像学，对于影像学不能确诊的患者，则需进一步行基因检测，ARPKD 的致病基因 PKHD1 定位于染色体 6p21，后者是人类基因组中已发现的最常见疾病基因之一，需注意 PKHD1 基因的任何片段都可以成为基因变异位点。且现有证据表明，不同部位和不同性质的基因变异以及 ARPKD 的病理改变均与该病的预后密切相关。

目前，ARPKD 尚无有效的治愈手段，主要强调对症处理，尽量减少和缓解肾脏和肝脏疾病的远期并发症，器官移植是一种能改善长期预后的可能有效的治疗方法。需注意，对于存在肝脏表现的患者，应考虑肝肾联合移植的移植方案。

四、病例点评

常染色体隐性遗传多囊肾病（ARPKD）是一类相较于常染色体显性遗传多囊肾病（ADPKD）发病率更低，预后更差的先天性疾病。虽然绝大部分 ARPKD 患儿生存期极短，但其临床表现多变，且常无明确的家族史，因此在儿童或者青少年患者中常常难以确诊或被误诊为 Caroli 病。该病例提示我们：①儿童与青少年发生肝脏体积增大与门静脉高压的原因多种多样，除了应考虑先天性的肝病外，不应忽略 ARPKD 的可能性；② Caroli 病与 ARPKD 均可同时累及肝脏与肾脏，导致相应器官发生囊性改变。但是前者会出现明显的肝脏相关症状，如食欲降低、体重减轻、反复发作的右上腹疼痛等；后者常常表现为肾功能下降，而肝脏实质通常正常，肝功能基本不受损，应注意区分。

参考文献

[1]Mateescu DŞ，Gheonea M，Bălă S，et al.Diagnostic of early onset polycystic kidney disease in neonates[J].Current health sciences journal，2018，44（4）：374-380.

[2] 李国民，沈茜，孙利，等 . 九例 PKHD1 基因突变患者的表型分析 [J]. 中华

肾脏病杂志，2017，33（11）：831-837．

[3] 朱君，丁桂霞．常染色体隐性遗传性多囊肾病的诊治进展 [J]. 医学综述，2020，26（07）：1353-1358．

[4]Melchionda S，Palladino T，Castellana S，et al.Expanding the mutation spectrum in 130 probands with ARPKD：identification of 62 novel PKHD1 mutations by sanger sequencing and MLPA analysis[J].Journal of human genetics，2016，61（9）：811-821．

（病例提供者：姚 晋 陈云天 四川大学华西医院）

（点评专家：曾 浩 四川大学华西医院）

病例20　前列腺癌黏液腺癌

一、病例摘要

基本信息：

主诉：患者男性，58岁，因"尿频、尿急1+年，加重1+月"入院。

现病史：1+年前，患者无诱因出现尿频、尿急症状，不伴尿痛、尿不尽及夜尿增多等症状，当时患者未予重视。1+月前，患者上述症状加重，遂前来我院门诊就诊。

既往史：无特殊。

个人史：无特殊。

家族史：无特殊。

体格检查：患者BMI 24.2，查体肝、脾未见明显增大，腹部外形正常，质软，无压痛及反跳痛；肛门指检可触及增大的前列腺，未见指套带血。

辅助检查：T-PSA增高6.4ng/ml，血常规、凝血功能、血生化未见明显异常。

前列腺MRI检查（图20-1）提示：前列腺左叶可见一T2WI上信号不均，弥散明显受限，强化明显的病灶，最大层面长短径为3.02cm×2.76cm，符合PI-RADS 5分表现。前列腺右叶可见T2高信号改变，早期强化明显，性质待定。

诊断：前列腺癌。

诊疗经过：结合患者上述病史、体征和辅助检查，临床诊断考虑为前列腺癌。根据中国临床肿瘤协会（CSCO）前列腺癌诊疗指南2020版，该患者具有前列腺穿刺指征。

在完善术前准备后，该患者接受了系统性前列腺穿刺（12针），穿刺病理提示：前列腺左侧移行区，左侧尖部查见前列腺腺癌，Gleason评分4＋4＝8分（ISUP/WHO 2016分级分组：第四组），免疫组化：AMACR（＋），P63（－），HCK（－）。左侧外周带前部、左侧外周带中部、左侧外周带后部及左侧内腺区为增生前列腺组织。前列腺右侧内腺区、右侧移行区、右侧尖部、右侧外周带前部、右侧外周带中部与右侧外周带后部查见前列腺癌，内含黏液腺癌成分，Gleason评分：4＋5＝9分（ISUP/WHO 2016分级分组：第五组），免疫组化：AR（＋），PSA（＋），CgA（－），CDX2（－）。

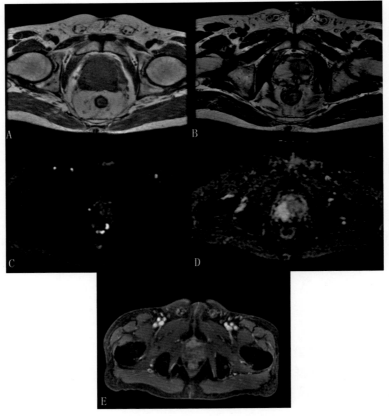

图20-1　多参数前列腺MRI图像

注：A. 轴 位 T1WI；B.T2WI；C.DWI（b ＝ 1400s/mm^2）；D.ADC（b ＝ 1400s/mm^2）；E. 增 强
T1WI。

根据 CSCO 前列腺癌诊疗指南 2020 版，为完善患者前列腺癌分期，患者接受
了全身 CT 增强扫描与骨扫描，结果未见明显淋巴结转移与前列腺外转移病灶。综
上，该患者前列腺分期为：$T_{2c}N_0M_0$，分组为极高危组。

随访： 根据指南，患者接受了 EBRT ＋近距离放疗＋长疗程 ADT 治疗，患者
治疗后随访 T-PSA 至今，未见明显异常。

二、病例分析

1. 该患者前列腺左叶和右叶的前列腺癌病灶为何会呈现出明显不同的 MRI
特征？

患者前列腺右叶肿瘤中包含了明显的黏液腺癌成分，而左叶肿瘤主要为单纯腺
癌，由于黏液腺癌内部蛋白含量较高，因此其在 MRI 上的特征也与单纯的腺癌明

显不同。

　　由于黏液腺癌内含大量黏蛋白成分，因此若病变在移行带其在 T2WI 会呈现高信号的病灶，若病变在外周带，则与周围组织呈等信号改变。在 DWI 序列（图 20-2）中，需要注意的是黏液腺癌弥散受限最明显的 b 值为 800 ~ 1000s/mm²，该受限信号在更高 b 值反而会降低，因此在前列腺常规观察弥散受限的 b 值（b ＝ 1400s/mm²）常常无法观察到黏液腺癌弥散受限。此外，区别于单纯腺癌，目前文献报道黏液腺癌病灶的 ADC 值通常无显著下降。在 DCE 序列中，黏液腺癌的强化模式目前无明显特点。

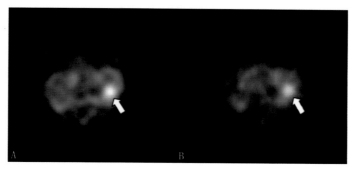

图20-2　黏液腺癌DWI图像

注：A.b＝1000s/mm²；B.b＝2000s/mm²。

　　2．在何种情况下，需要怀疑前列腺黏液腺癌？

　　对于 PSA 异常增高，但是在 T2WI 无法观察到明显的低信号病灶，同时在 DWI 高 b 值也无法观察到明显的弥散受限的患者，不应忽略前列腺黏液腺癌的可能性。此时，应注意 T2WI 上的高、等信号病灶，同时应切换至 b ＝ 800s/mm² 或者 b ＝ 1000s/mm² 观察是否存在弥散受限的病灶。需要注意的是，有时前列腺黏液腺癌，特别是转移性前列腺黏液腺癌患者的 PSA 也可无明显升高。

　　3．PI-RADS 诊断系统是否仍适用于前列腺黏液腺癌等特殊类型的前列腺恶性肿瘤？

　　PI-RADS 系统为目前国际上通行的前列腺癌结构化报告系统，但是，现有证据表明前列腺的特殊类型恶性肿瘤由于其病灶的病理特点，常无 PI-RADS 描述的典型征象改变，从而导致 PI-RADS 结果失真。因此，对于怀疑特殊类型的前列腺癌病灶，不应使用 PI-RADS 进行描述。例如在本例中，病理结果显示右叶病灶较左叶恶性程度更高，但是由于 T2WI 上无低信号病灶，且在 b ＝ 1400 中无弥散受限，ADC 值无明显降低，其 PI-RADS 评分仅为 1 分，结果明显失真。

三、疾病介绍

前列腺黏液腺癌是一种罕见的前列腺恶性肿瘤，由 Elbadawi 在 1979 年首先发现并报道。原发性前列腺黏液腺癌极为罕见，仅占所有前列腺癌的 0.1% ~ 0.2%。原发性前列腺黏液腺癌的症状与典型的前列腺癌症状相似：仅当肿瘤侵犯尿道时，可出现尿道梗阻或者刺激症状，严重时可导致尿潴留，故患者常因尿频、尿急等下尿路症状就诊。绝大部分前列腺黏液腺癌患者的血清 PSA 均会升高，但偶尔可见血清 PSA 不高于 4ng/ml 的前列腺癌黏液腺癌患者。影像学上，超声中可见前列腺低回声结节，MRI 中可见 T2 高信号占位，在 DWI（b = 800s/mm^2）中可观察到病灶弥散受限。

前列腺癌黏液腺癌的确诊依赖于穿刺，其病理诊断标准为：①肿瘤细胞能够分泌大量的酸性和（或）中性的黏液基质，黏液腺癌中的黏液性物质总量超过肿瘤组织的 25%；②细胞起源于前列腺小管、前列腺上皮细胞或前列腺囊；③胶样癌呈非乳头样生长；④黏液腺癌细胞并不来源于前列腺外组织。

目前的报道中，前列腺黏液腺癌的治疗策略与典型腺癌无明显区别，其预后也相似。

四、病例点评

前列腺黏液腺癌是一种罕见的前列腺癌亚型，其特征是肿瘤细胞外黏蛋白聚集。其病理特征也导致了其影像特征与常见的单纯前列腺腺癌有所区别。该病例提示我们：①对于 PSA 异常增高的患者，在无法发现典型的 T2WI 低信号前列腺癌病灶的情况下，影像医师还应避免忽略异常的高、等信号病灶从而导致前列腺黏液腺癌此类特殊病灶的漏诊；②目前常规推荐观察前列腺癌的最佳 b 值是 1400s/mm^2，但是该 b 值为单纯前列腺癌推荐的 b 值，而前列腺黏液腺癌此类特殊亚型更容易在 b = 800s/mm^2 上观察到弥散受限。目前，大部分医院的 DWI 扫描 b 值为 50、800 和 1400，该病例提示我们不应"跳"过 800b 值直接观察 1400b 值图像上的弥散受限情况，否则容易遗漏特殊类型的前列腺癌；③ PI-RADS 评分是目前最通用的前列腺癌影像评价标准，但是影像医师应清楚该评分仅适用于单纯的前列腺腺癌，对于特殊类型的前列腺癌，不应使用 PI-RADS 评分进行报告。

参考文献

[1]Yamada K，KOZAWA N，NAGANO H，et al.MRI features of mucinous adenocarcinoma of the prostate：report of four cases[J].Abdominal radiology（NY），2019，44（4）：1261-1268.

[2]OSUNKOYA AO.Mucinous and secondary tumors of the prostate[J].Modern pathology，2018，31（S1）：S80-S95.

[3]ZHAO F，YU X，XU M，et al.Mucinous prostate cancer shows similar prognosis to typical prostate acinar carcinoma：a large population-based and propensity score-matched study[J].Frontiers in oncology，2020，9：1467.

（病例提供者：姚 晋 陈云天 四川大学华西医院）

（点评专家：曾 浩 四川大学华西医院）

病例21 肝细胞癌

一、病例摘要

基本信息：

主诉：患者男性，47岁，因"中上腹痛1个月，超声发现肝脏占位25天"入院。

现病史：患者1个月前无明显诱因突发中上腹阵发性绞痛，伴右上腹压痛、发热（最高38.0℃）及腹泻，疼痛无明显加重或缓解因素，患者无腹胀、恶心、呕吐、胸闷、皮肤及巩膜黄染等不适，于当地医院行输液治疗（具体用药及用法不详）5天后疼痛缓解。25天前于我院行腹部超声检查示：肝右叶内见大小约2.4cm×1.7cm的弱回声团，边界清楚，形态规则，内未见明显血流信号，性质待定，建议行超声造影或其他检查明确性质。现患者为求进一步诊治就诊于我院。

既往史：诊断乙型病毒性肝炎20年；诊断Ⅱ型糖尿病15天。

个人史：吸烟史30年，平均20支/日。饮酒史30年，平均500g/d。

家族史：哥哥有乙肝病史。

体格检查： 体温36.8℃，脉搏68次/分，呼吸17次/分，血压120/68mmHg，心率68次/分。腹部平坦，未见腹壁静脉曲张，未见胃肠型及蠕动波，全腹软，无压痛及反跳痛，腹部未触及包块，肝脏、脾脏肋下未触及，Murphy征阴性，肝浊音界正常，移动性浊音阴性，肠鸣音无增强或减弱。

辅助检查： 输血全套检查提示乙肝病毒表面抗原阳性、乙肝病毒e抗体阳性、丙肝病毒抗体阳性。血肿瘤标志物提示甲胎蛋白（alpha fetoprotein，AFP）10.98ng/ml（正常值范围＜7ng/ml），癌胚抗原7.17ng/ml（正常值范围＜5ng/ml）。异常凝血酶原未查。

腹部超声（图21-1）提示：肝右叶内见大小约2.4cm×1.7cm的弱回声团，边界清楚，形态规则，内未见明显血流信号，性质待定，建议行超声造影或其他检查明确性质。MRI肝细胞特异性对比剂增强扫描（图21-2）：肝右后上段见一结节，大小约2.1cm×1.9cm，边界较清，T1呈稍低信号，T2呈稍高信号，周围可见T1、T2低信号环，弥散受限，动脉期明显均匀强化，门脉期及延迟期信号稍低于周围肝实质，包膜强化，肝胆期呈等-稍高信号；上述结节，考虑肝细胞癌（liver imaging reporting and data system，LI-RADS 5），请结合临床。

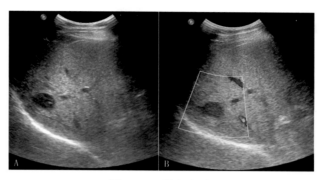

图21-1　腹部超声

注：A.平扫；B.血流图。

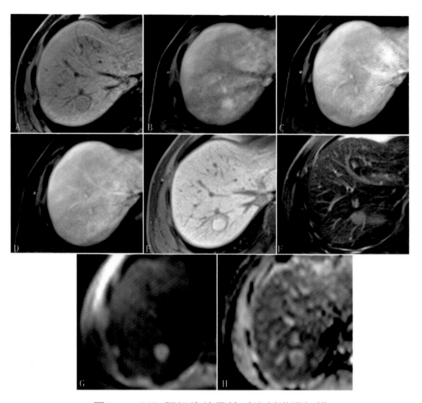

图21-2　MRI肝细胞特异性对比剂增强扫描

注：A.T1WI 平扫；B. 动脉期；C. 门脉期；D. 移行期；E. 肝胆期；F.T2WI；G. 弥散加权成像（ b = 200s/mm^2 ）；H. 表观弥散系数（ apparent diffusion coefficient，ADC ）参数图。

诊断：肝细胞癌。

诊疗经过：经肝脏外科全科讨论，结合患者病毒性肝炎病史以及肝细胞特异性对比剂增强 MRI 结果，认为肝右后上段结节肝细胞癌诊断明确，患者具备手术指征。完善术前评估后，无手术绝对禁忌证，遂在全麻下行右半肝切除＋门静脉修补术。术中见肝脏轻 - 中度硬化，右肝稍小，于肝右后叶探及一质中包块，大小约 3cm×2cm。完整切除病灶后剖视标本可见肿块呈暗绿色，边界较清，周围无明显卫星灶，无转移灶。

大体病理见距肝切缘 0.2cm，距被膜下 1.2cm 可见一囊性区，大小为 1.8cm×1.5cm，切面灰绿，囊性，与周围组织分界较清；周围肝组织灰黄、灰红、实性、质中，未见卫星结节及癌栓。病理诊断：肝细胞癌（2 级 / 中分化），未侵及肝脏被膜，周围肝组织镜下脉管内查见癌栓，周围肝呈慢性肝炎表现（G_3，S_2），部分肝细胞脂肪变性。

二、病例分析

本病例患者为慢性乙型病毒性肝炎患者，因此可使用 2018 版肝脏影像报告及数据系统（LI-RADS）对肝右后上段结节进行标准化描述和分级诊断。该结节直径 ＞ 20mm，肝细胞特异性对比剂增强 MRI 中主要征象为非环状动脉期强化、强化包膜、非周边廓清，虽然有肝胆期等 - 稍高信号这一支持良性的辅助征象，但弥散受限为支持恶性的辅助征象，根据 2018 版 LI-RADS "如果同时有 ≥ 1 个支持恶性和 ≥ 1 个支持良性的辅助征象，则不更改分级"，因此该结节最终的 LI-RADS 分级为 5 级（确定为肝细胞癌）。图 21-3 为该患者的肝细胞特异性对比剂增强 MRI 结构化报告（以 2018 版 LI-RADS 为主要内容）。

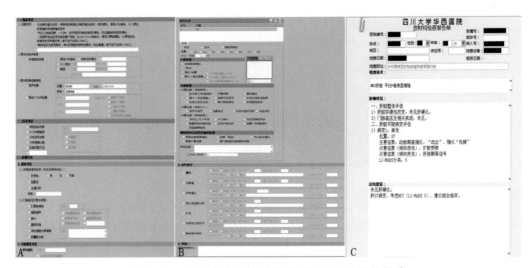

图21-3 肝细胞特异性对比剂增强MRI结构化报告

注：A、B.结构化报告书写过程勾选、填写条目；C.结构化报告最终界面。

鉴别诊断主要包括：①局灶性结节增生（focal nodular hyperplasia，FNH）：FNH 好发于青年女性，大多数无肝炎、肝硬化病史，虽然肝胆期也可呈均匀等或稍高信号，但门脉期及延迟期通常持续强化，典型 FNH 可见中央斑痕，可作为与本病例的鉴别要点；②肝细胞腺瘤：好发于年轻女性，与口服避孕药有关，和 FNH 类似，虽然肝胆期也可呈等或稍高信号，但门脉期及延迟期通常不会出现廓清，另外本病例患者有病毒性肝炎感染，可作为两者的鉴别依据。

三、疾病介绍

原发性肝癌是全世界第六常见的恶性肿瘤，在肿瘤致死病因中排列第三，其中以肝细胞癌多见，比例为 85%～90%。肝细胞癌的危险因素主要包括肝炎病毒、黄曲霉素、代谢综合征、酗酒等，肝炎病毒（乙型和丙型）为亚洲国家的常见危险因素，代谢综合征、酗酒为欧美国家的常见危险因素。

我国肝细胞癌的主要病因为乙型肝炎病毒感染，其导致肝脏发生慢性炎症以及肝硬化。70% 以上的肝细胞癌发生于肝硬化背景之上。在肝硬化的基础上首先形成再生结节，之后逐渐发展为低级别和高级别不典型增生结节，最后发展为肝癌。再生结节是肝硬化的基本病变，结节由多个肝细胞增生形成。不典型增生结节的肝细胞出现异型增生，直径通常 ≥ 1mm，但缺乏恶性的组织学表现。低级别不典型增生结节表现为肝实质结构改变，以及细胞数量和核质比增加。高级别不典型增生结节表现为肝细胞层厚度增加，细胞核在大小和形状上出现异型表现。再生结节至肝癌的发展过程中伴随着结节血供的变化，即门静脉血供逐渐减少以及异常肝动脉血供增加。早期肝细胞癌通常无临床症状，随着肿瘤进展，可能出现右上腹疼痛、肝大、腹胀、恶心、食欲下降、乏力、体重减轻、黄疸等。如果患者有肝硬化，还可能出现肝硬化失代偿相关的症状，如上消化道出血、腹水、腹膜炎等。

肝细胞癌的诊断主要包括临床病史、实验室检查和影像学检查，部分不典型病灶有时需要穿刺活检。实验室检查主要包括肝炎病毒标志物、甲胎蛋白、异常凝血酶原、肝功能检查等。甲胎蛋白是诊断肝细胞癌的重要血清肿瘤标志物，当血清甲胎蛋白 ≥ 400μg/L 并排除妊娠、活动性肝病、生殖腺胚胎源性肿瘤以及消化道肿瘤后，即可考虑诊断肝细胞癌。但大约 1/3 的肝细胞癌患者甲胎蛋白水平可正常。异常凝血酶原、血清甲胎蛋白异质体、血浆游离微小核糖核酸也可作为早期诊断肝癌的标志物。影像学检查方法主要包括超声造影、动态增强 CT 和 MRI。典型肝细胞癌的强化方式为"快进快出"。近年来，肝细胞特异性对比剂增强 MRI 逐渐成为诊断肝细胞癌的重要影像学方法，大多数肝细胞癌在肝胆期呈低信号，但 10%～15% 的肝细胞癌在肝胆期呈稍高/等信号。在生物学特征方面，肝胆期

稍高 / 等信号的肝细胞癌仍可正常表达有机阴离子转运多肽 1B3（organic anion-transporting polypeptide 1B3，OATP1B3），因此癌细胞可在肝胆期摄取对比剂而呈稍高 / 等信号；在组织病理学特征方面，肝胆期稍高 / 等信号的肝细胞癌可出现假腺管型增生，并伴有胆栓，因此也称为"绿色肝癌"。肝胆期稍高 / 等信号肝细胞癌的复发率较肝胆期低信号肝细胞癌更低。

目前常用的肝细胞癌诊断标准主要包括我国卫生健康委员会发布的原发性肝癌诊疗规范（2019 版）、美国放射学院提出的 2018 版 LI-RADS、欧洲肝脏研究学会提出的肝癌诊疗指南以及亚太肝脏研究学会提出的肝癌诊疗指南（2017 版）。除了亚太肝脏研究学会肝癌诊疗指南（2017 版）外，上述其他三个诊断标准均将"快进快出"强化方式作为诊断依据，而亚太肝脏研究学会肝癌诊疗指南（2017 版）将钆塞酸二钠（gadoxetate disodium，Gd-EOB-DTPA）增强 MRI 作为 HCC 的一线诊断技术，在非典型"快进快出"强化方式的病灶中，肝胆期低信号可作为诊断肝癌的重要依据。Jeon 等人为拟行肝移植的患者行钆塞酸增强 MRI 检查，比较了 LI-RADS、欧洲肝脏研究学会肝癌诊疗指南以及亚太肝脏研究学会肝癌诊疗指南在诊断肝癌方面的准确性，结果显示 LI-RADS 的特异度最高，亚太肝脏研究学会指南的敏感度最高，原因是在提出 LI-RADS 的西方国家中肝癌的主要治疗方式为肝移植，所以需要保证诊断的高特异度，而亚太地区肝癌的主要治疗方式为肝脏部分切除，因此更注重诊断的敏感度。

鉴别诊断主要包括：① FNH：FNH 好发于年轻女性，通常无肝硬化背景，典型 FNH 可见中央斑痕，增强后动脉期明显强化，门脉期及延迟期持续强化，中央斑痕延迟强化，肝胆期通常呈环形强化或均匀的等或稍高信号；②肝细胞腺瘤：好发于年轻女性，部分有明确的口服避孕药史，通常无肝硬化背景。肝细胞腺瘤有包膜，容易伴出血、钙化，甚至破裂，动脉期明显强化，门脉期及延迟期持续强化，肝胆期可呈低信号，也可呈等或高信号，有时与门脉期无廓清的肝细胞癌较难鉴别，此时应结合患者临床病史、病毒性肝炎标志物、肿瘤标志物等综合考虑判断；③血管平滑肌脂肪瘤：好发于中、青年女性，大多数无肝炎病史。有时与伴有脂肪变性、不伴有肝硬化背景的肝细胞癌较难鉴别。血管平滑肌脂肪瘤动脉期的强化程度通常低于肝细胞癌，病灶内的血管成分强化方式与血管瘤相似，门脉期和延迟期仍持续强化，有时可在动脉早期看到引流静脉；④富血供肝脏转移瘤：内分泌肿瘤、胃肠道黏液腺癌、肉瘤、黑色素瘤等转移至肝脏的富血供转移瘤动脉期也可明显强化，如果有明确原发肿瘤病史且肝内为多发病灶则不难鉴别，当原发肿瘤病史尚不明确且肝内为单发病灶时则不易鉴别。大多数富血供肝脏转移瘤在门脉期仍可见强化，且多表现为环形强化，可作为与肝细胞癌的鉴别要点之一。

肝细胞癌的治疗方法主要包括肝切除术、肝移植术、射频消融、肝动脉化疗栓塞、靶向药物治疗、放疗等。在治疗决策制订方面应充分发挥多学科诊疗团队模式的优势，尤其是对于疑难病例的诊治，通过多学科交流制订最佳治疗决策，避免单科治疗的局限性。

四、病例点评

本病例为一例肝细胞特异性对比剂增强 MRI 肝胆期等－稍高信号的中分化肝细胞癌。随着肝细胞特异性对比剂的逐渐广泛应用，越来越多的放射科医生建立了肝细胞癌由于无正常肝细胞功能而在肝胆期呈低信号的认识，但同时仍需要认识到10% ~ 15% 的肝细胞癌在肝胆期可呈稍高 / 等信号。因此在利用 MRI 诊断肝细胞癌时，应在了解肝细胞癌发生发展的组织病理学以及其生物学特征基础上，结合多个序列、各个动态增强期相以及实验室检查综合考虑判断。当患者符合 LI-RADS的适用标准时，可考虑通过根据 LI-RADS 建立的结构化报告进行影像诊断，一方面可以规范放射科医生的诊断思路、提高诊断效率，另一方面可通过标准化的语言和结构化的特征与临床医生更好地交流沟通，使影像报告在患者诊治中发挥更大价值。

参考文献

[1]SUNG H， FERLAY J， SIEGEL RL， et al.Global cancer statistics 2020：Globocan estimates of incidence and mortality worldwide for 36 cancers in 185 countries[J].CA：A cancer journal for clinicians， 2021， 71（3）：209-249.

[2]KANDASAMY A， POTTAKKAT B.Alpha-fetoprotein：A molecular bootstrap for hepatocellular carcinoma[J].International Journal of Molecular & Immuno Oncology， 2020， 5（3）：93-95.

[3]FUJITA N， NISHIE A， ASAYAMA Y， et al.Hyperintense liver masses at hepatobiliary phase gadoxetic acid-enhanced mri：Imaging appearances and clinical importance[J].Radiographics， 2020， 40（1）：72-94.

[4] 中华人民共和国国家卫生健康委员会医政医管局 . 原发性肝癌诊疗规范（2019 年版）[J]. 中华肝脏病杂志， 2020， 28（2）：112-127.

[5]MARRERO JA， KULIK LM， SIRLIN CB， et al.Diagnosis， staging， and management of hepatocellular carcinoma：2018 practice guidance by the american association for the study of liver diseases[J].Hepatology， 2018， 68（2）：723-750.

[6]EUROPEAN ASSOCIATION FOR THE STUDY OF THE LIVER.Easl clinical practice guidelines : Management of hepatocellular carcinoma[J].Journal of hepatology，2018，69（1）: 182-236.

[7]OMATA M，CHENG AL，KOKUDO N，et al.Asia-pacific clinical practice guidelines on the management of hepatocellular carcinoma : A 2017 update[J].Hepatology International，2017，11（4）: 317-370.

[8]JEON SK，LEE JM，JOO I，et al.Comparison of guidelines for diagnosis of hepatocellular carcinoma using gadoxetic acid-enhanced mri in transplantation candidates[J].European radiology，2020，30（9）: 4762-4771.

（病例提供者：蒋涵羽　曲亚莉　四川大学华西医院）

（点评专家：卢春燕　四川大学华西医院）

病例22 肝脏局灶性结节增生

一、病例摘要

基本信息：

主诉：患者男性，39 岁，因"体检发现肝脏占位 3 天"入院。

现病史：患者入院前 3 天于当地医院体检，上腹部增强 CT 扫描提示：①肝右叶下段肿块，性质待定；②肝右前叶血管瘤。腹部彩超提示：肝脏实性占位，建议进一步检查。患者无乏力、厌油、恶心、呕吐、呕血、便血、腹痛、腹胀、皮肤巩膜黄染等不适，现为进一步诊治就诊于我院。

既往史：已接种乙肝疫苗，余无特殊。

个人史：无特殊。

家族史：母亲患高血压，余无特殊。

体格检查： 体温 36.5℃，脉搏 87 次 / 分，呼吸 19 次 / 分，血压 124/77mmHg，心率 87 次 / 分。腹部平坦，未见腹壁静脉曲张，未见胃肠型及蠕动波，全腹软，无压痛及反跳痛，腹部未触及包块，肝脏肋下未触及，脾脏肋下未触及，胆囊未触及，Murphy 征阴性，肝浊音界正常，移动性浊音阴性，肠鸣音无增强或减弱。

辅助检查：

血肿瘤标志物提示血清糖类抗原 19 ～ 934.7U/ml（正常值范围＜ 30U/ml），甲胎蛋白（alpha fetoprotein，AFP）、血清糖类抗原 125、血清糖类抗原 72-4、癌胚抗原、细胞角蛋白 19 片段、烯醇化酶均正常。肝功能检查提示总胆红素 29.5mmol/L（正常值范围 5 ～ 28mmol/L）、直接胆红素 9.4mmol/L（正常值范围＜ 8.8mmol/L）、间接胆红素 20.1mmol/L（正常值范围＜ 20mmol/L），余肝功能检查指标基本正常。乙肝病毒血清标志物定量（两对半）、丙肝抗体测定、凝血常规、凝血酶原时间、异常凝血酶原、血常规均正常。

入院后肝脏超声造影（图 22-1）提示：①右肝下份见大小约 7.0cm×4.9cm×4.6cm 的弱回声团，边界较清楚，形态较规则，内部回声不均匀，内可见片状高回声区及丰富血流信号，经静脉注入造影剂后，动脉期呈高强化，门脉期及实质期呈等强化，考虑多为富血供肿瘤，不除外血管平滑肌脂肪瘤；②右肝上份近膈顶部包膜下见大小约 1.6cm×1.2cm 的弱回声结节，边界较清楚，形态较规则，经静脉注入造影剂后，动脉期呈环状结节样高强化，门脉期及实质期呈稍高强化，考虑多为血管瘤。MRI 肝细胞特异性对比剂增强扫描：①肝右叶下段见分叶状肿块突向外，大小约 6.4cm×4.9cm，边界较清，T1 呈稍高信号，T2 呈稍高信号，弥散未见受限，动脉期不均匀明显强化，门脉期及移行期仍轻度强化，肝胆期呈不均匀稍高信号；上述血供丰富肿块，局灶性结节增生可能性大，或其他？请结合临床（图22-2）；②肝右前叶上段见类圆形结节，T1 呈低信号，T2 呈高信号，弥散未见受限，大小约 1.2cm×1.8cm，动脉期边缘强化，门脉期及移行期中心性推进，肝胆期呈稍低信号；上述结节考虑为血管瘤。

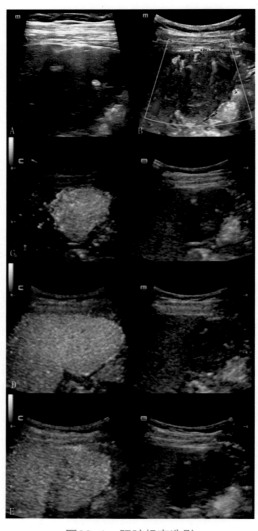

图22-1　肝脏超声造影

注：A.平扫；B.血流图；C.动脉期；D.门脉期；E.实质期。

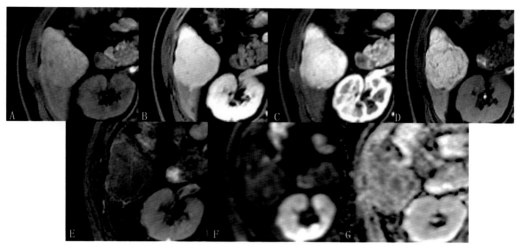

图22-2　MRI肝细胞特异性对比剂增强扫描

注：A.T1WI 平扫；B. 动脉期；C. 门脉期；D. 肝胆期；E.T2WI；F. 弥散加权成像（b = 800s/mm² ）；G. 表观弥散系数（apparent diffusion coefficient，ADC）参数图。

诊断：

1．肝右叶下段富血供占位，局灶性结节增生（focal nodular hyperplasia，FNH）？

2．肝右前叶上段血管瘤。

诊疗经过： 完善术前评估后，经肝脏外科全科讨论，认为患者肝脏右叶下段占位性质需术后病理结果确诊，患者具备手术指征，无手术绝对禁忌证，遂行全麻下腹腔镜下右肝肿瘤切除术＋肝血管瘤切除＋右肝静脉修补＋门静脉修补术。术中于肝 S5、S6 段可见一大小约 7cm×7cm×7cm 的类圆形肿块突出于肝脏表面，完整切除病灶后剖视标本可见肿块内为暗红色软组织，质地较软；S8 段可见一大小约 1cm 圆形结节突出肝脏表面，完整切除病灶后剖视标本可见结节内为海绵状改变，质地柔软。

术后大体病理所见：已剖部分切除肝脏一块，大小 11cm×8cm×5cm，表面被膜大部分完整光滑，部分区域呈结节状隆起，隆起区下紧邻被膜，距切缘 0.6cm 可见一肿物，大小 7cm×5.8cm×4.8cm，切面灰绿，实性，质中，可见星芒状斑痕，与周围组织分界不清，未查见脉管癌栓及卫星结节，周围肝组织切面未见结节性肝硬化改变；组织病理诊断为局灶性结节增生。肝右前叶上段结节组织病理诊断为海绵状血管瘤。

二、病例分析

本病例患者为青年男性，体检发现肝右叶下段富血供占位以及右前叶上段血管瘤，无临床症状。肝右叶下段病灶肝胆特异性对比剂增强 MR 表现为分叶状肿块，动脉期明显强化，门脉期及延迟期持续强化，提示病灶血供丰富；肝胆期病灶呈不均匀稍高信号，提示病灶内肝细胞具有正常肝细胞功能，为诊断 FNH 提供了重要依据；另外病灶弥散未见明显受限，进一步支持 FNH 的诊断。患者的实验室检查也为诊断 FNH 提供了依据，主要包括肝功仅轻度异常、无病毒性肝炎感染、甲胎蛋白及异常凝血酶原正常，糖类抗原 19–9 仅轻度升高。由于 FNH 被认为是由畸形动脉导致的，可伴有其他血管畸形疾病（约 20% 的病例合并肝血管瘤），因此该患者同时伴有的血管瘤也可为诊断 FNH 提供一定的依据。有研究报道男性 FNH 患者的病灶较女性更不典型，因此即使该病灶在 MR 中无延迟强化的中央斑痕影，但结合上述其他 MR 征象和实验室检查，仍应考虑诊断 FNH。

鉴别诊断主要包括：①不典型肝细胞癌：虽然不典型肝细胞癌在门脉期及延迟期可不出现廓清，但在肝胆期通常呈低信号（但部分也可呈等信号），弥散通常受限；另外本病例患者无病毒性肝炎及肝硬化，甲胎蛋白和异常凝血酶原均正常，因此可被排除；②肝细胞腺瘤：通常有包膜，容易伴出血、钙化，肝胆期通常呈低信号（但部分也可呈等或高信号），可作为与本病例 FNH 的鉴别要点。另外肝细胞腺瘤好发于年轻女性，与口服避孕药密切相关。

三、疾病介绍

FNH 是位于血管瘤之后成年人第二常见的肝脏良性局灶性病变，其在成年人中的患病率为 0.8% ～ 3.2%。通常认为女性患者与男性患者的发病比例为 2 : 1，但也有研究报道该比例约为 8 : 1，女性患者就诊时的平均年龄为 35 ～ 50 岁。有研究报道男性 FNH 患者的病灶较女性患者病灶小，且病理表现更不典型。目前 FNH 的病因及发病机制不明，但肝内畸形的动脉可能是导致 FNH 的原因，这些畸形动脉引起局部灌注增加或降低，从而导致正常肝细胞增生。FNH 可伴有其他血管畸形疾病，如血管瘤、遗传性出血性毛细血管扩张症、动静脉畸形等，约 20% 的病例合并肝血管瘤，该现象可支持上述畸形动脉为致病原因的理论。一些基因表达相关的研究结果显示 FNH 的分子特征也支持血管畸形是主要的发病机制。FNH 中血管生成素 1（angiopoietin 1，ANGPT1）增高，而拮抗 ANGPT1 的血管生成素 2（angiopoietin 2，ANGPT2）降低，ANGPT1/ANGPT2 比值增高从而促进血管生成。谷氨酰胺合成酶（glutamine synthase，GS）也可在 FNH 中过表达，从而在免疫组化染色时于结节外周呈典型地图样模式，为 FNH 的特异表现，因此该表现有助于病理学确诊。

　　FNH 通常为单发，也可为多发（大约 20%），多发 FNH 同时伴有血管瘤被称为多发 FNH 综合征。FNH 被分为典型 FNH 和不典型 FNH 两种类型。典型 FNH 由增生的肝细胞和中央斑痕组成，表现为异常结节结构、血管畸形和胆管增生；不典型 FNH 无异常结节结构或血管畸形，但有胆管增生。中央斑痕并不是真的斑痕组织，而是聚集的血管和胆管。典型 FNH 通常位于肝脏表面，呈分叶状，无包膜；其病理表现为增生结节被起源于中央斑痕的放射状纤维间隔所包绕，病灶内无门静脉，在纤维间隔和实质交界区可看到胆管增生。不典型 FNH 有多种表现，大部分与腺瘤相似，如分叶结构不明显、无中央斑痕等。

　　大多数 FNH 患者没有症状，多于体检时偶然发现。少数患者可因病灶体积较大而在右上腹可触及包块。FNH 患者的甲胎蛋白水平通常正常。大部分 FNH 患者的肝功能指标是正常的，少数患者（12% ~ 13%）可出现异常肝功能指标。影像学检查（超声、CT 和 MRI）和活检是诊断 FNH 的主要手段。在超声中 FNH 的回声通常较均匀，大多数为等回声，也可为稍低或稍高回声，中央斑痕区的回声通常稍高。有时病灶不易被发现，仅表现为稍异于周围肝实质的异常回声，甚至仅能观察到周围肝脏组织或血管受挤压后形成的假包膜。彩色多普勒超声可显示肿块血供丰富，动脉血流从中央静脉呈辐射状向外周流动。超声造影中典型 FNH 在动脉早期呈辐轮状强化，动脉晚期强化范围逐渐增加，门脉期和延迟期回声与肝实质相似，中央斑痕在延迟期呈略高回声。平扫 CT 中，典型 FNH 表现为分叶状的等或稍低密度肿块，密度较均匀，边界清楚；20% ~ 30% 的病例可见低密度的中央斑痕。动态增强 CT 中，由于 FNH 有丰富的动脉血供，典型 FNH 在动脉期明显强化，但中央斑痕无强化或轻度强化；门脉期病灶强化程度减低，与周围正常肝实质相比密度稍高或呈等密度，中央斑痕强化逐渐变明显；延迟期肿块呈等密度，中央斑痕强化更明显呈等或高密度。如果病灶较大，有时可看到供血动脉穿过中央斑痕，以及病灶表面的引流静脉，可能会被误认为是强化的包膜。不典型 FNH 的 CT 表现主要为密度不均匀、无中央斑痕或中央斑痕无强化。MRI 诊断 FNH 的敏感性和特异性均高于超声和 CT，可以更好地显示中央斑痕。典型 FNH 在 T1 加权像中呈等或稍低信号，在 T2 加权像中呈稍高或等信号，信号与周围正常肝实质的差别不明显。由于增生胆管周围的炎性反应以及中央斑痕和纤维间隔内有血流较慢的血管，中央斑痕通常在 T1 加权像中呈低信号，在 T2 加权像中呈高信号。动态增强 MR 中典型 FNH 的强化方式与其在动态增强 CT 中相似，即动脉期明显强化，门脉期及延迟期强化程度逐渐减低至等密度，中央斑痕呈延迟强化。由于 FNH 内为增生的肝细胞，其具有正常的肝细胞功能，细胞膜上有机阴离子转运多肽 1B3（organic anion-transporting polypeptide 1B3，OATP1B3）的表达与周围正常肝实质细胞相比表达量相等或更多，另外病灶内异常增生的胆管并未与周围正常的胆管系统相通，所以在注射肝细胞特异性对比剂后病灶内增生的肝细胞可摄取对比剂，在肝胆期呈等或稍高信号，而中央斑痕由于缺乏有功能的肝细胞在肝胆期呈低信号；上述典型 FNH 的肝胆期表现被称为环状或甜甜圈样强化。部分 FNH 无肉眼可见的中央斑痕（尤其是 < 3cm 的病灶），此类病灶在肝胆期通常呈均匀的等或高信号。有研究报道大约 40% 的 FNH 在肝胆期呈均匀的等或稍高信号，大约 60% 的 FNH 在肝胆期表现为典型的甜甜圈样强化。不典型 FNH 的 MRI 表现为 T1 及 T2 信号不均匀，原因是病灶内有小的出血灶、肝窦扩张、脂肪浸润；若病灶内蛋白含量较多、有出血、铜沉积，病灶在 T1 加权像中可呈高信号。综上所述，动态增强 MRI 是诊断 FNH 准确性最高的影像学方法，尤其是结合病灶的肝胆期信号有助于鉴别 FNH 与其他肝脏富血供病变。

需与 FNH 鉴别的其他肝脏局灶性病变主要包括肝细胞腺瘤、富血供肝细胞癌、纤维板层型肝癌和血管瘤。①肝细胞腺瘤：好发于年轻女性，与口服避孕药密切相关。与 FNH 不同的是，肝细胞腺瘤有包膜，容易伴出血、钙化，甚至破裂，无中央斑痕，动脉期的强化程度低于 FNH，肝胆期通常呈低信号，但部分肝细胞腺瘤（主要为 β-catenin 启动型和炎症型）肝胆期也可呈等或高信号；②不典型肝细胞癌：与典型肝细胞癌 "快进快出" 强化方式不同，部分不典型肝细胞癌在门脉期仍保持较明显的强化，但肝胆期通常呈低信号，可作为与 FNH 的鉴别要点；另外需结合患者的病史及实验室检查，如是否有病毒性肝炎、肝硬化，甲胎蛋白和异常凝血酶原是否升高等；③纤维板层型肝癌：和典型 FNH 一样，纤维板层型肝癌也具有中央斑痕，但后者体积更大（通常 > 10cm）、更易合并钙化，而且病灶的密度和信号与周围正常肝实质的差别更明显，增强扫描中其强化速度与程度均低于 FNH，肝胆期通常为低信号；④血管瘤：较小的、动脉期迅速强化的血管瘤有时不易与 FNH 鉴别，有助于鉴别两者的征象主要有血管瘤的 T2 信号较 FNH 更高、无中心斑痕、肝胆期呈低信号，但有些血管瘤在肝胆期早期可仍然保持向心性强化从而在病灶内出现高信号影。

目前关于是否对 FNH 行择期手术尚存在争议。欧洲肝脏研究学会在 2016 年提出的肝脏良性肿瘤管理临床实践指南中有关于 FNH 的诊疗流程图（图 22-3）。该指南建议只有少数病灶（如带蒂的、体积增大的、外生型的）需要治疗，首选手术切除；确诊 FNH 的女性无需停服避孕药，妊娠期患者也无需进行随访。美国胃肠病学院在 2014 年提出的肝脏局灶性病变诊疗临床指南中提到，由于大部分 FNH 患者无症状并且病情稳定，对于确诊 FNH 的患者应以保守治疗为主；除了手术切除以外，近年来栓塞和射频消融因其并发症更少而被逐渐用于治疗 FNH。该指南建议对于确诊 FNH 并继续口服避孕药的女性应每年行超声检查随访 2 ~ 3 年，如果不使用口服避孕药则无需随访。

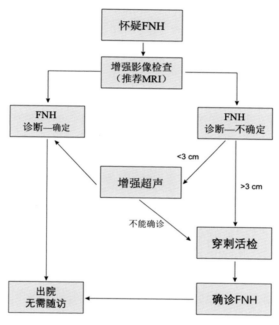

图22-3　FNH管理流程图

四、病例点评

本病例为发生于青年男性的 FNH。FNH 在肝胆特异性对比剂增强的 MRI 肝胆期通常呈甜甜圈样强化（有中央斑痕）或均匀的等 / 稍高信号（无肉眼可见中央斑痕），该征象可作为与其他常见富血供结节或肿块的鉴别要点。但需注意的是，部分肝细胞腺瘤和肝细胞癌在肝胆期也可呈等或高信号，此时更应结合患者的其他影像征象以及临床资料综合考虑判断，如病灶的 T1 和 T2 信号与背景肝的差异、强化的程度、有无恶性相关征象、有无肝硬化、性别、口服避孕药史、肝炎病史、肿瘤标志物、异常凝血酶原等，必要时应行活检病理确诊。

参考文献

[1]European Association for the Study of the Liver.EASL clinical practice guidelines

on the management of benign liver tumours[J].Journal of hepatology，2016，65（2）：386–398.

[2]GAINEY CS，PALMER SL，MENA E，et al.Diagnosis of focal nodular hyperplasia（FNH）after liver transplantation[J].Case reports in transplantation，2020，2020：8824099.

[3]KALTENBACH T E，ENGLER P，KRATZER W，et al.Prevalence of benign focal liver lesions：Ultrasound investigation of 45，319 hospital patients[J].Abdominal radiology（NY），2016，41（1）：25–32.

[4]NAULT JC，BIOULAC–SAGE P，ZUCMAN–ROSSI J.Hepatocellular benign tumors–from molecular classification to personalized clinical care[J].Gastroenterology，2013，144（5）：888–902.

[5]GELLER SA，DE CAMPOS FPF.Focal nodular hyperplasia of the liver[J].Autopsy and case reports，2014，4（4）：5–8.

[6]BALABAUD C，AL–RABIH WR，CHEN PJ，et al.Focal nodular hyperplasia and hepatocellular adenoma around the world viewed thro μ gh the scope of the immunopathological classification[J].International journal of hepatology，2013，2013：268625.

[7]DIMITROULIS D，CHARALAMPOUDIS P，LAINAS P，et al.Focal nodular hyperplasia and hepatocellular adenoma：Current views[J].Acta chirurgica belgica，2013，113（3）：162–169.

[8]FUJITA N，NISHIE A，ASAYAMA Y，et al.Hyperintense liver masses at hepatobiliary phase gadoxetic acid–enhanced MRI：Imaging appearances and clinical importance[J].Radiographics，2020，40（1）：72–94.

[9]MARRERO JA，AHN J，RAJENDER REDDY K，et al.ACG clinical guideline：The diagnosis and management of focal liver lesions[J].American journal of gastroenterology，2014，109（9）：1328–1347.

（病例提供者：蒋涵羽　曲亚莉　四川大学华西医院）

（点评专家：卢春燕　四川大学华西医院）

病例23 肝脏上皮样血管内皮瘤

一、病例摘要

基本信息：

主诉：患者女性，26岁，因"腹胀、发现肝占位3+月"入院。

现病史：3+月前患者无明显诱因出现腹胀，进食后明显，自觉腹围增大，无恶心、呕吐，无腹痛、腹泻。当地医院腹部超声示肝内多发实性占位。于我院完善上腹部增强MRI检查（图23-1）示：肝多发占位，转移瘤？血管内皮瘤？行肝脏超声造影（图23-2）提示：肝脏多发实性占位，结合超声造影考虑肿瘤性病变，血管内皮细胞瘤不除外。我院穿刺活检提示查见异型细胞，免疫组化染色CD31（＋）、CD34（＋）、ERG（＋）、CAMTA-1（＋）、CK7（－）、CK8/18（－）、CK20（－）、TFE3（－）、Heppar-1（－）、GPC3（－）、GS（－）、TTF-1（－）、CDX-2（－）、Ki-67（MIB-1）（＋，1%～3%），支持为肿瘤，倾向上皮样血管内皮瘤。1⁺月前完善胸部增强CT（图23-3）提示：双肺多发转移瘤。我院MDT讨论考虑：①目前诊断：肝多发占位：血管内皮瘤？其他？肺多发占位：转移？②建议前往我院腹部肿瘤科进一步检查、治疗。患者院外曾服用安罗替尼8天，现为求进一步治疗入院。

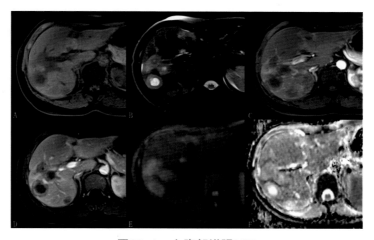

图23-1 上腹部增强MRI

注：A、B. 平扫 T1WI 和 T2WI，示肝实质内多发大小不等的长 T1 长 T2 信号影；C、D. 增强 T1WI 动脉期和门脉期，示病灶边缘强化；E. 弥散加权成像（b = 800s/mm²）；F.ADC 图。

151

既往史：2016 年行卵巢囊肿手术，余无特殊。

个人史：无特殊。

家族史：无特殊。

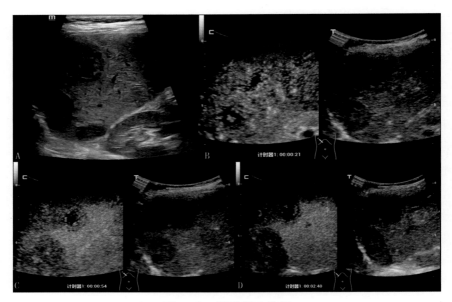

图23-2　肝脏超声造影

注：A. 灰阶超声，示肝内多发弱回声病变；B. 超声造影动脉期，示病变周边高增强，部分内部见结节状高增强；C、D. 门脉期和实质期，病变呈低增强。

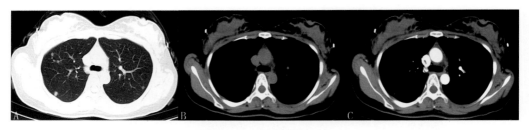

图23-3　胸部增强CT

注：A. 平扫 CT 肺窗；B. 平扫 CT 纵隔窗；C. 增强 CT 纵隔窗，示两侧肺野可见多发大小不等的圆形或类圆形结节影，边界清楚。

体格检查：体温 36.9℃，脉搏 82 次 / 分，呼吸 20 次 / 分，血压 111/69mmHg，心率 82 次 / 分。双肺听诊无异常。腹部外形正常，全腹软，可见术后斑痕，无压痛及反跳痛，腹部未触及包块，肝脏肋下未触及，脾脏肋下未触及。移动性浊音阴性。

辅助检查：入院后完善相关检查，CT 全腹部增强扫描（图 23-4）示肝内多发不均匀稍低密度结节及肿块影，部分病灶有融合趋势，部分病灶内见更低密度影，邻近肝包膜局部凹陷，增强扫描呈边缘轻度强化，考虑上皮样血管内皮瘤可能性大，或其他？复查 CT 胸部增强扫描示：双肺可见多发大小为 0.3 ~ 1.0cm 的圆形或类圆形结节影，边界清楚，上肺为主，转移瘤？对比 1⁺ 月前旧片未见明显变化。

血常规，肝肾功，肿瘤标志物（糖类抗原 19-9、甲胎蛋白、异常凝血酶原、癌抗原 12-5、癌抗原 15-3 及癌胚抗原），乙肝病毒血清标志物定量（两对半），丙肝抗体测定，凝血常规（PT、INR、APTT、FIB、TT）均在正常范围。

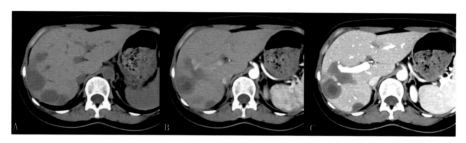

图23-4　CT全腹部增强扫描

注：A.平扫CT；B.增强CT动脉期；C.增强CT门脉期。

诊断：

1. 肝多发肿瘤　倾向上皮样血管内皮瘤。

2. 双肺多发结节　多系肝肿瘤转移，或其他？

诊疗经过： 全科讨论，建议行肺结节穿刺活检，明确性质，如诊断肝上皮样血管内皮瘤肺转移，建议抗肿瘤血管靶向治疗。患者遂行肺穿刺活检，病理诊断：送检肺组织间质纤维组织增生。

二、病例分析

患者为青年女性，因无明显诱因出现腹胀，自觉腹围增大就诊。本病例诊断难点在于肝内多发占位及双肺多发结节的定性诊断。

1. 入院前上腹部增强 MRI 和肝脏超声造影均提示血管内皮细胞瘤可能，是否需要进一步行穿刺活检明确诊断？

本病例的影像学表现较典型，MRI 显示肝内多发结节或肿块影，主要分布于肝脏外周，病灶有融合倾向，邻近肝脏包膜的病灶可引起肝脏包膜皱缩，增强扫描可见典型的"靶征"和"棒棒糖征"。虽然上腹部增强 MRI 和肝脏超声造影均提示血管内皮瘤可能性大，但是仍不能完全排除转移瘤及其他病变。考虑到肝脏上皮样血管内皮瘤（hepatic epithelioid hemangioendothelioma，HEHE）和转移瘤的治疗方式和预后差异较大，因此需进行穿刺活检明确病理诊断。

2. 胸部增强 CT 发现双肺多发结节影，且短期内无明显变化，考虑双肺多发转移瘤。是否需要进一步行穿刺活检明确诊断？

本病例中，初次胸部增强 CT 示两侧肺野多发大小不等的圆形或类圆形结节影，符合肺部 EHE 的表现。1 个月后复查胸部增强 CT 未见明显变化，亦符合 EHE 生长缓慢的特点，但难以从影像上鉴别肺部 EHE 和炎性结节。考虑到是否存在肝外病变将影响治疗方式的选择，故需进行肺穿刺活检明确诊断。

三、疾病介绍

1. 概述　血管内皮瘤（hemangioendothelioma）是一类由血管内皮细胞异常生长所致的恶性肿瘤，上皮样血管内皮瘤（epithelioid hemangioendothelioma，EHE）是一种罕见的血管内皮瘤，为低至中度恶性肿瘤，恶性程度介于良性的血管瘤和恶性的血管肉瘤之间，病理学上以细胞质内原始血管腔形成和血管内皮细胞标志物阳性为特征，可发生于软组织和肝脏、肺、骨等器官。EHE 通常同时累及多个器官，生长缓慢，并可出现远处转移。

肝脏上皮样血管内皮瘤（hepatic epithelioid hemangioendothelioma，HEHE）是一种罕见的肝脏原发血管源性恶性肿瘤。

2. 流行病学　本病十分罕见，男女比例约为 1 : 2，多见于成人，平均发病年龄为 45-50 岁，儿童和青少年中也有报道。患者通常无慢性肝病背景。肝内病灶通常为多发，左右叶常同时受累，病变以右肝为主。40% ~ 50% 的患者在就诊时或随访中可见肝外病灶，最常见的部位为肺、腹部淋巴结、腹膜、脾脏和纵隔，肺内病灶多表现为多发直径 < 1cm 的肺结节。患者就诊时常同时存在肺内和肝内病灶，此时难以确定原发灶位于肺或肝脏或两者同时受累。

3. 病理　肉眼观，肿瘤通常表现为多发实性结节，主要分布于肝脏外周，具有融合倾向，邻近包膜的病灶常引起包膜皱缩，肿瘤剖面呈灰白色，质实，单个肿瘤直径从 < 1cm 至 4cm 不等，肿瘤中心为致密纤维组织，外周可见充血带。镜下可见肿瘤结节富含纤维黏液间质，结节中心细胞相对较少，结节外周上皮样细胞和树突状细胞数目较多且增殖活跃。在结节边缘，肿瘤细胞侵犯肝窦、小静脉和较小的门静脉分支，在肿瘤边缘形成一条较窄的无血管区。瘤细胞呈单个或条索样排列，胞质丰富呈嗜酸性玻璃样，可见胞质内空泡，空泡内可见红细胞，类似于原始血管腔隙形成，异型性核和核分裂象较少。免疫组化染色表达 CD31、CD34、ERG、Ⅷ因子相关抗原等血管内皮细胞标志。约 90% 的患者存在特征性的 *WWTR1-CAMTA1* 融合基因，部分 CAMTA1 阴性的患者存在特征性的 *YAP1-TFE3* 融合基因。

4．病因及发病机制　本病病因不明。染色体断裂和不正常重组，如 *WWTR1-CAMTA1* 融合基因可能导致肿瘤发生，但尚未有研究证实其与 HEHE 发病相关。

5．临床表现　本病临床表现缺乏特异性。患者可无症状，也可表现为右上腹或右侧腹痛、体重减轻、乏力、发热或黄疸，部分患者查体可见肝脏增大。

6．辅助检查

（1）实验室检查：部分患者可出现转氨酶和碱性磷酸酶轻度升高，但通常无肿瘤标志物（如甲胎蛋白、癌胚抗原、糖类抗原 19-9 和糖类抗原 125）升高。

（2）影像学检查：常用的影像学检查方法包括超声、CT、MRI 和 FDG-PET/CT。影像学表现与病理表现相对应。HEHE 通常表现为多发实性结节或肿块，主要分布于肝脏外周，病灶有融合倾向，邻近肝脏包膜的病灶常引起肝脏包膜皱缩，但不会引起肝脏轮廓局部外凸。病灶大小不等，较小的约数毫米，融合病灶可＞10cm。肝脏广泛受累时可出现肝脏增大和脾脏增大，病灶内钙化少见。

在超声上，病灶多呈弱回声，部分弱回声结节内可见等回声或高回声区，部分肿瘤内可见血管结构。在超声造影检查动脉期，72% 的患者中病灶呈环状高增强，28% 呈不均匀高增强，门脉期和实质期所有病灶均表现为低增强。多数患者中可见病灶中心无增强的区域，部分患者在门脉期和实质期可发现更多病灶。

在 CT 和 MRI 上，典型病灶表现出"靶征"和"棒棒糖征"。"靶征"是指病灶呈环状强化或在 T2WI 上呈环状高信号，较大的位于外周的病变可表现出典型的三层密度或信号不同的环。病变中心为富含黏液成分的纤维间质伴坏死，在 CT 上呈低密度，在 T2WI 和低 b 值 DWI 上呈高信号，在高 b 值 DWI 上呈低信号，在 ADC 图上呈高信号（提示为 T2 穿透效应），在 T1WI 上呈低信号，增强扫描门脉期和延迟期表现为延迟强化。紧邻病变中心的为肿瘤细胞增殖层，血供丰富，在 T2WI 呈稍高信号，在高 b 值 DWI 上呈高信号，在 ADC 图上呈低信号（提示水分子弥散受限），在 T1WI 上呈稍低信号，增强扫描明显强化。病变外周为无血管区，在 T1WI 上呈低信号，增强扫描无明显强化。在肝胆特异性对比剂增强 MRI 的肝胆期，"靶征"表现为中心无强化呈低信号，周围为稍高信号层，或中心因对比剂滞留而表现为高信号，周围为低信号环。MRI 对于"靶征"的显示较 CT 更为清楚。"棒棒糖征"由两部分组成：增强图像的肿块（糖）和向着病变走行的肝静脉或门静脉的分支（棒），管径逐渐变窄并最终止于病灶边缘或终点邻近病灶。CT 三维重建图像或多平面 MRI 图像有助于显示"棒棒糖征"，这一征象为 HEHE 最具特异性的影像学特征。

在平扫 CT 图像上，HEHE 通常表现为多发低密度灶，部分融合，少数病变内可见钙化。典型病灶在动脉期呈环状强化，门脉期可出现中心延迟强化。除环状强化外，病变还可表现为均匀强化（动脉期均匀强化，门脉期和延迟期强化程度无明显变化，通常见于较小的病灶）和不均匀强化（动脉期不均匀强化，门脉期和延迟期强化范围扩大，通常见于融合病灶）。部分病灶可见"棒棒糖征"。

在平扫T1WI上，病变相对于背景肝实质呈稍低信号，部分可表现出"靶征"。在增强扫描、肝胆期、T2WI和DWI上，典型病灶可表现出"靶征"和"棒棒糖征"。不典型表现包括：T2WI上呈均匀或不均匀高信号或稍高信号，强化方式为均匀强化和不均匀强化，肝胆期可呈均匀低信号。少数患者中病灶为乏血供。同一患者中不同病灶的强化方式可不同。

在FDG-PET/CT上，62%的病例中病灶FDG摄取高于背景肝实质，部分病灶可表现为环状高摄取，有时同一患者中仅部分病灶表现为高摄取。

7. 诊断及鉴别诊断　HEHE的诊断以病理为金标准，典型影像学表现具有重要提示意义。鉴别诊断包括：

（1）转移瘤：通常有原发肿瘤病史，病灶分布无特异性，通常不引起肝脏包膜皱缩。

（2）肿块型肝内胆管细胞癌：更好发于老年人，常有胆道系统慢性炎症和胆汁淤积等相关危险因素，可出现肿瘤标志物糖类抗原19-9和胆红素升高，影像上通常伴有远端胆管扩张。

（3）肝细胞癌：通常有慢性肝病背景，常伴肿瘤标志物甲胎蛋白和PIVKA升高，影像上以"快进快出"的强化方式为特征，邻近肝脏包膜的病变通常不引起包膜皱缩。

（4）肝脏血管肉瘤：具有高度侵袭性，患者通常有临床症状，病变内常有出血从而表现为不均匀密度或信号，增强扫描不均匀强化。

8. 治疗　由于本病非常罕见，因此目前尚无标准治疗方式。根据患者全身状况、手术可切除性、有无远处转移以及随访过程中有无疾病进展等，可选择下列治疗方式：肝移植、手术切除、化疗、消融和随访观察。有研究报道，不同治疗方式的预后无明显差异。也有研究报道，接受手术治疗的患者5年生存率高于非手术治疗的患者（88% VS.49%）。

9. 预后　本病预后差异较大，且难以准确预测预后。部分患者即使在无任何干预措施的情况下仍可长期存活，部分患者即使接受治疗病情仍然迅速进展。在未接受任何治疗的情况下，40%的患者会出现病灶自发缩小，但是这些患者中多数同时出现肝内新病灶。疾病累及身体其他部位并非预后不良的相关因素或手术禁忌证。HEHE总体5年生存率＞50%。

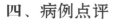

四、病例点评

肝脏上皮样血管内皮瘤（hepatic epithelioid hemangioendothelioma，HEHE）是一种肝脏原发血管源性恶性肿瘤。由于其临床表现和实验室检查结果缺乏特异性，因此影像学检查对于疾病的诊断至关重要。本病例为一例影像学表现典型的 HEHE。同时，结合患者无原发肿瘤病史，临床表现无特异性，肿瘤标志物无升高，肝功能未见明显异常等特点，不难诊断 HEHE。对于影像学表现不典型的病例，应综合病史、实验室检查、影像学检查和 PET-CT 表现与其他可表现为肝内多发病灶或环状强化的疾病，包括转移瘤、肝内胆管细胞癌、肝细胞癌和血管肉瘤等相鉴别，但仍需行活检病理确诊。

除诊断外，影像学检查还应帮助判断疾病累及范围、手术可切除性及病灶较前有无变化。约半数 HEHE 伴有肝外病灶。本病例中经肺穿刺活检证实为炎性结节，该结果一方面提醒我们并非所有肺内多发结节均为 EHE，另一方面也反映出影像学检查对于肺内病灶性质判断的局限性。但同时，我们还应考虑到穿刺活检假阴性的可能性，应谨慎对待活检病理"阴性"结果，并在后续随访中注意观察病变有无变化。对于肝内病灶，应描述受累肝段、病灶是否邻近大血管等重要信息，帮助外科医生判断手术可切除性。对于随访的患者，应对比之前的图像，描述病灶数目和大小有无变化及术后有无复发，帮助制订下一步治疗方案。

参考文献

[1]EPELBOYM Y，ENGELKEMIER DR，THOMAS-CHAUSSE F，et al.Imaging findings in epithelioid hemangioendothelioma[J].Clinical imaging，2019，58：59-65.

[2]SANDUZZI-ZAMPARELLI M，RIMOLA J，MONTIRONI C，et al.Hepatic epithelioid hemangioendothelioma：An international multicenter study[J].Digestive and liver disease，2020，52（9）：1041-1046.

[3]GANESHAN D，PICKHARDT PJ，MORANI AC，et al.Hepatic hemangioendothelioma：CT，MR，and FDG-PET-CT in 67 patients——a bi-institutional comprehensive cancer center review[J].European radiology，2020，30（5）：2435-2442.

[4]ONISHI Y，KUSUMOTO M，MOTOI N，et al.Natural history of epithelioid hemangioendothelioma of the liver：CT findings of 15 cases[J].Academic radiology，2021，28（6）：778-782.

[5]DIN NU，RAHIM S，ASGHARI T，et al.Hepatic epithelioid hemangioen-

dothelioma : case series of a rare vascular tumor mimicking metastases[J].Diagnostic pathology，2020，15（1）: 120.

[6]DONG K，WANG XX，FENG JL，et al.Pathological characteristics of liver biopsies in eight patients with hepatic epithelioid hemangioendothelioma[J].International journal of clinical and experimental pathology，2015，8（9）: 11015–11023.

[7]JUNG H，KIM HN，JANG Y，et al.CAMTA–1 expression in 24 cases of hepatic epithelioid hemangioendothelioma in a single institute : diagnostic utility for differential diagnosis from hepatic angiosarcoma[J].In vivo，2019，33（6）: 2293–2297.

[8]DONG Y，WANG WP，CANTISANI V，et al.Contrast–enhanced ultrasound of histologically proven hepatic epithelioid hemangioendothelioma[J].World journal of gastroenterology，2016，22（19）: 4741–4749.

[9]MAMONE G，MIRAGLIA R.The "Target sign" and the "Lollipop sign" in hepatic epithelioid hemangioendothelioma[J].Abdominal radiology（NY），2019，44（4）: 1617–1620.

[10]ZHOU L，CUI MY，XIONG J，et al.Spectrum of appearances on CT and MRI of hepatic epithelioid hemangioendothelioma[J].BMC Gastroenterology，2015，15: 69.

[11]THOMAS RM，ALOIA TA，TRUTY MJ，et al.Treatment sequencing strategy for hepatic epithelioid haemangioendothelioma[J].HPB（Oxford），2014，16（7）: 677–685.

[12]NOH OK，KIM SS，YANG MJ，et al.Treatment and prognosis of hepatic epithelioid hemangioendothelioma based on SEER data analysis from 1973 to 2014[J]. Hepatobiliary & pancreatic diseases international，2020，19（1）: 29–35.

（病例提供者：蒋涵羽　郑天颖　四川大学华西医院）

（点评专家：卢春燕　四川大学华西医院）

病例24 肝细胞腺瘤

一、病例摘要

基本信息：

主诉：患者女性，36岁，因"发现肝占位1+年"入院

现病史：1+年前，患者彩超发现肝脏占位，考虑肝血管瘤，无腹痛、腹胀、恶心、呕吐、畏寒、发热，未行特殊处理。6+月前，患者于我院复查腹部超声（图24-1）示：肝左外叶查见大小约4.2cm×2.2cm×3.8cm的稍强回声团，边界较清楚，形态较规则，内未见明显血流信号，血管瘤？行CT上腹部增强扫描（图24-2）示：肝左外叶上段见横断面约3.2cm×2.1cm的不均匀稍低密度肿块影，边缘不规则，增强扫描不均匀强化，病灶强化程度低于周围肝实质，肿瘤性病变可能性大，可进一步做MRI增强检查帮助明确诊断。因复查提示血管瘤病变较前增大，现为求进一步治疗，于我院就诊。

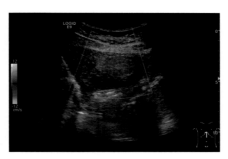

图24-1 腹部超声检查

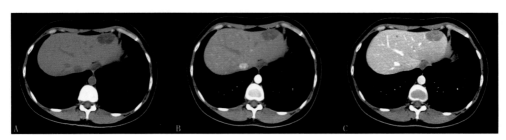

图24-2 CT上腹部增强扫描

注：A.平扫CT；B.增强CT动脉期；C.增强CT门脉期。

既往史：无特殊。

个人史：无特殊。

家族史：无特殊。

体格检查： 体温 36.7℃，脉搏 96 次 / 分，呼吸 20 次 / 分，血压 121/76mmHg，心率 96 次 / 分。腹部外形正常，全腹软，无压痛及反跳痛，腹部未触及包块，肝脏肋下未触及，脾脏肋下未触及。移动性浊音阴性。

辅助检查： 完善术前检查，行 CT 胸部平扫示左肺下叶钙化灶，行 MRI 肝胆特异性对比剂增强扫描（图 24-3）示：肝左外叶上段见椭圆形稍短 T2 信号灶，T1 反相位信号较同相位明显降低，大小约 3.9cm×3.2cm，弥散未见受限，动脉期中度强化，门脉期强化程度减低，肝胆期呈低信号，考虑肝腺瘤？或血管平滑肌脂肪瘤？或其他？

血常规、肝肾功能、C- 反应蛋白、降钙素原和 IL-6、肿瘤标志物糖类抗原 19-9、甲胎蛋白、异常凝血酶原及癌胚抗原、乙肝病毒血清标志物定量（两对半）、丙肝抗体测定、凝血常规（PT、INR、APTT、FIB、TT）均未见明显异常。

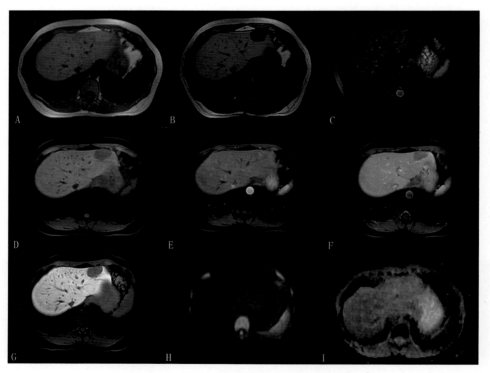

图24-3　MRI肝胆特异性对比剂增强扫描

注：A.T1WI 同相位；B.T1WI 反相位；C.T2WI；D. 平扫 T1WI；E. 增强 T1WI 动脉期；F. 门脉期；G. 肝胆期；H. 弥散加权成像（b = 1500s/mm²）；I.ADC 图。

诊断： 左肝占位：肝腺瘤？

诊疗经过： 完善术前检查，患者于我院行腹腔镜左肝外叶切除术。术中见肝脏红润，质地可，左外叶见一占位性病变，呈淡红色，质地中等，稍突出于肝脏脏面，边界清晰，形态规则，余肝脏表面未见包块，胆囊未见明显异常。术后解剖标本，左肝外叶占位大小约 3cm × 3cm，包膜完整，与周围肝组织分界清楚。术后大体病理所见：肿物切面灰黄灰红，实性，质中偏软，与周围组织分界较清，未查见脉管癌栓及卫星结节，周围肝组织切面未见结节性肝硬化改变。免疫组化结果：CK8（部分 +）、CK7（-）、AFP（-）、GPC-3（-）、GS（-）、CD34（-）、ARG（+）、HSP70（-）、β-catenin（部分膜 +）、Ki-67 阳性率 < 1%。网织纤维染色：连续分布。结合组织学形态和上述辅助检测，支持肝细胞腺瘤。

二、病例分析

本例患者为青年女性，1+ 年前彩超偶然发现肝脏占位，考虑肝血管瘤。患者无临床症状，但在随访过程中发现病变增大。患者术前行 MRI 肝胆特异性对比剂增强扫描，首先考虑肝腺瘤，与术后病理结果一致。本病例的难点为肝脏富血供病变和肝脏含脂病变的鉴别诊断，重点为肝胆特异性对比剂增强 MRI 的诊断价值。

在肝胆特异性对比剂增强 MRI 上，肝左外叶上段病变呈椭圆形稍短 T2 信号灶，T1 反相位信号较同相位明显降低，大小约 3.9cm × 3.2cm，弥散未见受限，动脉期中度强化，门脉期强化程度减低，肝胆期呈低信号。上述表现提示病变内含脂肪，血供较为丰富，病变细胞缺乏正常肝细胞功能。同时，结合患者为青年女性、无临床症状、无肝炎病史、肝功能及肿瘤标志物均正常等特征，首先考虑肝腺瘤的诊断。

鉴别诊断主要包括：①局灶性结节增生：病变通常不含脂，动脉期明显强化，门脉期及延迟期强化程度逐渐减低至等信号，肝胆期呈等或稍高信号，常伴有中央斑痕；②肝细胞癌：通常发生于慢性肝病背景，患者平均年龄较大，常伴肿瘤标志物甲胎蛋白和（或）异常凝血酶原升高，通常伴弥散受限；③血管平滑肌脂肪瘤：常与肾脏血管平滑肌脂肪瘤同时存在，其内脂肪成分为成熟的脂肪组织，MRI 压脂序列信号降低，在动脉期或门脉期可见早期静脉回流和与之相连的异常扩张血管。

三、疾病介绍

1. **概述** 肝细胞腺瘤（hepatocellular adenoma，HCA）是一种较罕见的肝脏良性肿瘤，发病率低于血管瘤和局灶性结节增生（focal nodular hyperplasia，FNH），由成熟肝细胞单克隆良性增殖形成。出血和向肝细胞癌（hepatocellular carcinoma，

HCC）恶性转化是 HCA 的常见并发症。HCA 的危险因素包括长期口服避孕药、肥胖和代谢综合征、服用雄激素、遗传性疾病如青少年成人起病型糖尿病 3 型（MODY-3））和糖原贮积症。HCA 通常为单发，多发 HCA（尤其是 > 10）且背景肝实质无其他异常时称为肝腺瘤病（hepatic adenomatosis）。

2. 流行病学　HCA 好发于青年女性，常发生于正常肝实质。

3. 疾病分型　HCA 由良性肝细胞组成，通常与周围组织分界清楚，无包膜或仅局部有包膜。肿瘤实质由薄壁的动脉供血，缺乏其他汇管区的结构，构成肿瘤的肝板仅轻度增厚或不规则。肿瘤细胞大小正常，异型性核或核分裂象少见，细胞质正常或富含糖原或脂质。病变内退行性变常见，包括血窦扩张、紫癜、梗死和出血，可能导致部分区域水肿或纤维化。目前，根据特定基因突变和通路活化，可将 HCA 分为 4 型。

（1）炎症型 HCA（I-HCA）：I-HCA 是 HCA 最常见的亚型，占 HCA 的 40% ~ 50%。I-HCA 多见于年轻女性，肥胖和酒精摄入是 I-HCA 的危险因素。I-HCA 以基因突变导致 JAK/STAT3 通路启动为特征。STAT3 为炎症反应的重要转录因子，STAT3 启动将导致肿瘤肝细胞的胞质内急性炎症期蛋白过表达，包括血清淀粉样蛋白 A（serum amyloid protein A，SAA）和 C 反应蛋白（C-reactive protein，CRP）。免疫组化染色查见特征性的 SAA 和 CRP 表达可诊断 I-HCA。组织学上，I-HCA 表现出显著的炎症浸润和包括小动脉及扩张的毛细血管在内的高度血管化。在 I-HCA 中，脂肪变性不常见，但也可出现，通常程度较轻。少数 I-HCA 可出现 β-catenin 启动，从而表现出 β-catenin 启动型 HCA 的特征，并可能促使其发生恶性转化。

因 I-HCA 具有特征性的毛细血管扩张，故在 T2WI 上呈显著高信号（与脾脏信号相似），可表现为弥漫高信号或周围环状高信号（"环礁征"）。"环礁征"见于约 40% 的 I-HCA。在 T1WI 上，I-HCA 表现为等或高信号。当病变表现为高信号时，在压脂序列或反相位上信号不会降低。增强扫描动脉期呈特征性的明显强化，当使用细胞外对比剂时门脉期和延迟期表现为持续强化。T2 显著高信号和延迟期持续强化诊断 I-HCA 的敏感性为 85% ~ 88%，特异性为 88% ~ 100%。I-HCA 有时也可含脂，但是反相位信号仅轻度不均匀降低。当使用肝胆特异性对比剂时，延迟期持续强化的比例降低。据报道，当使用 Gd-EOB-DTPA 时，95% 的 I-HCA 在门脉期持续强化，但是仅有 48% 在过渡期持续强化。在肝胆期，多数 I-HCA 表现为低信号，但约 30% 的 I-HCA 呈等或高信号，可能与合并 β-catenin 启动或在平扫 T1WI 上呈高信号相关。38% 的 I-HCA 背景肝实质存在脂肪变性。

（2）肝细胞核因子 1α（hepatocyte nuclear factor 1α，HNF1α）失活型 HCA（H-HCA）：H-HCA 占 HCA 的 30% ~ 40%，主要见于口服避孕药的女性，以 *TCF1*

基因突变导致 HNF1α 失活为特征。HNF1α 是肝细胞分化所必需的转录因子。无功能的 HNF1α 促进脂肪生成和肝细胞增殖，肝脏脂肪酸结合蛋白（liver fatty-acid binding protein，L-FABP）的表达被抑制，导致 H-HCA 细胞内脂肪沉积。在组织病理学上，显著的弥漫性脂肪沉积、细胞学异常较少和炎性浸润较轻是 H-HCA 的特征。免疫组化染色中 L-FABP 表达降低是诊断 H-HCA 的可靠依据之一。相较于其他亚型，H-HCA 的侵袭性较低，几乎不发生恶变。H-HCA 中，多发肿瘤较为常见。有研究报道，家族性肝腺瘤病与 MODY-3 相关，伴生殖细胞 HNF1α 突变。

因 H-HCA 细胞内脂肪变性，影像上以反相位 T1WI 上病变信号弥漫均匀降低为特征，该征象诊断 H-HCA 的敏感性（89% ～ 100%）和特异性（87% ～ 91%）都很高。通常，H-HCA 在非脂肪抑制 T2WI 上呈稍高信号，在脂肪抑制 T2WI 上呈等或低信号，动脉期轻度强化，门脉期和延迟期廓清。肝胆期，H-HCA 呈低信号。在高 b 值 DWI 上，H-HCA 呈等信号或中度高信号。H-HCA 病变内部信号通常较均匀。

（3）β-catenin 启动型 HCA（b-HCA）：b-HCA 约占 HCA 的 15% ～ 18%，在男性中更常见。β-catenin 由 *CTNNB1* 基因编码，该基因突变引起 β-catenin 持续活化，导致不受控制的肝细胞增殖。谷氨酰胺合成酶（glutamine synthetase，GS）和有机阴离子转运多肽 1B3（organic anion transporting polypeptide，OATP1B3）是 Wnt/β-catenin 通路的下游靶点。在免疫组化染色中，GS 和 OATP1B3 呈弥漫性阳性。组织学上，b-HCA 以细胞学异常和腺泡结构为特征。β-catenin 突变与 HNF1α 突变互斥，但是可以合并 JAK/STAT3 通路启动。b-HCA 具有恶性转化潜能。b-HCA 常与糖原贮积症和家族性腺瘤性息肉病相关。

最初发现的突变位于 *CTNNB1* 基因外显子 3（b^{ex3}-HCA），近年来又发现了位于外显子 7 和 8 的突变（$b^{ex7,\ 8}$-HCA），这类突变与 HNF1α 突变和 *CTNNB1* 基因外显子 3 突变互斥。形态学上，$b^{ex7,\ 8}$-HCA 可无异常，当合并 JAK/STAT3 通路启动时可表现出 I-HCA 的特征。相较于其他亚型，$b^{ex7,\ 8}$-HCA 并不具有更高的恶变风险。在免疫组化染色上，仅表现为 GS 片状弱阳性，无 β-catenin 核染。

b-HCA 在 T2WI 上表现为不均匀高信号，在 T1WI 上表现为不均匀低信号，病变内通常不含脂肪。在增强扫描动脉期，b-HCA 表现为轻至中度强化，在门脉期和延迟期可持续强化或廓清。71% 的 b-HCA 病变存在边界模糊的斑痕。在肝胆期，大部分 b-HCA 表现为等或高信号。b-HCA 通常发生于无脂肪变性的肝脏。目前缺乏 b^{ex3}-HCA 和 $b^{ex7,\ 8}$-HCA 影像学鉴别诊断的研究。

（4）未分类 HCA（U-HCA）：U-HCA 约占 HCA 的 10%，无 *TCF1*、*IL6ST* 或 *CTNNB1* 基因突变，其致病分子通路或机制尚不清楚。U-HCA 无特征性的影像学表现。

4. 临床表现　患者可出现上腹痛或腹部触及包块，约 50% 的患者无症状。I-HCA 可出现以 CRP 和纤维蛋白原升高为特点的全身炎症综合征。出血是 HCA 最常见的并发症，见于约 25% 的患者，有时大量出血可能导致肝实质内出血、包膜下血肿，甚至是腹腔积血（肝包膜破裂）。此时，患者可出现血流动力学不稳定的表现。肿瘤自发破裂或出血通常见于病灶 ≥ 5cm 或向外生长的病变。向 HCC 恶性转化见于 5% ~ 10% 的 HCA。

5. 诊断和鉴别诊断　不同的 HCA 亚型具有不同的生物学行为和影像学表现。其中，仅有 I-HCA 和 H-HCA 可以根据增强 MRI 表现做出较为可靠的诊断。由于仅有 H-HCA 几乎不发生恶变，因此当无法确定 HCA 亚型或无法排除恶性病变时，应考虑穿刺活检进行诊断。鉴别诊断包括：

（1）HCC：通常发生于慢性肝病背景下，动脉期呈中度至显著强化，肝胆期一般呈低信号，常伴弥散受限。但是，10% ~ 15% 的 HCC 在肝胆期呈高信号，单从影像上难以与 b-HCA 区分，需结合年龄、背景肝病、肿瘤标志物等信息进行鉴别。

（2）FNH：在 T1WI 和 T2WI 上信号与周围肝实质类似，动脉期明显强化，门脉期及延迟期强化程度逐渐减低至等信号。中央斑痕常见，呈延迟强化。在肝胆期，FNH 表现为等或稍高信号，中央斑痕呈低信号，病变整体可表现为环状或甜甜圈样强化。

6. 治疗　根据 EASL 良性肝脏肿瘤管理指南 2016 版，所有发生于男性的 HCA 均推荐手术切除或进行根治性治疗，因为男性 HCA 恶变风险更高。所有女性 HCA 患者均推荐改变生活方式，包括停止口服避孕药和减轻体重。在女性患者中，< 5cm 的 HCA 极少发生破裂，恶变风险也较低。对于所有疑诊 HCA 的女性患者，推荐改变生活方式 6 个月后再次进行增强 MRI 检查评估。若病变持续 > 5cm 或病变增大（直径增大 ≥ 20%），应考虑切除或根治性治疗。对于病理确诊 β-catenin 启动的 HCA，无论大小，都应进行根治性治疗。而对于 < 5cm 的 H-HCA、I-HCA 或 β-catenin 阴性的 HCA，可采取保守治疗，推荐每 6 个月复查一次。若 12 个月后病变仍保持稳定，可每年复查一次。若 5 年后病变仍保持稳定或缩小，可每两年复查一次。

对于 > 5cm 或增大的病变，推荐手术切除作为一线治疗，栓塞和消融术仅用于无法手术的患者。肿瘤内少量出血通常只需观察。若肿瘤内出血导致患者出现临床症状，则应入院观察并行增强 CT 检查。对于大量出血的患者，应稳定血流动力学并转运至可进行栓塞治疗的医疗中心。妊娠患者应采用超声频繁（每 6 ~ 12 周）监测肿瘤大小，当肿瘤增大时，应与产科医生共同确定治疗方案。

四、病例点评

HCA 是一种较为罕见的肝脏良性肿瘤，根据特定基因突变和通路活化，可将 HCA 分为 4 型：肝细胞核因子 1α 失活型 HCA、炎症型 HCA、β-catenin 启动型 HCA 和未分类 HCA。由于各亚型具有不同的出血和恶性转化风险，因此在诊断时不仅要鉴别 HCA 和肝脏恶性肿瘤，也要注意各亚型 HCA 之间的鉴别诊断。影像科医生应熟知各亚型的典型影像学表现，并综合病变是否含脂、T2WI 信号、动脉期强化程度、门脉期和延迟期是否廓清、肝胆期信号以及临床表现和实验室检查结果进行诊断。

本病例为一例影像学表现较为典型的 HCA。病变在反相位 T1WI 上信号弥漫均匀降低，动脉期轻度强化，门脉期廓清，肝胆期呈低信号，无弥散受限。同时，结合患者为青年女性、无慢性肝病背景、临床表现无特异性、肿瘤标志物无升高和肝功能未见明显异常等特点，不难诊断 HCA，且倾向于肝细胞核因子 1α 失活型 HCA。对于影像学表现不典型的病例，或本身无特征性影像学表现的亚型（β-catenin 启动型 HCA 和未分类 HCA），需行穿刺活检进行病理诊断。

参考文献

[1]European Association for the Study of the Liver.EASL clinical practice guidelines on the management of benign liver tumors.Journal of hepatology，2016，65（2）：386-398.

[2]BA-SSALAMAH A，ANTUNES C，FEIER D，et al.Morphologic and molecular features of hepatocellular adenoma with gadoxetic acid-enhanced MR imaging.Radiology，2015，277（1）：104-113.

[3]REIZINE E，RONOT M，PIGNEUR F，et al.Iso-or hyperintensity of hepatocellular adenomas on hepatobiliary phase does not always correspond to hepatospecific contrast-agent uptake：importance for tumor subtyping.European radiology，2019，29（7）：3791-3801.

[4]DHARMANA H，SARAVANA-BAWAN S，GIRGIS S，et al.Hepatocellular adenoma：imaging review of the various molecular subtypes.Clinical radiology，2017，72（4）：276-285.

（病例提供者：蒋涵羽　郑天颖　四川大学华西医院）

（点评专家：卢春燕　四川大学华西医院）

病例25　肝窦阻塞综合征

一、病例摘要

基本信息：

主诉：患者男性，38岁，因"反复牙龈肿胀1年，腹胀、胸闷半月"入院。

现病史：1+年前患者无明显诱因出现反复牙龈肿胀、牙齿松动，无腹痛、腹泻等不适。自服布洛芬，稍有缓解后加重。3+月前于口腔医院诊断为慢性牙周炎？后至我院病理诊断：灶区黏膜糜烂，黏膜上皮下见以浆细胞为主的混合炎细胞浸润。

2+月前我院活检免疫组化染色：浆细胞CD38（+）、IgG4（少数+，10个/HPF）、mum1（+）、k（少数+）。查血：免疫球蛋白G4亚型2.800g/L，免疫球蛋白G 23.7g/L，免疫球蛋白A 3910.00mg/L，类风湿因子228.00U/ml，C-反应蛋白11.70mg/L，抗核抗体+1：320。

1+月前患者自行服用中药（具体不详）后感腹胀、胸闷、气促，当地医院腹部超声：门静脉测值高限，胆囊壁增厚，腹腔大量积液；胸腔彩超：双侧胸腔积液；心脏彩超：心包未见积液。予呋塞米及补钾等对症治疗，未见好转；后予泼尼松40mg，qd，羟氯喹0.2g，q6h等，对症支持治疗，患者腹胀较前减轻，但诊断不明，为求进一步诊治收入我院。

既往史：无特殊。

个人史：无特殊。

家族史：无特殊。

体格检查：

查体：体温36.4℃，脉搏91次/分，呼吸18次/分，血压128/81mmHg。患者神智清楚，慢性病容，皮肤巩膜无黄染，全身浅表淋巴结未扪及肿大。双肺下叶叩诊呈浊音。双肺下叶闻及湿啰音，呼吸音消失。腹部外形正常，全腹软，无压痛及反跳痛，腹部未触及包块。移动性浊音阳性。肋下5cm可触及肿大肝脏，质韧。脾脏肋下未触及。肾脏未触及。双下肢无水肿。

辅助检查：患者血常规和脊髓涂片细胞学未见明显异常。生化：丙氨酸氨基转移酶58U/L，总蛋白55.3g/L，白蛋白30.7g/L，血清胱抑素C测定1.23mg/L，碱性磷酸酶 209U/L，谷氨酰转肽酶 762U/L，钙 2.06mmol/L。IgG4、TB–DNA 无异常，PPD 阴性。腹水生化：总蛋白 30.6g/L，白蛋白 18.6g/L。腹水常规：黄色浑浊，有核细胞 120×10^6/L（单核细胞 85%，多核 5%，间皮 10%），红细胞 3600×10^6/L。腹水肿瘤标志物：癌抗原 12–5 1379.00U/mL，CYFRA21–1 10.74mg/mL。结核感染 T 细胞阴性。

全腹部增强 CT（图 25-1）提示肝脏炎性病变，肝窦阻塞综合征可能性大。胸部 CT 提示心包少量积液，右侧胸腔少 – 中量积液。布加综合征彩超（图 25-2）提示肝实质不均匀改变伴结节；门静脉系统增粗；腹腔大量积液。PET-CT 提示：①腹腔和右侧胸腔积液，腹膜病变：炎性病变？原发灶不明的恶性肿瘤转移？②脾脏及颈胸部淋巴结糖代谢增高，多系反应性改变；③肝脏增大，糖代谢未见异常。

患者肝穿刺病理（图 25-3）诊断：部分肝小叶中央静脉周围 3 带及 2 带肝窦扩张淤血，PAS 染色示 3 带部分肝细胞萎缩消失，2 带残留肝板变窄，1 带肝细胞保留，少数肝细胞小泡性脂肪变性。可见少数点状坏死，窦反应细胞活跃；中央静脉轻度纤维化。Foot 及 Masson 示汇管区纤维化不明显，少量淋巴细胞及中性粒细胞浸润。免疫组化：CK7 示汇管区小胆管未见明显增生。综上考虑肝小静脉闭塞症（肝窦阻塞综合征）。

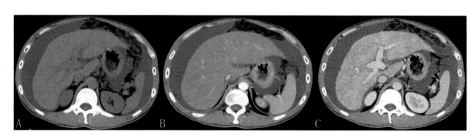

图25-1　全腹部增强CT扫描

注：A.平扫；B.动脉期；C.门脉期。

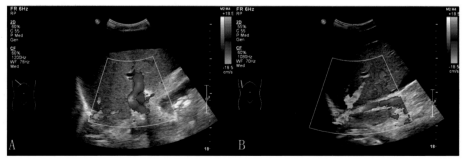

图25-2　布加综合征彩超

注：A.肝脏及门静脉；B.肝静脉及下腔静脉。

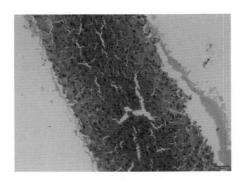

图25-3　肝穿刺病理（HE染色，×200）

诊断： 经过全科讨论会诊，临床诊断考虑为：肝窦阻塞综合征。

诊疗经过： 患者既往有慢性牙周炎病史，反复牙龈肿胀、牙齿松动等症状经久不愈。院外病理诊断为：灶区黏膜糜烂，黏膜上皮下见以浆细胞为主的混合炎细胞浸润。予抗炎、对症治疗，均未见好转。1+月前患者自行口服中药（具体不详）后出现腹胀、胸闷症状。经实验室及辅助检查诊断：①穿刺抽液 SAAG > 11g/L；②肝功能损害，肝酶增高；③腹部 CT 提示肝大、肝实质密度不均匀伴结节，伴多浆膜腔积液，考虑肝窦阻塞综合征可能；④肝穿刺提示肝小静脉闭塞（肝窦阻塞综合征）。综合以上，患者肝窦阻塞综合征诊断明确。

诊疗过程中，该患者主要的鉴别诊断包括：

1．Budd-Chiari 综合征　是由于肝段下腔静脉和（或）肝静脉阻塞或狭窄引起的门、腔静脉高压，也称为肝－腔静脉阻塞综合征，其病理特征是肝小叶中心充血及肝实质性破坏，但是无肝内小静脉内皮细胞的脱落。Budd-Chiari 综合征的常见病因包括肝静脉和（或）下腔静脉血栓形成、肝静脉和（或）下腔静脉内膜性闭塞、肝静脉和（或）下腔静脉先天性发育异常、恶性肿瘤侵入血管腔等。

增强 CT 图像上"肝实质密度不均匀呈斑片状"以及"肝外周区域的延迟期强化"有助于鉴别 Budd-Chiari 综合征及肝窦阻塞综合征。这种肝实质密度及强化的特征可能是由于存在中央区域和肝尾状叶的静脉分流通道，这也是 Budd-Chiari 综合征患者尾状叶增大的主要原因。MRI 可显示下腔静脉侧支和蛛网样结构，并能较好显示 Budd-Chiari 综合征所致的早期肝实质坏死及病变肝段灌注异常。本病例患者无恶性肿瘤病史，无疫游或寄生虫感染史；患者超声未提示下腔静脉或肝静脉区域血栓形成；全腹部增强 CT 见肝静脉及下腔静脉显示清晰，未见明显狭窄及血栓形成；患者肝穿结果提示肝窦扩张瘀血，部分肝细胞萎缩消失，可见少数点状坏死，窦反应细胞活跃，中央静脉轻度纤维化。综上，可排除 Budd-Chiari 综合征诊断。

2. 全身血液系统疾病　血液系统疾病患者的血常规检查，包括血细胞计数、血红蛋白测定、血细胞形态学等多项检查往往提示异常。患者临床多表现为贫血、头晕、乏力、食欲不振、皮肤紫癜或瘀点等症状；骨穿可提示骨髓造血异常。本病例患者否认血液系统疾病家族史；患者血常规、骨髓涂片细胞学基本正常；患者无贫血、头晕、乏力症状，无皮肤紫癜或瘀点形成。虽然患者有慢性牙龈肿胀伴浆细胞浸润病史，但患者外周血清蛋白电泳、尿蛋白电泳均未查见单克隆性浆细胞。综上，结合患者口服中药、肝大、肝功能损伤病史及肝穿结果，可基本排除全身血液系统疾病诊断。

二、病例分析

本案例患者有经久不愈的慢性牙周炎病史，同时有明确的自行口服中药病史，在服用中药后出现腹胀、胸闷等症状。辅助检查提示：肝功能损伤，肝酶增高，肝脾大，典型的肝实质异质性改变，伴多浆膜腔积液；肝穿刺提示肝小静脉闭塞（肝窦阻塞综合征）。鉴别诊断方面，本病例患者无恶性肿瘤病史，无冶游或寄生虫感染史，超声未提示下腔静脉或肝静脉区域血栓形成。此外，患者无血液系统疾病家族史；血常规、骨髓涂片细胞学基本正常；无贫血、头晕、乏力症状，无皮肤紫癜或淤点形成。尽管患者有慢性牙龈肿胀伴浆细胞浸润病史，但外周血清蛋白电泳、尿蛋白电泳均未查见单克隆性浆细胞。综合以上，患者肝窦阻塞综合征诊断明确。该患者的治疗的关键是立即停止口服中草药，并给予抗炎、对症治疗，定期复查肝功能。

三、疾病介绍

1. 肝窦阻塞综合征的概述、病因及临床表现。

肝窦阻塞综合征，又称肝小静脉闭塞性疾病，是一种较为罕见的、由血管损伤引起的高致死性肝脏疾病。在西方国家，肝窦阻塞综合征常继发于造血干细胞移植术后，部分与药物毒性作用有关，如抗肿瘤药物（6- 硫鸟嘌呤、甲氨蝶呤和 6- 巯基嘌呤）以及用于治疗肝转移的细胞毒性化学疗法制剂。在东方国家，尤其我国，中草药一直被广泛使用，一些含吡咯烷生物碱的植物，如菊科的土三七、千里光，豆科的猪屎豆，紫草科的天芥菜等，服用后可能导致严重的肝窦阻塞综合征，其中以土三七最为常见。

肝窦阻塞综合征常见临床症状包括肝脏肿大、腹水和胆红素升高。严重的肝窦阻塞综合征可在临床诊断明确前迅速发展为多器官衰竭，临床上容易与 Budd-Chiari 综合征、失代偿期肝硬化或急性重型肝炎等疾病相混淆。

2. 肝窦阻塞综合征的诊断标准。

西方对肝窦阻塞综合征的临床诊断大多依靠患者的临床症状和实验室检查。最常使用的诊断标准包括：Baltimore 标准，改良版 Seattle 标准、欧洲血液和骨髓移植协会（European Society for Blood and Marrow Transplantation，EBMT）标准。以上标准均基于患者造血干细胞移植术后，根据是否存在不同程度肝大、肝区疼痛、肝功能异常/损伤、腹水或无法解释的短期内体重增加，而做出诊断。然而，上述标准的敏感度和特异度并不明确，且只针对造血干细胞移植术后所致肝窦阻塞综合征患者，未在其他病因的肝窦阻塞综合征诊断中得到充分验证。

在我国，近年来，因服用含吡咯烷生物碱的草药所致肝窦阻塞综合征的案例报道呈明显上升趋势，相当一部分患者因缺乏及时诊断和恰当治疗而导致预后不佳。为此，中华医学会消化病学分会肝胆疾病协作组基于现有国内外研究，制订了我国吡咯烷生物碱相关的肝窦阻塞综合征的诊断和治疗专家共识，称为南京标准。

3. 肝窦阻塞综合征的特征性影像学表现。

（1）肝血流动力学改变：超声作为一种重要的血流监测手段，能够为肝窦阻塞综合征的早期诊断和鉴别诊断提供重要信息。超声检查常提示：肝脾大，胆囊壁增厚＞6mm，门脉直径＞12mm，肝静脉直径＜3mm，间接征象可表现为门静脉高压，如腹水和侧支循环开放。多普勒超声可反应肝窦阻塞综合征患者病变的形态学变化和血流流速，常表现为：肝静脉直径＜3mm，侧支循环显示，门静脉血流解调，频谱密度下降，充血指数＜0.1，门静脉流量＜10cm/s，肝动脉阻力指数＞0.75，肝静脉呈单相血流。

（2）肝实质密度（信号）及强化不均匀：肝窦阻塞综合征典型的影像学特征为弥漫性、片状或地图状的肝实质密度（信号）及强化不均匀改变，同时伴有肝实质内散在的低密度灶。增强 CT 和 MRI 扫描图像中，"三叶草"征和"爪形"征是肝窦阻塞征最具特征性的表现，即肝静脉周围增强后（以门脉期为着）见相比正常肝实质明显强化的区域，提示该区域供血增加及瘀血改变，可能与肝静脉闭塞而肝静脉周围小血管通道开放有关。此外，结肠癌肝转移瘤奥沙利铂化疗后肝窦阻塞综合征患者可表现为肝脏假性肿瘤的特征。这种病变的病理特征是肝窦的扩张和充血，伴有炎性细胞浸润和纤维化。在影像学上，肝窦阻塞综合征所致肝脏假性肿瘤可与肝局灶性结节增生、非典型肝细胞癌或肝转移瘤表现相似。

（3）肝功能损伤：肝窦内皮细胞损伤导致红细胞分解及 Disse 间隙内含铁血黄素沉积是肝窦阻塞综合征疾病过程中的关键事件。磁敏感加权成像（susceptibility weighted imaging，SWI）可用于评价和反映肝窦阻塞综合征肝窦内皮细胞的损伤。研究表明，肝窦阻塞综合征患者 SWI 图像上肝实质内斑片状低信号与增强扫描门静脉期异常强化的区域分布一致，从而证实了肝窦阻塞综合征的病理基础。此外，肝胆特异性对比剂钆塞酸二钠（Gd-EOB-DTPA）增强 MRI 肝胆期信号是反映肝细胞功能的较好指标。肝窦阻塞综合征患者 Gd-EOB-DTPA 增强 MRI 肝胆期图像上的低信号程度与肝细胞损伤的程度呈正相关，持续性肝胆期扫描可证实结肠癌化疗所致肝窦阻塞综合征患者治疗中断后肝功能会恢复，此特征可与其他肝脏恶性肿瘤肝功能损伤相鉴别。

（4）肝纤维化：肝窦阻塞综合征肝窦内皮细胞的损伤促进内皮细胞栓塞和肝窦阻塞，导致肝窦和小静脉的内皮下纤维化，最终导致肝充血性纤维化。超声瞬时弹性成像（fibroscan testing）及声脉冲辐射力成像（acoustic radiation force impulse，ARFI）可以用于评估肝窦阻塞综合征所致的肝纤维化。肝脏硬度值（liver stiffness measurements，LSMs）可作为早期诊断和监测肝窦阻塞综合征的生物标志物。此外，ARFI 测量的肝脏剪切波速度（shear-wave velocity，SWV）与肝窦阻塞综合征的组织学评分及肝小叶炎症程度密切相关。

（5）门静脉高压相关征象：门静脉高压相关征象如肝脾大、腹水、胆囊壁增厚和门静脉周围水肿是肝窦阻塞综合征的主要影像学特征。这些特征源于肝内静脉引流受阻以及随后发生的事件（即肝脾充血、肝脏顺应性丧失和肝功能损伤）。其中，门静脉高压合并肝静脉狭窄和侧支循环开放是肝窦阻塞综合征区别其他疾病的主要特征。

4. 肝窦阻塞综合征主要的鉴别诊断。

如前所述，肝窦阻塞综合征的鉴别诊断主要包括：各类可引起肝静脉流出梗阻的疾病（如 Budd-Chiari 综合征等）、全身血液系统疾病、急性肝炎及感染性疾病等。此外，肝窦阻塞综合征的鉴别诊断还包括移植物抗宿主病（graft-versus-host disease，GVHD）。GVHD 是异体性造血干细胞移植术后的主要并发症，本质是 T 细胞介导的免疫反应。尽管 GVHD 的一些临床表现与肝窦阻塞综合征相似，如毒性反应、体重增加和肝功能紊乱；然而，GVHD 的显著特征更多地与炎性症状（如发热）和一系列皮肤病（如皮疹、指甲营养不良和脱发）相关。

四、病例点评

中草药在我国一直被广泛使用，然而不恰当地服用含有吡咯烷生物碱的中草药可导致肝窦阻塞综合征。肝窦阻塞综合征是一种相对罕见的肝血管损伤所致的肝脏疾病，常见临床症状包括肝脾大、腹水和胆红素升高等。目前，肝窦阻塞综合征的诊断主要依靠患者的临床表现，然而基于临床症状的标准对于疾病的诊断和评估特异性不高，无法提供及时、可靠的鉴别诊断。超声、CT、MRI 等无创成像手段可以为肝窦阻塞综合征的诊断和鉴别诊断提供重要信息。

本案例的重点和难点是肝窦阻塞综合征的诊断和鉴别诊断。临床上，当患者有明确的口服中草药史，在服用药物后出现肝功能损伤及特征性影像学表现，如肝血流动力学改变、肝实质不均匀改变、肝功能损伤、肝纤维化、门静脉高压相关征象，在排除其他明确的肝脏疾病所致肝功能损伤以后，需要警惕肝窦阻塞综合征的存在。其鉴别诊断主要包括全身血液系统疾病、Budd-Chiari 综合征及异体性造血干细胞移植术后所致的 GVHD 等。

参考文献

[1]ZHMGE Y，LIU Y，XIE W，et al.Expert consensus on the clinical management of pyrrolizidine alkaloid-induced hepatic sinusoidal obstruction syndrome[J].Journal of gastroenterology and hepatology，2019，34（4）：634-642.

[2]DIETRICH CF，TRENKER C，FONTANILLA T，et al.New ultrasound techniques challenge the diagnosis of sinusoidal obstruction syndrome[J].Ultrasound in medicine and biology，2018，44（11）：2171-2182.

[3]CORVINO A，SANDOMENICO F，CORVINO F，et al.Utility of a gel stand-off pad in the detection of Doppler signal on focal nodular lesions of the skin[J].Journal of ultrasound，2020，23（1）：45-53.

[4]CAYET S，PASCO J，DUJARDIN F，et al.Diagnostic performance of contrast-enhanced CT-scan in sinusoidal obstruction syndrome induced by chemotherapy of colorectal liver metastases：Radio-pathological correlation[J].European journal of radiology，2017，94：180-190.

[5]ELSAYES KM，MENIAS CO，MORSHID AI，et al.Spectrum of pitfalls，pseudolesions，and misdiagnoses in noncirrhotic liver[J].American journal of roentgenology，2018，211（1）：97-108.

[6]LIU S，BUCH S，CHEN Y，et al.Susceptibility-weighted imaging：current status and future directions[J].NMR in biomedicine，2017，30（4）：10.1002/nbm.3552.

[7]YONEDA N，MATSUI O，IKENO H，et al.Correlation between Gd-EOB-DTPA-enhanced MR imaging findings and OATP1B3 expression in chemotherapy-associated sinusoidal obstruction syndrome[J].Abdominal imaging，2015，40（8）：3099-3103.

[8]MANNINA D，KRÖGER N.Janus kinase inhibition for graft-versus-host disease：

Current status and future prospects[J]. Drμgs，2019，79（14）：1499-1509.

（病例提供者：张　韵　蒋涵羽　四川大学华西医院）

（点评专家：卢春燕　四川大学华西医院）

病例26 肝内胆管细胞癌

一、病例摘要

基本信息：

主诉：患者男性，61岁，因"体检发现肝脏占位1+月"入院。

现病史：患者1+月前于当地医院体检，查腹部超声及腹部MRI发现肝门部占位，大小约3.2cm×4.2cm。行上腹部增强CT扫描，提示肝门区肿块，考虑肝脏肿瘤。患者为求进一步治疗，于我院就诊。

既往史：患者既往有糖尿病病史2+年，长期口服二甲双胍片0.5g qd，血糖控制尚可。患者既往有高血压病史10+年，长期规律服用硝苯地平缓释片10mg qd，血压控制尚可。余既往史无特殊。

个人史：无特殊。

家族史：无特殊。

体格检查： 查体：体温36.0℃，脉搏87次/分，呼吸20次/分，血压121/91mmHg。皮肤巩膜无黄染，全身浅表淋巴结未扪及肿大。腹部外形正常，全腹软，无压痛及反跳痛，腹部未触及包块，移动性浊音阴性。肝脏肋下未触及，脾脏肋下未触及，肾脏未触及。

辅助检查： 患者血常规、生化、凝血未见明显异常。血清糖类抗原19-9轻度升高（54.58U/ml，正常值：<30U/ml）。

超声造影提示：肝脏实性占位（右肝上段第二肝门旁，4.6cm×3.9cm），考虑腺癌可能。上腹部增强CT扫描（图26-1）提示：①肝右叶近尾状叶处肿块，多系原发性肝癌。病灶与门静脉右支、下腔静脉、肝中静脉及肝右静脉分界不清；②胆囊结石；③CTA：上腹部大血管及主要分支血管未见异常。MRI普美显肝脏肿瘤增强扫描（图26-2）提示：肝右叶上段下腔静脉旁见大小约4.6cm×3.9cm稍长T1、稍长T2信号团块影，弥散明显受限，增强扫描呈不均匀、延迟强化，肝胆期病灶呈不均匀等-低信号，多系恶性肿瘤性病变（ICC）。

遂于我院行手术治疗，术后病理提示：紧邻切缘紧邻被膜可见一结节状肿物，大小4.2cm×3.8cm×3.5cm，切面灰白，实性，质中，与周围组织分界较清。未查见脉管癌栓或卫星结节，周围肝组织切面未见结节性肝硬化改变。病理诊断：（肝脏）中分化腺癌，未累及肝切缘及肝被膜，周围肝呈中度慢性炎改变（G3S2）。免疫组化提示：癌细胞 PCK（＋）、CK7（＋）、CK19（＋）、Muc-1（＋）、Ki67（＋，约 50%），符合肝内胆管细胞癌。

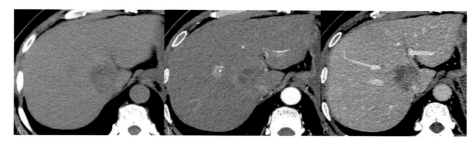

图26-1　上腹部增强CT扫描

注：A.平扫；B.动脉期；C.门脉期。

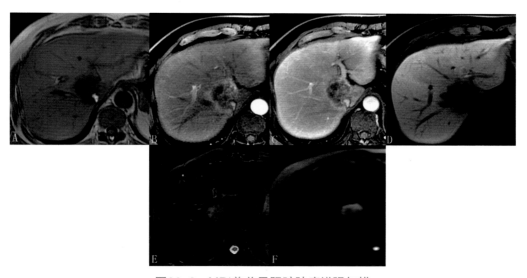

图26-2　MRI普美显肝脏肿瘤增强扫描

注：A.T1WI平扫；B.动脉期；C.门脉期；D.肝胆期；E.T2WI；F.弥散加权成像（b＝800s/mm^2）。

诊断： 结合患者上述病史、体征、影像及实验室检查，临床考虑：肝内胆管细胞癌。

诊疗经过： 患者既往无慢性病毒性肝炎病史，肝功能尚可，无腹水。血清糖类抗原19-9轻度增高，甲胎蛋白、癌胚抗原均正常。上腹部增强 CT 扫描提示肝右叶近尾状叶处肿块，病灶与门静脉右支、下腔静脉、肝中静脉及肝右静脉分界不清。MRI 普美显肝脏肿瘤增强扫描提示：肝右叶上段下腔静脉旁稍长 T1、稍长 T2 信号团块影，弥散明显受限，增强扫描呈不均匀、延迟强化，肝胆期病灶呈不均匀等 –

低信号。超声造影提示：肝脏实性占位，病灶位于右肝上段第二肝门旁，大小约4.6cm×3.9cm。综上所述，结合患者肝脏肿块切除术后病理诊断，肝内胆管细胞癌诊断明确。

诊疗过程中，该患者主要的鉴别诊断包括：

1. 肝细胞癌（hepatocellular carcinoma，HCC）HCC患者多有慢性病毒性肝炎和（或）肝硬化病史，大多数患者甲胎蛋白增高。HCC的影像学增强扫描具有特征性的"快进快出"强化。本患者无慢性病毒性肝炎及肝硬化病史，血清甲胎蛋白水平正常。增强CT及MRI扫描提示动脉期病灶中心明显强化，伴边缘环形强化，门脉期及延迟期病灶呈持续性强化，未见明显廓清表现，病灶边缘可见轻度扩张的肝内胆管，并与病灶分界欠清。结合患者肝脏肿块切除术后病理诊断，可排除HCC诊断。

2. 肝脏转移瘤　继发于其他部位的恶性肿瘤，大多数患者具有原发肿瘤的实验室检查异常。肝转移瘤的影像表现常为单发或多发圆形、类圆形或不规则形低密度灶，大小不等，边缘可光整，可有出血、坏死、囊变及钙化等；因原发病各异，影像表现亦不同；肝转移瘤主要见于消化道肿瘤肝内转移，以乏血供者多见，增强扫描时无明显强化；富血供者主要来源于腺癌，增强扫描动、静脉期常见病灶周边环状强化，中心不强化，最外缘密度低于正常肝，呈典型的"牛眼征"或"靶征"，一般无门静脉癌栓形成。本病例患者无肝外原发恶性肿瘤，可排除肝转移瘤诊断。

二、病例分析

本案例患者无慢性病毒性肝炎病史，无肝硬化、门静脉高压等表现，肝功能尚可。患者肿瘤标志物除糖类抗原19-9轻度升高以外，其他（如甲胎蛋白等）未见明显异常。在增强CT及MRI影像上，病灶表现为动脉期明显不均匀强化，门静脉期及延迟期出现延迟强化。病灶与门静脉右支、下腔静脉、肝中静脉及肝右静脉分界不清。患者行部分肝切除术，未查见脉管癌栓或卫星结节，周围肝组织切面未见结节性肝硬化改变。病理诊断提示：（肝脏）中分化腺癌，未累及肝切缘及肝被膜，周围肝呈中度慢性炎改变（G3S2）。免疫组化提示：癌细胞PCK（+）、CK7（+）、CK19（+）、Muc-1（+）、Ki67（+，约50%）。综上所述，该患者符合肝内胆管细胞癌的诊断。

三、疾病介绍

1. 肝内胆管细胞癌的概述及病理分型。

肝内胆管细胞癌起源于肝内二级胆管及以上的上皮细胞，为仅次于HCC的第二大原发性肝癌,近年来其发病率呈现逐年上升趋势。肝内胆管细胞癌根据其宏观生长模式,可分为肿块型、管周浸润型及管内生长型。其中肿块型为最常见的肝内胆管癌类型,约占总体的 78%,具有独特的病理学特征,即肿瘤外周密集的肿瘤细胞包绕肿瘤中心以纤维基质为主的细胞基质。管周浸润型肝内胆管细胞癌约占总体的 16%,肿瘤多沿胆管纵向延伸,导致胆管壁增厚,同时进行性胆管周围侵犯可导致管腔狭窄和近端胆道扩张。管内生长型肝内胆管细胞癌比较少见,仅占 6%,多表现为扩张胆管腔内的乳头状肿瘤,胆管内乳头状肿瘤多为其癌前病变类型。其次有学者根据细胞起源及胆管细胞癌的流行病学特征,将肝内胆管细胞癌分为以下两种类型:大胆管型及小胆管型肝内胆管细胞癌。大胆管型肝内胆管细胞癌多起源于胆管干细胞或胆管细胞,由慢性胆道炎症发展而来,主要包括肿块 - 管周浸润混合型;小胆管型肝内胆管细胞癌多起源于肝干细胞或成熟肝细胞,多由慢性肝脏炎症发展而来,主要包括肿块型肝内胆管细胞癌。由于大小胆管型肝内胆管细胞癌的细胞来源不同,其相关病理学特性也呈现相应的差异性:相较于小胆管型而言,大胆管型其纤维基质占比较高,淋巴转移可能性高,胆管扩张比例增高,多易复发,预后较差。

2. 肝内胆管细胞癌的临床分期。

目前公认的肝内胆管细胞癌的临床分型系统为美国肿瘤联合会于 2018 年提出的第八版 TNM 分期系统,其分期情况如下:①T 分期:$T1_a$:单个肿瘤直径 ≤ 5cm 且无血管侵犯;$T1_b$:单个肿瘤直径 > 5cm 且无血管侵犯;T2:单个肿瘤侵犯肝内血管,或多个肿瘤伴或不伴血管侵犯,T_3:肿瘤穿透脏层腹膜,T_4:肿瘤直接侵犯肝外结构;②N 分期:N_0:无区域淋巴结转移,N_1:区域淋巴结转移;③M 分期:M_0:无远处转移,M_1:远处转移。综上,TNM 分期为:Ⅰ期:Ⅰ A 期:$T1_aN_0M_0$,Ⅰ B 期:$T1_bN_0M_0$;Ⅱ期:$T2N_0M_0$;Ⅲ期:Ⅲ A 期:$T_3N_0M_0$,Ⅲ B 期:$T_4N_0M_0$ 或任何 TN_1M_0;Ⅳ期:任何 T,任何 N,M_1。然而,该分期系统尚存在以下不足之处:首先,肿瘤大小阈值 5cm 的合理性存在争议,其次相关研究显示 T2 期与 T_3 期的预后不存在差异,T2 与 T_3 期划分合理性值得商榷。

3. 肝内胆管细胞癌的多模态影像学特征。

肝内胆管细胞癌在平扫影像上多表现为分叶状或不规则状肿块,伴有肝包膜收缩和周围胆管扩张。由于肝内胆管细胞癌组织结构的特异性,即肿瘤外周以肿瘤细胞为主包绕中心致密的纤维基质,在增强 CT 或 MRI 影像上,肝内胆管细胞癌的影像特征也具有特异性:肝内胆管细胞癌多表现为动脉期环状强化,中央区无明显强化,随着时间推移,对比剂逐渐向中央扩充,门静脉期及延迟期出现延迟强化,呈现向心性强化的特点。同时,在多参数 MRI 图像上,除动态增强图像与 CT 增强图像表现相似的影像特征外，就弥散加权成像（diffusion weighted imaging，DWI）图像而言，其由于中心致密纤维基质造成细胞外间隙相对比较大，水分子布朗运动活跃，在 DWI 上表现为低信号，而外周以肿瘤细胞为主，细胞密度高，细胞外间隙小，在 DWI 上表现为高信号，形成"靶向征"。在肝胆特异性对比剂 Gd-EOB-DTPA 增强 MRI 图像上，肝胆期外周肿瘤细胞膜缺少有机阴离子转运多肽 OATP1B3 受体，缺乏对肝特异性对比剂摄取的能力呈现低信号，中心纤维基质中堆积特异性对比剂表现为高信号，从而呈现与 DWI 图像信号相反的"靶向征"。

　　然而，研究发现，当肝内胆管细胞癌存在与 HCC 相似的危险因素（如肝硬化等），或肝内胆管细胞癌病灶大小＜ 3cm 时，肝内胆管细胞癌多呈现与 HCC 相似的影像学特征，造成鉴别诊断困难。目前，随着影像新技术的发展及影像组学和人工智能方法在肝内胆管细胞癌鉴别诊断领域的不断探索，诊断准确性显著提高，例如采用体素内不相干运动扩散成像（intravoxel incoherent motion，IVIM）对乙肝基础上肝内胆管细胞癌与肝细胞癌鉴别诊断，结果发现表观弥散系数（apparent diffusion coefficient，ADC）值的敏感度及特异度分别达到 80.88% 和 70.59%，曲线下面积（area under curve，AUC）为 0.814（CI：0.738 ~ 0.875），显著高于基于 DWI 得到的 ADC 值的准确性。其次，采用基于增强 CT 进行放射组学特征提取并建模，结果发现基于放射组学特征进行 HCC 与肝内胆管细胞癌的鉴别诊断的准确性高于传统影像学特征（AUC 0.800 VS.0.623）。此外，采用贝叶斯方法进行肝内胆管细胞癌与 HCC 的鉴别诊断，肝内胆管细胞癌特异性影像学特征分别为癌旁肝实质动脉期强化、延迟强化及 DWI 图像上外周高信号及胆管扩张，而 HCC 表现为动脉期非环状强化、包膜强化及反相位病灶信号下降，其诊断准确性达到 89.2%。

　　4. 肝内胆管细胞癌的临床治疗。

　　切缘阴性的根治性肝切除术是目前公认的肝内胆管细胞癌唯一的有效治疗方式，但由于肝内胆管细胞癌发病的隐匿性，患者往往入院就医时肿瘤已进入进展期，仅有约 1/3 的患者具有手术的机会，因此肝内胆管细胞癌的预后较差。对于无法进行手术切除的肝内胆管细胞癌患者，射频消融已成为有效的治疗方式。肝移植术由于其治疗后高复发率及低生存率，目前相关指南并不推荐其作为肝内胆管细胞癌的常规辅助治疗方式。由于现有临床资料不完整及循证医学证据的缺乏，对于肝内胆管细胞癌患者辅助治疗的化疗方案选择尚未达成共识。最新的美国临床肿瘤学会临床实践指南根据一项 III 期随机对照临床试验建议，采用手术切除的肝内胆管细胞癌患者，其术后应采用卡培他滨辅助化疗持续 6 个月来改善预后，但卡培他滨的使用剂量尚无统一标准。由于肝内胆管细胞癌其纤维微环境与肿瘤细胞之间相互作用影响肿瘤的侵犯、转移、药物抵抗及预后等，相关研究显示肿瘤纤维微环境中肿瘤相关性成纤维细胞可作为有效的治疗靶点，尼达尼布（Nintedanib）可通过抑制成纤维细胞的启动及促癌细胞因子的分泌，从而抑制成纤维细胞的促癌细胞活性的作用，改善预后。其次，靶向治疗（EGFR、VEGF 和 FGFR 抑制剂）及免疫检查点（PD-1、PD-L1 及 CTLA-4）抑制剂对于肝内胆管细胞癌的辅助治疗作用正在进一步探索中。

四、病例点评

本案例患者的诊断难点主要在于与其他肝脏恶性肿瘤的鉴别，如 HCC 和肝转移瘤。本案例患者无慢性病毒性肝炎病史，无门静脉高压、腹水等表现，无明显肝酶异常、肝功能损伤。患者肿瘤标志物除糖类抗原 19-9 轻度升高以外，其他（包括甲胎蛋白等）均未见明显异常。在增强 CT 及 MRI 影像上，病灶表现为动脉期明显不均匀强化，门静脉期及延迟期出现延迟强化，呈现向心性强化的特点，未出现明显的"廓清现象"，此为与 HCC 鉴别的关键。此外，患者无明确其他部位恶性肿瘤史，且在增强 CT 及 MRI 影像上，病灶未见转移瘤典型的环状强化或"靶征"，此为与肝转移瘤鉴别的重点。

本案例患者肿瘤分期明确，患者肝功能较好，无邻近血管受侵、无远处转移或淋巴结转移，故采用根治性肝切除术进行治疗。但由于肝内胆管细胞癌疾病本身的生物学特性，肿瘤切除后仍需警惕肿瘤的复发。因此，需密切监测患者术后情况，行动态实验室及影像学检查随访，做好综合性辅助治疗的后续准备。

参考文献

[1]NAKANUMA Y，KAKUDA Y.Pathologic classification of cholangiocarcinoma：New concepts[J].Best practice & research：Clinical gastroenterology，2015，29（2）：277-293.

[2]LEE AJ，CHUN YS.Intrahepatic cholangiocarcinoma：the AJCC/UICC 8th edition updates[J]. Chinese clinical oncology，2018，7（5）：52.

[3]WANG Y，LI J，XIA Y，et al.Prognostic nomogram for intrahepatic cholangiocarcinoma after partial hepatectomy[J].Journal of clinical oncology，2013，31（9）：1188-1195.

[4]JOO I，LEE JM，LEE SM，et al.Diagnostic accuracy of liver imaging reporting and data system（LI-RADS）v2014 for intrahepatic mass-forming cholangiocarcinomas in patients with chronic liver disease on gadoxetic acid-enhanced MRI[J].Journal of magnetic

resonance imaging，2016，44（5）：1330–1338.

[5]BRIDGEWATER J，GALLE P R，KHAN S A，et al.Guidelines for the diagnosis and management of intrahepatic cholangiocarcinoma[J].Journal of hepatology，2014，60（6）：1268–1289.

[6]HUANG B，WU L，LU XY，et al.Small intrahepatic cholangiocarcinoma and hepatocellular carcinoma in cirrhotic livers may share similar enhancement patterns at multiphase dynamic MR imaging[J].Radiology，2016，281（1）：150–157.

[7]WEI Y，GAO F，ZHENG D，et al.Intrahepatic cholangiocarcinoma in the setting of HBV−related cirrhosis：Differentiation with hepatocellular carcinoma by using Intravoxel incoherent motion diffusion−weighted MR imaging[J]. Oncotarget，2018，9（8）：7975–7983.

[8]ZHANG J，HUANG Z，CAO L，et al.Differentiation combined hepatocellular and cholangiocarcinoma from intrahepatic cholangiocarcinoma based on radiomics machine learning[J].Annals of translational medicine，2020，8（4）：119.

[9]ICHIKAWA S，ISODA H，SHIMIZU T，et al.Distinguishing intrahepatic mass−forming biliary carcinomas from hepatocellular carcinoma by computed tomography and magnetic resonance imaging using the Bayesian method：a bi−center study[J].European radiology，2020，30（11）：5992–6002.

[10]HAN K，KO H K，KIM K W，et al.Radiofrequency ablation in the treatment of unresectable intrahepatic cholangiocarcinoma：systematic review and meta−analysis[J]. Journal of vascular and interventional radiology，2015，26（7）：943–948.

[11]ZAMORA−VALDES D，HEIMBACH J K. Liver transplant for cholangiocarcinoma [J].Gastroenterology clinics of North America，2018，47（2）：267–280.

[12]SHROFF RT，KENNEDY EB，BACHINI M，et al.Adjuvant therapy for resected biliary tract cancer：ASCO clinical practice guideline[J].Journal of clinical oncology，2019，37（12）：1015–1027.

（病例提供者：张 韵 蒋涵羽 四川大学华西医院）

（点评专家：卢春燕 四川大学华西医院）

病例27 胃癌

一、病例摘要

基本信息：

主诉：患者男性，58岁，乏力2+月。

现病史：2+月前，患者无明显诱因出现乏力，伴活动后心悸头晕，无恶心、呕吐，无腹胀、腹痛等不适，于当地医院就诊，查血常规示：血红蛋白48g/L。冠状动脉CTA示：右侧冠状动脉中段见软斑块形成，致管腔中－重度狭窄。全腹部CT示：胃窦、胃体大小弯侧肿瘤性病变，胃癌可能性大。胃镜示：胃体下段、胃角、胃窦小弯见巨大溃疡性新生物。活检示：浅表黏膜上皮重度异型增生伴黏膜内癌形成。予输血、调脂等对症治疗后至我院就诊。

既往史：一般情况良好，否认肝炎、结核或其他传染病史，无过敏史，无外伤史。

个人史：长期居住于原籍，未到过牧区及疫区，无冶游史，无吸毒史。有吸烟史20+年，约1包/日，已戒烟1~年。无饮酒史。

家族史：父亲已故，死因不详；母亲已故，死因不详；兄弟姐妹无特殊。

体格检查：

一般情况：神志清楚，慢性病容，发育正常，营养良好，查体合作。

专科查体：腹部外形正常，全腹软，无压痛及反跳痛，腹部未触及包块，肝脏肋下未触及，脾脏肋下未触及，双肾未触及。

辅助检查：

血常规：红细胞计数2.96×10^{12}/L，血红蛋白67g/L，红细胞比容0.24L/L。肿瘤标志物：癌胚抗原16.2ng/ml（正常值<5.0ng/ml）。DIC常规检查：D-二聚体0.87mg/IFEU。生化检查：白蛋白54.3g/L，球蛋白16.0g/L。大便常规：隐血：阳性。

CT胃癌增强扫描（图27-1）：胃整体评估：胃腔充盈良好，黏膜显示清晰，胃腔无内容物潴留。T分期表现：符合T_{4a}，病灶位置：胃体远段－胃角－胃窦黏膜、肌层及浆膜下层。病变大小：范围14.2cm，浸润深度2.5cm。密度：增强呈明显持续性强化。局部侵犯：局部胃壁增厚，胃外壁模糊，胃周脂肪间隙可见小结节状突起影，邻近脏器未见明显侵犯。N分期表现：符合N_2，1~9区淋巴结转移，转移

181

淋巴结数量：3枚，最大者：位于肝胃韧带区，短径约0.7cm。M分期表现：符合M_0，未见远处器官转移。肝左叶外上段见约0.5cm×0.5cm囊状影。诊断：①符合胃癌CT表现，依据AJCC分期第八版为$T_{4a}N_2M_0$，Ⅲ期；②肝脏小囊肿。胃镜：胃角见一巨大溃疡型新生物，中央底覆污秽苔，周围呈崁堤样隆起，累及胃体下段小弯、胃窦小弯及后壁，致管腔狭窄，内镜勉强通过。病理报告：腺癌（中分化）。

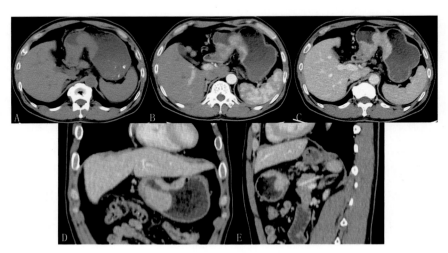

图27-1　CT胃癌增强检查

注：A．CT平扫；B.CT增强动脉期；C.CT增强门脉期；D.CT增强冠状位；E.CT增强矢状位。

诊断：

1. 胃中分化腺癌。

2. 中度贫血。

3. 冠状动脉粥样硬化性心脏病。

4. 肝脏囊肿。

诊疗经过：

MDT讨论：考虑患者诊断胃癌明确，合并不明原因贫血，合并冠脉狭窄，建议完善冠脉造影检查，若冠脉狭窄程度严重，建议先行冠脉支架植入同时抗凝，2～3周期新辅助化疗后再次判断手术指征；若狭窄程度不严重建议可直接手术，但围术期风险大。

遂于我院行冠脉造影＋支架植入术。冠脉造影示：左冠状动脉：左主干、前降支、回旋支全程未见明显狭窄；右冠状动脉：近段最重狭窄约30%，中段最重狭窄约90%，远段未见明显狭窄。于右冠状动脉植入支架（SYNERGY 4.0mm×38mm×1mm）。

　　冠脉支架植入术后 2+ 月，因其贫血、出血等情况，胃肠外科考虑直接行胃癌手术风险较大，建议至肿瘤科先行术前新辅助化疗。遂于我院行第一周期 SOX 方案新辅助化疗，后于当地医院行第二周期 SOX 方案新辅助化疗，并予护胃、补液、止吐等对症支持治疗后出院。

　　出院后患者未出现腹痛、腹胀、恶心、呕吐等不适。于我院行上腹部 MRI 增强扫描（图 27-2），考虑诊断胃癌，$T_3N_2M_0$，Ⅲ 期。血常规检查提示贫血有所改善。

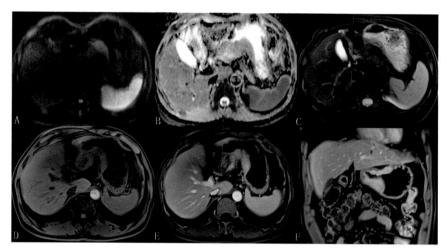

图27-2　上腹部MRI增强扫描

　　注：A. 轴位 DWI；B. 轴位 ADC；C. 轴位 T2WI；D. 轴位 T1WI，E. 轴位 T1WI 增强；F. 冠状 T1WI 增强。

　　收入我院胃肠外科，于全麻下行"根治性远段胃大部切除（R_0），D_2 淋巴结清扫，残胃空肠结肠前毕 - Ⅱ 式吻合术；腹腔恶性肿瘤特殊治疗"；术中见：探查腹腔内无粘连，无腹水，腹膜光滑、无结节。肿瘤主体位于胃体小弯下段，十二指肠球部未受累，肿瘤对应浆膜受累致周围网膜受累挛缩明显，术中按根治性手术标准行远端胃及胃周淋巴结一并切除。剖视术后标本：癌灶位于胃体下段小弯侧近后壁，病灶黏膜面大小约为 8cm×6cm，呈溃疡局限型生长，为 Borrmann- Ⅱ 型，质硬。

　　术后大体标本病理诊断示：进展期胃癌，Borrmann- Ⅱ 型；肿瘤大小：8.0cm×5.5cm×1.3cm；镜下肿瘤浸润深度：侵及浆膜下的结缔组织（未累及脏层腹膜）；组织学类型：腺癌；Lauren 分型：肠型；组织学亚型：管状腺癌；组织学分级：G2/ 中分化；各切缘均为阴性；各组淋巴结均未见癌转移；接受新辅助化疗的治疗效果：未见明确化疗反应（grade 3）；淋巴管及血管侵犯：查见，神经周围侵犯：查见；免疫组化：HER2（0）、MLH1（＋）、MSH2（＋）、MSH6（＋）、PMS2（＋）、PD-1（少＋）、CDX-2（＋）、CK20（部分＋）、CgA（－）、Syn（－）；原位杂交检测结果：EBER/2-ISH（－）。

术后建议继续化疗随访。

二、病例分析

结合患者病史、影像检查、实验室检查、胃镜、活检病理结果，经过 MDT 讨论，考虑患者胃癌诊断明确，分期为 $T_{4a}N_2M_0$ Ⅲ期，因其合并贫血并右冠脉重度狭窄，临床考虑患者直接行胃癌手术风险较大，建议先行冠状动脉造影＋支架植入术，改善贫血情况，并予以术前新辅助化疗，随访复查提示贫血有所改善，无新发症状，影像学检查病灶未见进展，遂予以胃癌手术治疗，术后继续化疗、随访。

三、疾病介绍

胃癌是起源于消化道黏膜上皮的恶性肿瘤，好发于中老年人，近年来其发病率和死亡率在全球呈下降趋势。但我国胃癌发病率及死亡率在各种恶性肿瘤中仍高居第 2 位。准确地对胃癌进行治疗前分期对选择合理的治疗方案、评估预后等具有重要的指导意义。国际抗癌联盟（UICC）及美国癌症联合会（AJCC）共同制定的 TNM 分期系统是当前胃癌临床治疗决策和评估预后的最重要参考标准。第 8 版胃癌 TNM 分期系统新增临床分期（cTNM），更加适用于对胃癌进行治疗前评价及选择初始治疗手段。

胃癌的影像学检查手段包括超声内镜（endoscopic ultrasonography，EUS）、多排螺旋 CT（multi-detector row helical CT，MDCT）增强检查、磁共振成像（magnetic resonance imaging，MRI）增强检查、正电子发射计算机断层成像（positron emission computed tomography，PET-CT）等。其中 MDCT 因其速度快、层厚薄，并能完成对靶器官的多期扫描，同时可对容积扫描数据进行多平面重组，使观察者可以更加全面、准确地观察肿瘤浸润胃壁的深度及评估肿瘤对周围结构、器官的侵犯程度，提高 T 分期的准确率；同时 MDCT 也能提高 5mm 以下淋巴结的检出率，能较为全面地显示可疑转移淋巴结的部位、数目、大小及其强化特点。有研究表明，胃癌 CT 的 T 分期准确率为 75%～85%，N 分期的准确率为 50%～70%，M 分期的准确率为 82%。AJCC 第 8 版把 MDCT 检查作为胃癌治疗前分期及疗效评价的 I 级推荐。

准确的影像评估依赖于高质量的影像图像，因此 AJCC 也对胃癌的 MDCT 检查标准规范做了推荐，包括：①保证胃腔的充分充盈和胃壁扩张；②口服阴性对比剂（水或气）；③静脉注射对比剂多期增强；④多平面重组。其目的在于得到形态稳定、对比鲜明的胃癌断层图像，并通过多平面观察提高胃癌的诊断及分期准确率。有研究表明，使用 MPR 及 3D 重组技术可以使 MDCT 对 T 分期的总体准确度提高10% ~ 20%。

　　胃癌原发灶的 CT 影像学评价：胃癌 CT 征象主要表现为胃壁不均匀增厚，当癌肿向腔内生长时可形成肿块样病变，病灶表面坏死则可见溃疡形成，癌灶沿胃壁浸润生长可致胃壁僵硬、胃腔狭窄，严重时可导致胃潴留；增强后可见癌灶明显持续性强化，一般较正常胃壁强化明显且时间延长。癌灶侵犯浆膜层时可见周围脂肪间隙模糊、不规则或结节样形态，严重时可见邻近器官或结构受侵。cT 分期主要基于肿瘤浸润胃壁深度进行判断，其影像征象如表 27-1。但是，MDCT 对 T1 的检出率仍较低，这可能与 T1 期肿瘤太小无法测量或测量不准确有关。而超声内镜（endoscopic ultrasonography，EUS）则对诊断早期胃癌的准确率较高，一项研究表明EUS 区分 T1、T2 期肿瘤的敏感度及特异度分别为 85% 和 90%。MRI 平扫及动态增强扫描对判断胃癌 T 分期也有较高的准确性，被作为胃癌治疗前分期及疗效评价的Ⅱ级推荐。

表27-1　MDCT规范化T分期参考征象

cT 分期	病理学定义	常规参考征象	辅助参考征象
cT1	侵犯黏膜或黏膜下层	内层高强化癌灶与外层稍高强化肌层间可见连续完整的低强化带	高强化癌灶不超过胃壁总厚度的 50%
cT2	侵犯固有肌层	中层低强化条带中断、消失，外层残余部分稍高强化肌层	高强化癌灶超过胃壁总厚度的 50%
cT3	肿瘤穿透浆膜下结缔组织，未侵犯脏层腹膜	高强化癌灶侵犯胃壁全层，浆膜面光滑或少许短细索条	浆膜模糊或短细索条范围 < 1/3 全部病变面积
cT4a	侵犯浆膜（脏层腹膜），但未侵犯邻近结构 / 器官	浆膜面不规则或结节样形态，周围脂肪间隙密集毛刺或条带状浸润	
cT4b	侵犯邻近结构 / 器官	与邻近脏器结构脂肪间隙消失，指状嵌插或直接浸润为确切侵犯征象	

　　胃癌淋巴结可疑转移征象表现为淋巴结增大、短径 > 1.0cm 或短长径比 > 0.7，增强后明显强化或不均匀强化。根据转移淋巴结数目将其分为 N_0 ~ N_3，通常参照日本胃癌学会《胃癌处理规约》进行分组报告。而远隔（非局域）淋巴结的转移则定义为远处转移（M1）而不属于 N 分期，包括胰后、胰十二指肠、胰周、肠系膜

上、中结肠、腹主动脉旁及腹膜后淋巴结。目前 CT 判断胃癌 cN 分期的准确率较低，因此需联合数目、大小及形态 3 个指标进行综合评判。但因 CT 分辨率的限制，直径 5mm 以下小淋巴结的转移情况仍难以准确评价，而这部分淋巴结又占据了胃癌转移淋巴结的 1/2 以上。因此，无论联合多种测量指标，或应用功能影像学手段，抑或联合各种生物学行为指标进行评价，目前均难以解决 cN 分期水平不高的临床现状。

MDCT 同时还可以进行 cM 分期评价，除上述提及的远隔淋巴结以外，胃癌最常见的远处转移部位是腹膜及肝脏。胸、腹、盆联合 MDCT 增强检查是 cM 分期的常用手段。其腹膜转移主要征象表现为网膜、腹膜或肠系膜密度增高、不均匀增厚，多发索条或结节影，增强后明显强化，可伴腹腔积液。但应用典型征象判断腹膜转移的敏感性仅 50% 左右。一项研究表明，CT 评价为 M_0 的胃癌患者，诊断性腹腔镜探查仍能发现 23% 的患者存在腹膜转移。同时，如果发现少量腹水时，要高度注意腹膜转移的可能性。有文献报道，影像学检出腹水 > 50ml 时，腹膜转移阳性率达到 75% ~ 100%。

胃癌需要与以下疾病进行鉴别：

1. 胃淋巴瘤 起源黏膜下层淋巴组织的肿瘤性病变，是常见的结外淋巴瘤。好发于青壮年男性。发病部位以胃窦、胃体部最多见，病灶可单发或多发。转移途径以直接蔓延和淋巴转移为主。本病临床症状缺乏特异性，与胃癌相似，可有发热、上腹触痛、腹块和贫血。影像学表现以胃壁增厚为主要征象，通常厚度 > 2cm，与正常胃壁呈渐进移行改变，胃壁相对柔软，胃腔狭窄不明显或扩张，增强扫描呈低中度均匀强化，其内可见血管穿行征，周围脂肪间隙浸润程度较轻。腹腔增大淋巴结呈中度均匀强化，坏死少见。治疗包括手术、化疗、放疗、分子靶向治疗、生物治疗及联合治疗等，目前尚无统一的治疗方案。

2. 胃肠道间质瘤 是最常见的胃肠道间叶源性肿瘤，独立起源于胃肠道间质卡哈尔（Cajal）细胞的肿瘤，可发生于胃肠道黏膜下层、肌层、浆膜下或胃肠道外。常发生在 50 岁以上人群，男性多于女性。临床症状缺乏特异性，可有腹胀、黑便。影像学表现以肿块样改变为主，好发于胃底体部和小肠，可伴溃疡形成，体积较大者病灶内常见囊变、出血、坏死等，密度不均匀、偶见钙化，增强后呈中高度强化、延迟扫描呈持续强化，以肝转移及腹腔种植转移多见，淋巴结转移少见。治疗仍以手术治疗为主，其他治疗方式包括介入、药物治疗等。

四、病例点评

胃癌作为消化系统最常见的恶性肿瘤之一，规范化的诊疗模式对提高其生存质量、延长生存时间都极其重要。因此对胃癌进行全面、准确的治疗前 TNM 分期、治疗后疗效评价具有重大的意义及价值。规范化的胃癌 CT 检查技术、报告模式是一种提高其分期准确性及评估疗效的有效方式。同时，多学科诊疗模式（MDT）也成为个体化诊疗的重要手段。

参考文献

[1] 唐磊 . 国际抗癌联盟及美国癌症联合会胃癌 TNM 分期系统（第 8 版）影像相关更新解读 [J]. 中华放射学杂志，2017，51（08）：636-637.

[2] 韩方海，杨斌 . 解读第 15 版日本胃癌处理规约 [J]. 中华胃肠外科杂志，2018，21（4）：409-412.

[3]KARAKOYUN R，DEMIRCI E，KARAKOYUN M，et al.Reliability of MDCT，with MPR and hydro-CT technique，in resectability and lymphnode staging of gastric cancer[J].Minerva chirurgica，2014，69（3）：129-140.

[4]AMIN MB，EDGE SB，GREENE FL，et al.AJCC cancer staging manual.8th ed[J]. New York：Springer，2016：203-220.

[5]ALTIN M，FATMIR B，ALBANA S，et al.CT/MRI accuracy in detecting and determining preoperative stage of gastric adenocarcinoma in Albania[J].Contemporary oncology（Poznan，Poland），2017，2：168-173.

[6] 季加孚，沈琳，徐惠绵，等 . 胃癌腹膜转移防治中国专家共识 [J]. 肿瘤综合治疗电子杂志，2017，3（03）：13-24.

（病例提供者：张薇薇　四川大学华西医院）

（点评专家：陈心足　四川大学华西医院）

病例28　胰腺多发神经内分泌肿瘤

一、病例摘要

基本信息：

主诉：患者女性，42岁，发现尿路结石13+年，骨痛5+年，加重2+月。

现病史：入院前13+年，患者无明显诱因出现上腹部疼痛，可耐受，伴尿不尽感，无腰痛、肉眼血尿，无恶心、呕吐、反酸、腹泻、腹胀，无视物模糊、口干、口渴等不适。就诊于当地医院，泌尿系彩超提示上尿路结石，具体部位不详（未见报告），予以中药治疗（具体不详），后有所缓解，未复查。入院前10+年，无明显诱因再次出现上述症状，就诊于当地医院，彩超提示膀胱结石（未见报告），予以体外碎石治疗后缓解，未复查。入院前5+年，患者无明显诱因出现腹泻，7~8次/日，最多10+次/日，初始为成型黄色软便，后大便逐渐不成形，最后呈水样便，伴反酸。双下肢骨痛、乏力，骨痛呈游走性，疼痛可忍受，进行性加重，初始活动时感双足跟骨、膝关节疼痛明显，稍活动后、休息时疼痛缓解，无肌肉疼痛、关节红肿等不适。当地诊所予以蒙脱石散、黄连素等对症治疗后症状可缓解，但一旦停药，上述消化道症状再次出现，骨痛未予诊治。入院前4年，患者于当地医院就诊，自述查肠镜无异常，胃镜提示慢性浅表性胃炎（未见报告），予以奥美拉唑治疗后，反酸、腹泻有所缓解，未规律用药。入院前1+年，患者开始出现手足抽动，5~6次/天，未予处理。入院前2+月，患者感各趾间关节、跖趾关节、跖骨、趾骨、双踝关节、双膝关节、双侧胫骨、双侧股骨非对称性游走性疼痛，伴跖趾关节跖屈、背伸受限，膝关节屈伸受限，影响步行，伴乏力、活动后双下肢水肿，无静息痛、肌肉疼痛、酱油色尿，无呼吸困难，心悸、头晕等不适，就诊于当地医院予以针灸、口服钙尔奇补钙（剂型、剂量不详）1个月，症状无明显改善，后于我院就诊。

既往史：一般情况稍差，否认肝炎、结核或其他传染病史，预防接种不详，无过敏史，无外伤史。10年前因膀胱结石于当地医院行体外超声碎石治疗，无输血史，无特殊病史。

个人史：长期居住于广东佛山，职业工人，未到过牧区及疫区，无冶游史，无吸毒史，无吸烟史，无饮酒史。

月经史：初潮年龄 17 岁，经期 7 天，周期 24 天，每次月经来潮前有腰部酸痛感，月经干净后症状消失。

婚育史：20 岁结婚，配偶体健，无离异、再婚、丧偶史。育有 2 女，孕 8 产 2，均为顺产。

家族史：父亲已故，生前罹患胃癌。母亲已故，死因不详。妹妹患有原发性甲状旁腺功能亢进症，1+ 月前行甲状旁腺切除术。其余家族史及遗传病史无特殊。

体格检查：

一般情况：神智清楚，表情痛苦，慢性病容，发育正常，营养中等，自主体位，步态不正常，查体合作。

专科情况：体温、血压、呼吸、脉搏正常。全身皮肤干燥。甲状腺未见肿大，无压痛。全腹软，上腹部深压痛，无反跳痛。双侧肾区叩痛，右侧为主。四肢无水肿，各趾间关节、跖趾关节、跖骨、趾骨、双踝关节、双膝关节、双侧跟骨、双侧胫骨、双侧股骨压痛，跖趾关节跖屈、背伸受限，膝关节屈伸受限。四肢肌力正常，病理征阴性。

辅助检查：

实验室检查：甲功：TSH 2.060mU/L，FT3 4.79pmol/L，T4 77.40nmol/L，rT30.68nmol/L，FT4 10.30pmol/L，HTG 21.30μg/L；电解质：钙 2.95mmol/L，钾3.60mmol/L，血常规：RET 0.0954×10^{12}/L，Hb 78g/L；贫血相关检查提示慢性消耗性贫血伴缺铁性贫血；骨髓涂片：目前骨髓呈增生性贫血象；OGTT 试验：空腹血糖 4.88mmol/L，餐后 2 小时血糖 10.86mmol/L，空腹胰岛素 6.0μU/mL，餐后 2 小时胰岛素 45.7μU/mL，HbAlc 5.3%；肝功：ALT 49U/L，碱性磷酸酶 548U/L；凝血常规：D- 二聚体 0.82mg/L；炎性指标：血沉 24.0mm/h，尿钠素 1191ng/L；胰酶：胃泌素 -1741.31pmol/L；肾功：肌酐 120μmol/L，尿素 11.3mmol/L，eGFR 48.14ml/（min·1.73m²），24 小时尿肌酐 4.99mmol/24h。肾上腺相关检查：高肾素高醛固酮改变，皮质醇检测及 0.75mg 地塞米松试验未见明显异常。性激素：催乳素 87.10ng/mL。其余肿瘤标志物、输血前全套、免疫等相关检查未见明显异常。

甲状腺彩超：甲状腺双侧叶下方实性结节，甲状旁腺来源？甲状腺双侧叶结节，结节性甲状腺肿？

SPECT 甲状旁腺融合显像：①甲状腺左叶下方（大小约 32mm×20mm×15mm）、右叶中份后方（大小约 14mm×12mm×10mm）、右叶下份后方深面（其中右侧两处紧邻，大小约 13mm×10mm×8mm）结节摄取甲氧基异丁基异腈（MIBI）局限性增高，多系甲状旁腺功能亢进症；②甲状腺左叶中下份后方结节，虽未摄取 MIBI，但结合位置特点，仍考虑甲状旁腺组织来源。

上腹部及胰腺高分辨增强扫描：①胰腺实质内数个弥散受限小结节（图28-1），最大位于胰腺尾部、直径约0.5cm，增强扫描局部强化较明显，考虑神经内分泌肿瘤可能，其他待排；②胰头周围、肝右叶后下段见弥散受限结节（图28-2），增强后明显强化，考虑神经内分泌肿瘤转移可能，其他？③双侧肾上腺多发结节（图28-3），最大结节位于左侧肾上腺（大小约2.9cm×2.1cm）、内见脂肪信号，考虑系腺瘤？增生？

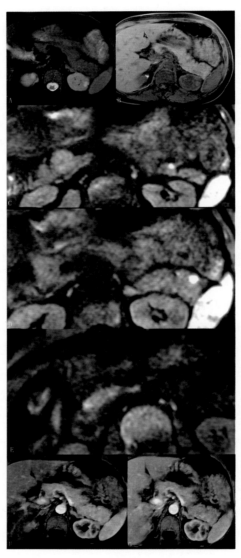

图28-1 上腹部及胰腺高分辨增强（胰腺）

注：A. 轴位T2WI平扫；B. 轴位T1WI平扫；C. 轴位rf-DWI（胰尾）；D. 轴位rf-DWI（胰尾）；E. 轴位rf-DWI（胰头）；F. 轴位T1WI增强（动脉期）；G. 轴位T1WI增强（门脉期）。

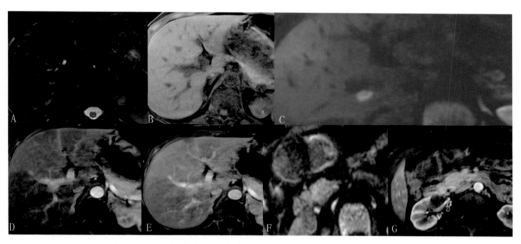

图28-2　上腹部及胰腺高分辨增强（肝脏及淋巴结）

注：A. 轴位 T2WI 平扫；B. 轴位 T1WI 平扫；C. 轴位 DWI；D. 轴位 T1WI 增强（动脉期）；E. 轴位 T1WI 增强（门脉期）；F. 轴位 DWI（淋巴结）；G. 轴位 T1WI 增强（淋巴结）。

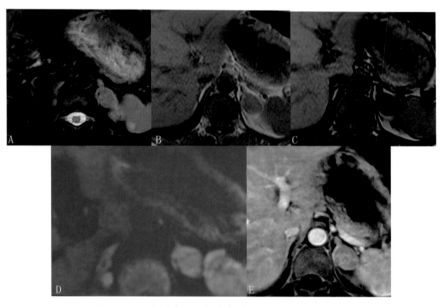

图28-3　上腹部及胰腺高分辨增强（肾上腺）

注：A. 轴位 T2WI 平扫；B. 轴位 T1WI 平扫（同相位）；C. 轴位 T1WI 平扫（反相位）；D. 轴位 DWI；E. 轴位 T1WI 增强。

MRI 垂体高分辨增强扫描（图 28-4）：垂体后份见稍短 T1 稍短 T2 信号影，未见明显强化，考虑垂体微腺瘤坏死囊变或拉氏囊肿可能。

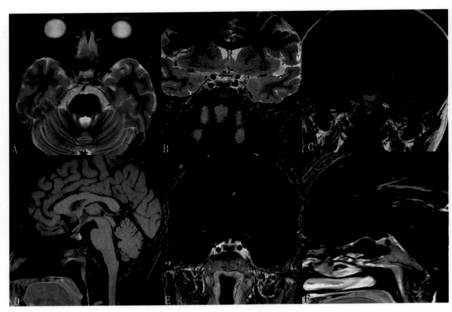

图28-4　垂体高分辨增强扫描

注：A. 轴位 T2WI 平扫；B. 冠状 T2WI 平扫；C. 冠状 T1WI 平扫；D. 矢状 T1WI 压脂平扫；E. 冠状 T1WI 增强；F. 矢状 T1WI 增强。

PET-CT 神经内分泌肿瘤全身显像：①胰头及胰尾生长抑素受体表达增高病灶，最大 SUV 为 8.38，均倾向神经内分泌肿瘤，并伴肝脏（最大 SUV 为 20.37）及胰周淋巴结（最大 SUV 为 22.87）转移；②甲状腺左叶糖代谢增高灶：倾向原发病变，可结合超声检查；③双侧肾上腺低密度结节为腺瘤可能性大；④双肾囊肿，双肾钙化及结石。

骨密度：右前臂（桡骨 33%）骨密度 0.415g/cm^2，对应 Z 值 −4.8；左侧股骨（股骨颈 – 全部）骨密度 0.606-0.596g/cm^2，对应 Z 值（−1.8）-（−2.1）；正位脊柱（L1-L2-L3-L4）骨密度 0.766-0.813-0.781-0.729g/cm^2，对应 Z 值（−1.1）-（−1.3）-（−2.0）-（−2.3）。提示骨质疏松。

诊断：

1. 甲状旁腺功能亢进症。
2. 胰腺多发占位伴肝脏、胰周淋巴结转移，神经内分泌瘤？
3. 多发性内分泌腺瘤病 1 型（MEN-1）？
4. 双侧肾上腺多发结节 无功能腺瘤？其他？
5. 垂体占位 囊性泌乳素瘤？垂体囊肿？
6. 甲状腺左叶糖代谢增高，性质？

7. 双肾囊肿，双肾结石，双肾钙化。

8. 慢性肾功能不全 CKD 3a 期，原因？

9. 糖耐量减低。

10. 高胰岛素血症。

11. 继发性骨质疏松。

12. 维生素 D 缺乏。

13. 轻度贫血。

诊疗经过：患者入我院内分泌科住院后，完善患者及其直系家属基因检测提示：患者及其胞妹、三伯、四伯、堂弟均有 MEN-1 病史及基因异常，并结合其临床症状、实验室检查、影像学检查等考虑 MEN-1 诊断明确。

经多科会诊后认为，目前甲状旁腺功能亢进导致各种临床症状较为严重，影像学检查提示存在甲状旁腺病灶，根据当前的国际专家共识，有行甲状旁腺手术的指征；而胰腺多发占位伴胰周淋巴结转移，难以做到根治性切除，手术可能只能达到减瘤作用，手术风险较高，术后患者生存质量可能显著下降；肝脏转移灶因其位于门静脉右后主干分支处、靠近血管，手术切除难度大，且切除的肝脏范围较大，对肝功能影响较显著，建议选择肝脏病灶穿刺活检，明确病变性质再行下一步治疗；垂体病灶目前无明显占位效应引起的症状及体征，且垂体前叶功能无明显受损，暂无手术指征，需动态观察垂体 MRI 及病情变化；肾上腺病灶结合病史及实验室检查、影像学检查，不支持嗜铬细胞瘤，可暂时予以观察，密切随访。

给予患者对症支持治疗后，于我院甲状腺外科行"颈部探查＋甲状旁腺瘤全切＋术中喉返神经探查监测术"，术中见：甲状腺双侧叶大小正常，质地欠均匀，甲状腺双叶上份及下份后方甲状旁腺区分别探及红褐色肿块，右上甲状旁腺 14mm×12mm×10mm A1 型，右下甲状旁腺 13mm×10mm×8mm B1 型，左上甲状旁腺 20mm×12mm×11mm A1 型，左下甲状旁腺 32mm×20mm×15mm B1 型，质硬，边界清楚，形态规则，与甲状腺分界较清楚。术后病理示：甲状旁腺（左下、左上、右上、右下）均呈腺瘤样增生。术后 2+ 月，患者腹泻有所缓解，各骨关节疼痛、双下肢乏力明显缓解，手足或口周麻木、手足抽搐、双手不自觉抖动等症状消失。

再次于我院行肝脏病灶穿刺活检示：支持为神经内分泌肿瘤，至少为 G₁，不排除 G2 可能；免疫组化示 PCK（＋）、CD56（＋）、Syn（＋）、CgA（＋）、TTF-1（－）、ATRX（＋）、P53（＋，80%）、Rb（＋）、SSTR2（强＋）、胃泌素（部分＋）、生长抑素（－）、胰岛素（－）、胰高血糖素（－）、Ki-67 阳性率约 1.7%。患者及其家属商量后，决定放弃胰腺及肝脏手术治疗，出院后于当地医院行内科治疗。

二、病例分析

该病例病程时间长，病情复杂，结合患者临床症状、家族史、多种影像检查、实验室检查、基因检测等结果，经过院内多科大会诊，考虑诊断 MEN-1。

三、疾病介绍

胰腺神经内分泌肿瘤（pancreatic neuroendocrine neoplasm，pNEN）来源于胰腺导管细胞和腺泡细胞的多能干细胞，占所有胰腺肿瘤的 2% ~ 5%。按照组织病理分化程度，pNEN 可分为高分化神经内分泌瘤（neuroendocrine tumor，NET）、低分化神经内分泌癌（neuroendocrine carcinoma，NEC）及混合性神经内分泌－非神经内分泌肿瘤（mixedneuroendocrine-non-neuroendocrine neoplasm，MiNEN）。大部分 pNEN 是散发和无功能性的，多因肿瘤局部压迫症状或体检时发现，部分因肝脏及其他部位的转移，进一步检查发现原发 pNEN 病灶。功能性 pNEN 常表现为激素相关的症状，如低血糖、多发性消化性溃疡、腹泻等，临床上通常较早发现。pNEN 以单发病灶多见，少数为多发，可发生于胰腺的任何位置，约 10% 的患者可伴随遗传症状。如多发性内分泌腺瘤病（multiple endocrine neoplasia，MEN）、Von Hippel-Lindau 综合征（VHL）等、Ⅰ型神经纤维瘤病（neurofibromatosis type1，NF1）等，这类病人一般较年轻，家族中或本人也有其他神经内分泌肿瘤的病史，基因检测可发现异常。其中 MEN 是一组遗传性多种内分泌组织发生肿瘤综合征的总称，有 2 个或 2 个以上的内分泌腺体病变。肿瘤可为良性或恶性，可为具功能性（分泌活性激素并造成特征性临床表现）或无功能性，可同时出现或先后发生，间隔期可长可短，病情可重可轻，病程可缓可急。MEN 主要分为两种类型：MEN1 及 MEN2，MEN1 是 11q13 染色体畸变引起的常染色体显性遗传疾病，其症状包括甲状旁腺功能亢进、肠胰神经内分泌瘤、垂体瘤、肾上腺腺瘤及其他病变，本病例就属于 MEN1。

影像学检查是 pNEN 诊断、定位、分期及疗效评估的重要手段。多期增强 CT 和 MRI 检查对胰腺病灶的定位和定性诊断有很大帮助。pNEN 为富血供肿瘤，CT 及 MRI 增强检查可表现为明显强化，其强化程度通常高于胰腺正常实质；部分肿瘤内部因退变出现囊变时也可表现为渐进性不均匀强化。有研究认为瘤体内出现钙化灶或瘤体周围的环形薄壁明显强化，有助于 pNEN 的诊断。磁共振弥散加权成像（DWI）当 b 值取 $800s/mm^3$ 时，对肿瘤病灶的检出也具有较高的敏感性。常规 DWI 作为 MRI 成像最为常用的序列，会在胰腺邻近胃肠道（含气体），腹部器官和主动脉运动的影响下产生磁敏感性伪影、重影、且空间分辨率较低。胰腺小 FOV 高分辨率弥散成像（rFOV-DWI）集中激发单个器官，提供了更清晰的解剖结构，病灶更为明显，图像质量更佳，有文献报道其空间分辨率大约为常规 DWI 的 2 倍，更容易发现微小病变。^{68}Ga-DOTA- 生长抑素受体 PET/CT 是一项专门针对神经内分泌肿瘤的检查，敏感性高，对微小病灶的检出率、判断有无全身转移灶或转移灶数目有重要价值，但对于判断病灶与邻近血管、结构、器官等关系具有局限性。

四、病例点评

pNEN 病人临床表现多样，诊疗措施较复杂且周期较长，建议在 MDT 的模式下进行，由胰腺外科、内分泌科、影像科、消化内科、肿瘤内科、介入科、病理科等专业人员共同参与，并贯穿病人诊治的全部过程。

参考文献

[1] 吴文铭，陈洁，白春梅，等 . 中国胰腺神经内分泌肿瘤诊疗指南（2020）[J]. 中华外科杂志，2021，59（6）：401-421.

[2] 黄子星，李谋，于浩鹏，等 . 基于 CiteSpace 的胰腺神经内分泌肿瘤影像研究的科学知识图谱分析 [J]. 中国普外基础与临床杂志，2019，26（1）：96-101.

[3]NOË M，HACKENG WM，LENG WD，et al.Well-differentiated pancreatic neuroendocrine tumor in a patient with familial atypical multiple mole melanoma syndrome（FAMMM）[J].The American journal of surgical pathology，2019，43（9）：1297-1302.

[4] 徐俏宇，孙宏亮，徐妍妍，等 . 磁共振小视野弥散加权成像技术在影像诊断中的研究进展 [J]. 磁共振成像，2017，07（v.8；No.61）：83-87.

[5]ISHIKAWA T，ITOH A，KAWASHIMA H，et al.Usefulness of EUS combined with contrast-enhancement in the differential diagnosis of malignant versus benign and preoperative localization of pancreatic endocrine tumors[J].Gastrointestinal endoscopy，2010，71（6）：951-959.

[6]ZAHARCHUK G，SARITAS EU，ANDRE JB，et al.Reduced field-of-view diffusion imaging of the human spinal cord：comparison with conventional single-shot echo-planar imaging[J]. American journal of neuroradiology，2011，32（5）：813-820.

[7]KIM H，LEE JM，YOON JH，et al.Reduced field-of-view diffusion-weighted magnetic resonance imaging of the pancreas：comparison with conventional single-shot echo-planar imaging[J]. Korean journal of radiology，2015，16（6）：1216-1225.

[8] 郑天颖，黄子星，宋彬 . 胰腺血液系统恶性肿瘤的影像学表现 [J]. 中国普外

基础与临床杂志，2017，024（011）：1394-1399.

[9]SADOWSKI SM，NEYCHEV V，MILLO C，et al.Prospective study of 68Ga-DOTATATE positron emission tomography/computed tomography for detecting gastro-entero-pancreatic neuroendocrine tumors and unknown primary sites[J].Journal of the American society of clinical oncology，2016，34（6）：588-596.

（病例提供者：张薇薇 四川大学华西医院）

（点评专家：曹 丹 四川大学华西医院）

病例29 胆囊神经内分泌癌

一、病例摘要

基本信息：

主诉：患者男性，50岁，体检发现上腹部肿块6天。

现病史：6天前，患者于当地医院体检时发现上腹部肿块，无反酸、嗳气、厌油、纳差、巩膜黄染等，未做处理。

既往史：患者既往体健，否认肝炎、结核或其他传染病史。无过敏史、外伤史。4年前，曾于当地医院行痔疮切除术，手术成功，痊愈。无输血史。

个人史：无特殊。

家族史：患者父亲已故，死亡原因为胃癌，母亲健在，兄弟姐妹体健。无家族史及遗传病史。

体格检查： 腹部外形正常，上腹部肌紧张，无压痛及反跳痛。右上腹触及质硬肿块，活动度差。肝脾肋下无触及。

辅助检查： 实验室检查：血常规中性分叶核粒细胞百分率轻度升高（76.5%，正常值为40%～75%），凝血常规、肝功能未见明显异常。肿瘤标志物癌抗原12-5升高（46.1U/ml，正常值<24.0U/ml），癌胚抗原、糖类抗原19-9及甲胎蛋白未见升高。

全腹部CT增强扫描（图29-1）：平扫见胆囊体部巨大分叶型肿块，呈"哑铃状"向腔内、腔外生长，最大截面约10.3cm×7.3cm×7.7cm，累及邻近肝V、VI段。增强扫描肿块呈明显不均匀强化，动脉期病灶内可见多支滋养动脉显影。综上考虑胆囊恶性肿瘤病变，胆囊癌可能大。三维可视化重建（图29-2）可以直观显示肿瘤与胆囊、肝脏、周围血管的空间关系。

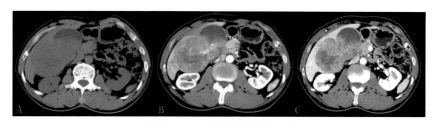

图29-1　全腹部CT增强扫描

注：A.平扫；B.增强扫描动脉期；C.增强扫描门脉期。

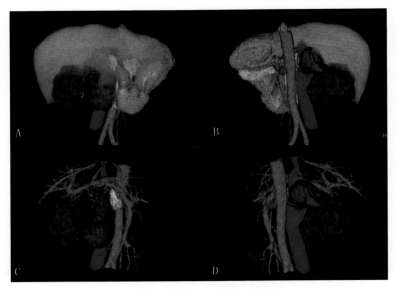

图29-2 肿瘤三维可视化重建

注：A. 有肝脏的前后位观；B. 有肝脏的后前位观；C. 保留肝血管的前后位观；D. 保留肝血管的后前位观。绿色：胆囊，棕红色：肿瘤，浅蓝色：肝脏，蓝色：下腔静脉，红色：肝血管和腹主动脉。

诊断： 结合病史、体征、实验室检查及影像检查，临床诊断考虑为胆囊恶性肿瘤，胆囊癌可能大。

诊疗经过： 多学科联合会诊（multi-disciplinary team，MDT）：结合患者一般情况及影像资料，外科医生判断胆囊病灶可以一期切除。排除禁忌后，行"胆囊癌根治术＋右肝静脉修复术＋门静脉修复术＋肝门部胆管成形术"。术中见胆囊体部巨大外生性肿块，与肝Ⅴ、Ⅵ段分界不清，与右上腹大网膜粘连，同时见供血动脉支配该肿块。患者术后恢复良好。

术后病理诊断：胆囊神经内分泌癌（小细胞癌），免疫组化：PCK（＋）、CK7（－）、CK20（－）、CD56（＋）、Syn（＋）、CgA（＋）、CDX-2（＋）、TTF-1（－）、SATB2（－）、GATA（－）、SSTR2（＋）、Ki-67（MIB-1）（＋，50%～60%）。肝脏切缘、送检淋巴结及"病损大网膜"未见肿瘤累及。

术后1个月余MDT讨论：患者系胆囊神经内分泌癌，属少见肿瘤，结合既往治疗经验，有术后化疗指征；同时因患者术前肿瘤巨大，累及范围较广，局部复发风险较大，建议患者加做局部放疗。与患者及家属充分沟通后排除禁忌，行GP方案（吉西他滨＋顺铂）＋同步放疗。

二、病例分析

该患者临床症状隐匿，肿瘤标志物仅发现癌抗原 12-5 升高，其临床诊断主要依靠影像学检查。全腹部 CT 增强扫描发现胆囊区巨大肿块，累及范围较广泛。综上考虑诊断为胆囊恶性肿瘤。通过针对该患者的 MDT 讨论，外科医生在影像资料的帮助下，判断可以达到一期切除，为该患者制订了可靠的手术方案。最终病理诊断为胆囊神经内分泌癌（小细胞型）。

三、疾病介绍

胆囊神经内分泌癌是罕见的胆囊原发肿瘤，国内外文献以个案报道居多。临床表现无明显特异性，可出现上腹痛、食欲减轻、体重减轻等症状，功能性的神经内分泌癌能够分泌如血清素、组胺之类的肽，这些肽会引起特定的症状，如腹泻、呼吸困难、皮肤潮红及心血管异常。但是典型的类癌肿瘤综合征非常罕见。目前确诊胆囊神经内分泌癌主要依靠病理及免疫组化检查。

胆囊神经内分泌癌的组织起源至今仍存在争议，解剖学上除了胆囊颈部，正常的胆囊黏膜上皮组织无神经内分泌细胞，因此，目前认为有以下几种可能：①胆囊黏膜因慢性炎症导致胃肠道上皮化生，化生的黏膜中包含神经内分泌细胞；②由内胚层或未分化的干细胞直接分化为神经内分泌细胞；③由胆囊管状腺癌转化而来。

胆囊神经内分泌肿瘤根据病灶的分化程度可以分为以下三种类型：①高分化的神经内分泌瘤（neuroendocrine tumors，NETs）；②低分化的神经内分泌癌（小细胞/大细胞型）；③混合性神经内分泌 – 非神经内分泌肿瘤。

多数研究表明，胆囊神经内分泌癌缺乏典型的影像征象，多数表现为胆囊区较大且形态不规则的肿块。CT 呈软组织密度，增强后多表现为中度不均匀持续性强化，边缘可见线状强化。MRI 表现为等 T1、不均匀长 T2 信号，弥散受限，黏膜表面可保持完整并呈线性强化。PET-CT 可有效检测神经内分泌癌的远处转移，有助于临床医生确定治疗策略。

胆囊神经内分泌癌的临床分期根据 CSCO 胆道系统肿瘤诊断治疗专家共识（2019 年版）推荐，采用 UICC/AJCC TNM 分期系统。T 分期为肿瘤侵及胆囊壁各层或邻近器官的深度：T1a 期指肿瘤未突破肌层，仅侵犯黏膜层；T1b 期肿瘤已侵犯至肌层，由于胆囊床侧无浆膜覆盖，癌细胞可由胆囊静脉回流进入肝脏，从而出现肝床表面的微转移；T2 期为肿瘤侵犯至肌层周围结缔组织，但尚未累及浆膜层及肝脏；T3 期肿瘤已浸出浆膜层，或直接侵犯肝实质或邻近其他器官组织，如十二指肠、结肠、胰腺、胃、网膜、胆总管等；T4 期肿瘤侵及门静脉主干或肝动脉，或侵

犯 ≥ 2 个肝外器官或组织。N 分期依据淋巴结转移的数目来进行划分：N1 为 1 ~ 3 个淋巴结转移，≥ 4 枚淋巴结转移则为 N2；M 分期为是否出现远处转移，值得注意的是腹主动脉旁 No.16 组淋巴结是胆囊癌远处转移的分界点，如为阳性通常视为已出现远处转移。

胆囊神经内分泌癌的首选治疗方式为外科手术治疗，手术方式根据肿瘤的临床 TNM 分期选择。对于 T1 ~ 2 期的胆囊神经内分泌癌患者，可采取胆囊癌根治术，保证胆囊管切缘及肝组织切缘阴性，同时行淋巴结清扫术，以求达到 R0 切除；对于 T3 期患者，若肝床侵犯深度 > 2cm，肿瘤位于胆囊颈或胆囊三角，肝十二指肠韧带淋巴结转移阳性，提示肿瘤细胞可能通过肝十二指肠韧带淋巴引流管道，经肝门 Glisson 系统转移至右半肝，可行胆囊癌扩大切除或右肝三叶切除术，术前可预防性门静脉栓塞或结扎以防止剩余肝脏体积不足而导致的肝功能衰竭。T4 期肿瘤是否行手术治疗存在争议，传统观念认为 T4 期肿瘤应以姑息治疗为主，如肿瘤尚未发现远处转移或术中探查有望达到 R0 切除的患者，应遵循整块切除原则，手术方式的选择依据肿瘤位置和侵袭范围来决定。

目前国内外文献报道的胆囊神经内分泌癌在发现时，多数就已侵犯邻近肝实质，为 T3 或 T4 期。此时外科治疗通常会选用胆囊癌根治术或胆囊癌扩大切除术，因此术前有效判断能否 R0 切除、评估标准肝体积及残肝体积就成为外科治疗的关键。随着医学影像技术的不断进步，通过基于 CT 或 MRI 图像的三维可视化技术，可对肿瘤进行精确定位、自动化分割、定量分析，可以直观显示肿瘤与肝脏的关系，计算出标准肝体积、预切除肝体积、功能肝体积以及残肝体积，以实现肿瘤的精准切除，同时可以显示病灶周围门静脉、肝动脉及肝静脉的走行情况，有无血管解剖变异，减少术中重要脉管的损伤，具有重要的临床应用价值。

胆囊神经内分泌癌出现远处转移或者肿瘤负荷过大导致肿瘤不可切除时，系统性全身治疗也至关重要。有研究表明，与仅接受手术治疗的患者相比，术后行辅助化疗可有效提高患者存活的中位数时间。也有学者报道，新辅助化疗有助于减少瘤负荷并提高根治性切除切缘的阴性率。

胆囊神经内分泌癌患者由于诊断延迟、肿瘤恶性程度较高等原因，预后较差。根据 SEER 数据库，278 例胆囊神经内分泌肿瘤中，胆囊神经内分泌瘤的 5 年生存率为 36.9%，而神经内分泌癌患者的 5 年生存率则为 0%。大多数学者认为，胆囊神经内分泌癌较胆囊腺癌的患者预后更差，这是由于胆囊神经内分泌癌出现淋巴结转移和晚期诊断的比例更高。

四、病例点评

神经内分泌肿瘤（neuroendocrine neoplasm，NEN）是起源于神经内分泌细胞的恶性肿瘤，以胃肠道及呼吸道多见，然而胆囊神经内分泌肿瘤临床罕见，可根据肿瘤核分裂数和 Ki-67 指数分为 3 级。胆囊神经内分泌癌属 G3 高级别，核分裂象数＞ 20/10 高倍视野或 Ki-67 指数＞ 20%。由于其临床症状隐匿，发现时常已处于晚期，出现肝实质侵犯或远处淋巴结转移的风险较高。

该患者初诊时，影像诊断为胆囊恶性肿瘤，根据 AJCC 临床分期为 T3N1M0。肿瘤向胆囊腔内、外生长，向外侵犯肝 Ⅴ、Ⅵ 段，且累及范围较广，手术难度高、风险大。但是，通过基于 CT 图像的三维可视化后处理技术，可以使外科医生更准确的评估肝脏侵犯程度、肝功能储备情况及病灶与重要脉管间的关系，提供了精准的术前评估，为制订合适的手术方案提供了重要支持，极大地提高了手术的精确度及安全性，为最后达到 R0 切除提供技术保障。

参考文献

[1]CHEN C，LIN W，XI L，et al.Gallbladder neuroendocrine carcinoma：report of 10 cases and comparision of clinicopathologic features with gallbladder adenocarcinoma[J]. International journal of clinical and experimental pathology，2015，8（7）：8218-8226.

[2]IRIS DN，ROBERT DO，DAVID K，et al.The 2019 WHO classification of tumours of the digestive system[J].Histopathology，2020，76（2）：182-188.

[3]KIM TH，KIM SH，LEE KB，et al.Outcome and CT differentiation of gallbladder neuroendocrine tumours from adenocarcinomas[J].European Radiology，2017，279（2）：507-517.

[4]BAE JS，KIM SH，YOO J，et al.Differential and prognostic MRI features of gallbladder neuroendocrine tumors and adenocarcinomas[J].European radiology，2020，30（5）：2890-2901.

[5] 梁后杰，秦叔逵，沈锋，等 .CSCO 胆道系统肿瘤诊断治疗专家共识（2019年版）[J]. 临床肿瘤学杂志，2019，24（9）：828-838.

[6]NCCN Clinical Practice Guidelines in Oncology（NCCN Guide-line）[J]. Hepatobiliary cancers．Version 1.2018.

[7] 王泽宇，黑振宇，耿亚军，等 . 基于 TNM 分期的胆囊癌手术治疗 [J]. 中国实用外科杂志，2021，41（3）：236-238.

[8]CHEN C，WANG L，LIU X，et al.Gallbladder neuroendocrine carcinoma：report of 10 cases and comparision of clinicopathologic features with gallbladder adenocarcinoma[J]. International journal of clinical and experimental pathology，2015，8（7）：8218-8226.

[9]KANETKAR AV，PATKAR S，KHOBRAGADE KH，et al.Neuroendocrine carcinoma of gallbladder：a step beyond palliative therapy，experience of 25 cases[J]. Journal of gastrointestinal cancer，2019，50（2）：298-303.

[10]YAN S，WANG Y，CHEN X，et al.Clinical analysis of 15 cases of gallbladder neuroendocrine carcinoma and comparison with gallbladder adenocarcinoma using a propensity score matching[J]. Cancer management and research，2020，12：1437-1446.

（病例提供者：曾涵江　四川大学华西医院）

（点评专家：吴　泓　四川大学华西医院）

病例30 低位直肠癌

一、病例摘要

基本信息：

主诉：患者女性，53岁，肛门胀痛不适 5⁺ 月。

现病史：无明显诱因自感肛门坠胀，轻微疼痛，偶有排便困难、便中带血，大便成形。无呕吐、腹泻、腹痛等不适。于当地医院行肠镜检查示：表浅黏膜组织，部分腺体重度异型增生，灶性癌变。

既往史：患者既往体健，否认感染、结核或其他传染病史。

个人史：无特殊。

家族史：无消化道肿瘤家族史。

体格检查：

腹部外形正常，全腹柔软，无压痛及反跳痛，腹部未触及包块。

肛门指检：距肛门3cm扪及肿块，质硬，活动度差，退指套带血性分泌物。

辅助检查：

实验室检查：大便隐血阳性；肿瘤标志物糖类抗原19-9升高（221.0U/ml，正常＜30.0U/ml），癌胚抗原升高（7.76ng/ml，正常＜5ng/ml），甲胎蛋白无明显异常。

电子肠镜：距肛3～8cm见巨大溃疡型新生物，累及管腔1/2，周围黏膜充血水肿，活检质脆，易出血。内镜活检病理结果：腺癌。

全腹部CT增强扫描：直肠下段后壁明显不均匀增厚、强化，与肛提肌分界不清，直肠系膜多发淋巴结增大，较大者短径约1.0cm，右侧髂内血管走行区淋巴结增大，短径约0.8cm，以上多系低位直肠癌，伴右侧方淋巴结转移；肝脏、胆囊、胰腺、脾脏未见确切异常。胸部高分辨CT：双肺散在少许慢性炎症；双肺上叶小结节，直径约0.3cm，考虑炎性结节可能大。

直肠高分辨MRI扫描（图30-1）：直肠肿瘤下缘距肛门约3.1cm，累及长度约3.7cm，位于腹膜反折之下。肿瘤累及直肠后壁3～9点钟范围，病灶侵出直肠肌层约0.5cm，肿瘤与邻近右侧肛提肌分界不清。肛管上段黏膜面受侵，内、外侧括约肌未见异常。直肠系膜见多发增大淋巴结显示，较大者短径约1.1cm；右侧方髂内血管走行区淋巴结增大，短径约0.8cm。肿瘤直接侵犯邻近直肠系膜筋膜

（mesorectal fascia，MRF），部分系膜内淋巴结距 MRF < 1mm。肿瘤周围未见明显壁外血管侵犯（extramural vascular invasion，EMVI）。综上，低位直肠癌，临床分期 cT4bN2，环周切缘（circum ferential resection，CRM）（+），EMVI（−），右侧方淋巴结转移（图 30-1）。

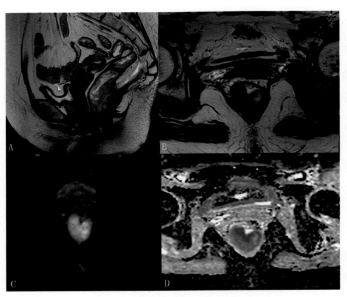

图30-1 基线直肠薄层MRI扫描

注：A.矢状位T2WI；B.轴位T2WI；C.DWI；D.ADC。

直肠超声：宫颈水平，直肠壁约半周增厚，上下经约 3.9cm，病灶下缘距肛门约 3.0cm，肠壁层次不清，深面突破固有肌层，肛提肌受累。肠周查见多个淋巴结，皮髓质分界不清，内血流信号不丰富。静脉注射声诺维后显示病变成不均匀等 – 低增强，淋巴结呈等增强。综上考虑直肠下段癌，临床分期 $cT_{4b}N_2$。

诊断： 结合病史、体征、实验室检查及影像检查资料，临床诊断考虑为低位直肠腺癌，$cT_{4b}N_2$，右侧肛提肌受侵，CRM（+），EMVI（−），右侧方淋巴结转移。

诊疗经过：

MDT 讨论：该患者为进展期低位直肠癌，$cT_{4b}N_2M_0$，ⅢC期，右侧肛提肌受侵，CRM（+），EMVI（−），右侧方淋巴结转移。患者保肛意愿强烈，外科单纯手术保肛难度大，复发风险高，暂时缺乏手术指征。患者具有新辅助放化疗指征，建议完善 MMR 免疫组化检查及 KRAS、NRAS、BRAF 等基因检测后，可行新辅助放化疗等内科综合治疗，之后再评估手术可行性。

患者遂行新辅助放化疗后，直肠高分辨 MRI 评价疗效：直肠肿瘤下缘距肛门约

3.2cm，累及长度约 3.3cm，位于腹膜反折之下。肿瘤累及直肠后壁 4～9 点钟范围，病灶肌层及肌层外系膜脂肪呈短 T2 信号，与邻近 MRF 及右侧肛提肌分界不清，黏膜层及黏膜下仍见少许等 T2 信号，DWI 可见弥散受限，肛管上段黏膜层少许纤维化。直肠系膜见多发淋巴结显示，较大者短径约 0.5cm；右侧方髂内血管走行区淋巴结显示，短径约 0.4cm。部分系膜内淋巴结距系膜筋膜 < 1mm。EMVI 评分 1 分。综上，低位直肠癌新辅助放化疗后改变，临床分期 ycT$_{4b}$N$_2$，CRM（+），EMVI（-），右侧方淋巴结转移，mrTRG 2 级，病灶区少许弥散受限，与基线直肠高分辨 MRI 对比，直肠肿瘤退缩明显伴明显纤维化，侧方淋巴结较前明显缩小（图 30-2）。后患者继续行 2 周期 XELOX 方案化疗后，再次行直肠高分辨 MRI 检查评价疗效：直肠下段距肛 3～6cm 处肠壁稍增厚，肠壁各层少许短 T2 信号，DWI 未见明显弥散受限，与右侧肛提肌局部粘连；直肠系膜淋巴结显示，较大者短径约 0.4cm；右侧髂内、外血管走行区未见增大淋巴结；考虑低位直肠癌新辅助放化疗改变，局部少许纤维替代，未见异常弥散受限，考虑 mrTRG 1 级，建议结合直肠指诊、内镜检查、血液中癌胚抗原检查综合评价（图 30-3）。电子肠镜：直肠黏膜充血、水肿，呈橘红色，血管纹理清晰，未见溃疡及新生物。血液中癌胚抗原、糖类抗原 19-9、甲胎蛋白、糖类抗原 125 均在正常范围以内。

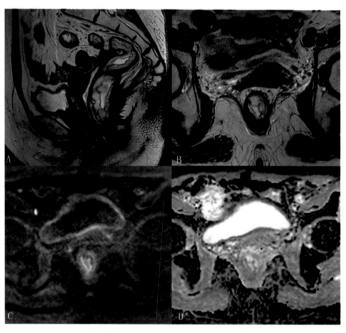

图30-2　新辅助放化疗后4周期直肠薄层MRI扫描
注：A.矢状位T2WI；B.轴位T2WI；C.DWI；D.ADC。

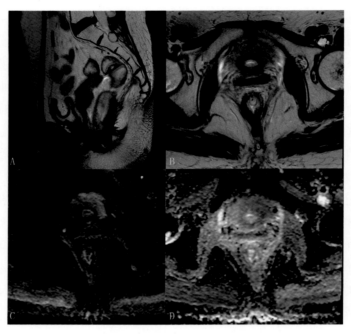

图30-3　新辅助放化疗后6周期直肠薄层MRI扫描

注：A.矢状位T2WI；B.轴位T2WI；C.DWI；D.ADC。

再次 MDT 讨论：结合影像资料、内镜结果及血液学指标综合判断，该患者进展期低位直肠癌经新辅助放化疗后已达到临床完全缓解（clinical complete response，cCR），后续治疗可选择根治性切除或"等待观察"治疗策略。与患者及其家属充分沟通后，行"腹腔镜根治性腹会阴联合切除术＋D2 淋巴结清扫＋腹腔恶性肿瘤特殊治疗术"，术中见腹腔内少量黄色腹水，探查腹腔无种植结节，肝脏未探及明显转移结节，直肠肿瘤位于直肠下段，累及肛管，距肛约 3cm，占据肠腔1/3 周，浸透肠壁，系膜内未扪及增大淋巴结及癌结节。术后病理：直肠标本黏膜皱缩区黏膜慢性炎症，黏膜下层纤维组织增生，肌层见多灶无细胞黏液湖，未见确切癌残余（pTRG 0）；送检淋巴结 10 枚，均未见癌累及，部分为纤维组织。

二、病例分析

该患者为进展期低位直肠癌，其中右侧肛提肌受侵说明通过手术保留肛门功能困难，CRM 阳性及右侧方淋巴结转移提示单纯手术切除具有高复发风险。因此，新辅助放化疗对于该患者是首选的治疗方案，可以降低局部复发风险，延长无疾病生存期及总生存期。

随之而来的是对于直肠癌新辅助放化疗后效果的评价。基于直肠高分辨 MRI

的疗效评价效能与最终病理 pTRG 具有一定的相关性。因此，直肠高分辨 MRI 对于低位直肠癌的精细评价、新辅助放化疗后的效果评价有着重要的作用，有助于临床医师制订最合适的治疗策略。

三、疾病介绍

结直肠癌是危害人类健康的重大常见疾病，恶性肿瘤发病率已跃居第三位，癌症相关死亡率为第四位。低位直肠癌的判断标准目前尚存在争议，有研究将其定义为肿瘤下缘距肛缘折线 6cm 或 5cm，也有研究指出应定位为肛提肌起始点水平以下。

MRI 小视野高分辨 T2WI 能清晰地显示低位直肠、肛管及周围结构，能准确评价低位直肠癌的形态学特征，包括肿瘤位置、肿瘤分期、淋巴结分期、环周切缘、EMVI。在低位直肠癌患者行新辅助治疗后，MRI 对于治疗效果的评价内容包括肿瘤大小及肿瘤退缩程度分级（tumor regression grade，TRG）、肿瘤再分期及淋巴结再分期、CRM 和 EMVI 的变化情况。MRI 的弥散加权序列及动态增强扫描也能更直观的反应肿瘤退缩程度。直肠癌新辅助放化疗能有效降低局部复发率，而放化疗常导致肠道功能障碍、低位前切除综合征、性功能受损等。因此，利用 MRI 检查选择适宜的治疗方法，尽可能地保留括约肌结构及其功能是临床关注的重点。

直肠高分辨 MRI 在斜轴位（垂直于肠段长轴）T2WI 图像上能准确进行 T 分期：T_1 期为肿瘤位于黏膜及黏膜下层，T_2 期说明肿瘤侵及肌层，T_3 期指肿瘤侵出肌层并累及直肠系膜，肿瘤侵及腹膜为 T_{4a} 期，侵及邻近器官组织为 T_{4b} 期。基于临床诊疗的需求，根据欧洲肿瘤学会指南推荐，将 T_3 期进一步划分，以肿瘤突破肌层侵及直肠系膜的距离分为 $T_{3a} \leqslant$（1mm）、T_{3b}（1～5mm）、T_{3c}（6～15mm）、T_{3d}（>15mm）。N 分期需确定阳性淋巴结的数目，由少到多依次为 N_0（无区域淋巴结转移）、N_1（1～3 个区域淋巴结转移）、N_2（≥4 个区域淋巴结转移）；MRI 检测直肠癌转移性淋巴结的敏感度较低，其判断依据主要根据淋巴结的形态学特征，如大小、形状、边界、信号等，淋巴结大小是最主要的判断指标，根据欧洲胃肠道和腹部放射学会制订的直肠癌 MRI 专家共识，推荐直肠癌基线评价（未进行新辅助化疗）时，以短径 > 9mm 为转移淋巴结，新辅助化疗后短径 < 5mm 为良性、> 5mm 为恶性。低位直肠癌患者中存在侧方淋巴结转移途径，多数研究认为低位直肠癌的侧方淋巴结转移率约为 10%～25%，这与肿瘤的分期、术前是否行新辅助放疗、侧方淋巴结清扫的手术指征及范围有关。直肠癌侧方淋巴结转移的治疗策略中西方各有差异，多数西方学者的研究表示直肠癌术前放化疗能有效控制侧方淋巴结转移，而日本学者则认为对于低位直肠癌 $T_{3～4}$ 期须行侧方淋巴结清扫手术。但是，无论是何种治疗策略，对于影像学明确存在侧方淋巴结转移的患者，均具有较高的复发风险。近年来，有越来越多研究表明，联合放化疗的选择性侧方淋巴结清扫有望改善术前存在侧方淋巴结肿大的中低位直肠癌患者的预后。

低位直肠癌外科手术切缘阳性与否是决定患者局部复发和长期生存的关键因素。因此，术前精准的评估相关危险因素，并改变手术策略，将有效减低 pCRM 阳性的发生。MRI 图像上评价 CRM 是否受肿瘤累及，是测量肿瘤或区域淋巴结与 MRF 之间的距离，若间距 > 2mm，认为 CRM 阴性，若间距 < 1mm，则认为 CRM 阳性，若距离在 1～2mm，则认为 CRM 受威胁。

低位直肠癌新辅助放化疗后，主要反应肿瘤退缩的病理学特征为纤维化，依据肿瘤细胞与纤维组织的比例，确定了直肠癌病理退缩的分级标准，不同的 pTRG 反映了肿瘤负荷的差异。有研究证实 pTRG 是预测直肠癌 10 年无病生存期及总生存期的独立相关因素。在 MRI 高分辨 T2WI 上，肿瘤细胞与纤维组织具有明显的信号差异，进而建立了与 pTRG 近似的 MRI 肿瘤退缩分级体系，即 mrTRG。mrTRG 共分为 5 个等级，mrTRG1 为肿瘤完全退缩，仅存在少量纤维组织；mrTRG2 为肿瘤大部分被纤维组织替代，存在少量瘤巢；mrTRG3 为肿瘤与纤维成分比例均等；mrTRG4 为仅有少量肿瘤成分被纤维组织替代；mrTRG5 肿瘤无明显退缩。另外，由于 DWI 反映了生物组织内水分子的运动速度，具有表观弥散系数（apparent diffusion coefficient，ADC）这种定量指标，也被用于直肠癌新辅助放化疗后评估。直肠癌经过有效的新辅助放化疗后，肿瘤细胞膜破坏出现凋亡或坏死，进而使细胞间隙增加，导致水分子的自由运动速度增加，从而 ADC 值增高。直肠癌新辅助放化疗后，MRI 可以从形态学及功能学出发，应用定性指标及定量指标评价治疗效果。然而，在临床实践过程中，MRI 对于 cCR 的诊断与病理 pCR 仍存在差距。因此，直肠癌新辅助放化疗后 cCR 的评价标准，除了 MRI 显示肿瘤区域仅存在少许纤维成分、mrTRG 达到完全缓解、DWI 无明显弥散受限以外，还需要结合直肠指诊、内镜检查及血液中癌胚抗原水平来综合判断。

综上所述，直肠高分辨 MRI 对于进展期低位直肠癌治疗决策的制定、手术方式的选择及新辅助放化疗后疗效评价均具有重要价值。

四、病例点评

对于低位直肠癌，主要的治疗目标是降低局部复发率和延长患者生存期。由于肿瘤位置较低，与周围结构间隙狭窄易导致手术切缘阳性，将增加低位直肠癌局部复发率；同时，低位直肠癌有侧方淋巴结的转移通路，10%～25% 的 Ⅱ、Ⅲ 期中低位直肠癌存在侧方淋巴结转移，是直肠癌术后复发的独立风险因素。直肠高分辨

MRI 通过分析低位直肠癌与周围结构的关系，判断 CRM 是否阳性，进而调整手术策略，有助于降低手术切缘病理阳性率及局部复发率。直肠高分辨 MRI 还能清楚地显示肿瘤下缘与肛管复合体的纵向位置关系、向外浸润深度的横向位置关系，协助外科医师确定手术方案，增加了保留肛管内外括约肌结构和功能的机会。另外，随着外科手术不断精细化和内科系统治疗不断进步，对于进展期低位直肠癌，通过新辅助放化疗达到 cCR 后"等待观察"的非手术策略，有望成为保留肛管结构及功能的治疗方案之一。

参考文献

[1]SIEGEL R，NAISHADHAM D，JEMAL A.Cancer statistics，2013[J]. CA：a cancer journal for clinicians，2013，63（1）：11-30.

[2]NOMGARET S，REINHOLD C，MIKHAEL HW，et al.The use of MR imaging in treatment planning for patients with rectal carcinoma：have you checked the "DISTANCE"？ [J]Radiology，2013，268（2）：330-344.

[3]MORAN BJ，HOLM T，BRANNAGAN G，et al.The English national low rectal cancer development programme：key messages and future perspectives[J].Colorectal disease，2014，16（3）：173-178.

[4] 中国临床肿瘤学会指南工作委员会.中国临床肿瘤学会（CSCO）结直肠癌诊疗指南 [M].北京人民卫生出版社，2020.

[5]GLYNNE-JONES R，WYRWICZ L，BROWN G，et al.Rectal cancer：ESMO clinical practice guidelines for diagnosis，treatment and follow-up[J]. Annals of oncology，2018，29（Suppl 4）：iv263.

[6]MORIYA Y.Treatment of lateral pelvic nodes metastases from rectal cancer：the future prospective[J].Giornale di chirurgia，2013，34（9-10）：245-248.

[7]KIM DJ，CHUNG JJ，YU JS，et al.Evaluation of lateral pelvic nodes in patients with advanced rectal cancer[J].American journal of roentgenology，2014，202（6）：1245-1255.

[8] 刘森，贾钧，张笑，等.直肠 MRI 解剖及其在直肠癌中的临床实践 [J]. 中国普外基础与临床杂志，2021，28（03）：385-389.

[9] 陈致奋.AJCC 与 JSCCR 对直肠癌盆腔侧方淋巴结定义演变的解读 [J]. 中国普通外科杂志，2019，28（4）：387-391.

[10] 肖毅.侧方淋巴结清扫在进展期中低位直肠癌外科治疗中的地位—基于日

本 JCO0212 研究的探讨 [J]. 中华胃肠外科杂志，2017，20（6）：713-715.

[11]Kim MJ，KIM TH，KIM DY，et al.Can chemoradiation allow for omission of lateral pelvic node dissection for locally advanced rectal cancer[J]？ Journal of surgical oncology，2015，111（4）：459-464.

[12]MEMON S，LYNCH AC，BRESSEL M，et al.Systematic review and meta-analysis of the accuracy of MRI and endorectal ultrasound in the restaging and response assessment of rectal cancer following neoadjuvant therapy[J].Colorectal disease，2015，17（9）：748-761.

[13]BATTERSBY NJ，HOW P，MORAN B，et al.Prospective validation of a low rectal cancer magnetic resonance imaging staging system and development of a local recurrence risk stratification model：The MERCURY Ⅱ study[J].Annals of surgery，2016，263（4）：751-760.

[14]CERCEK A，ROXBURGH CSD，STROBOM P，et al.Adoption of total neoadjuvant therapy for locally advanced rectal cancer[J].JAMA oncology，2018，4（6）：e180071.

[15]LEWIS OA，MCCALLUM IJ，DIXON S，et al.Long term ostomy as a quality marker：Comparison of outcomes from a six year series of laparoscopic surgery in MRI defined low rectal cancer[J].International journal of surgery，2015，23（Pt A）：108-114.

[16]VAN DER VALK MJM，HILLING D E，BASTIAANNET E，et al.Long-term outcomes of clinical complete responders after neoadjuvant treatment for rectal cancer in the International Watch & Wait Database（IWWD）：an international multicentre registry study[J].Lancet，2018，391（10139）：2537-2545.

（病例提供者：曾涵江 四川大学华西医院）

（点评专家：王自强 四川大学华西医院）

病例31　骨盆软骨肉瘤

一、病例摘要

基本信息：

主诉：患者男性，23岁，因"右臀部疼痛4+月，加重1+月"入院。

现病史：4+月前，患者无意中发现右臀部疼痛，较剧烈，不伴发热、恶心、呕吐等不适，于当地医院行针灸治疗（具体不详），无明显好转，遂行骨盆MRI检查，提示骨盆肿瘤。现为求进一步诊治于我院就诊，行骨盆肿瘤切开活检术，术后病理提示可疑软骨肿瘤。1+月前，患者逐渐出现右臀部疼痛加重，伴右下肢无力，足底刺痛，无发热等不适，为求进一步手术治疗，门诊以"右骨盆肿瘤"收入院。患者自患病以来，精神、饮食、睡眠尚可，大小便正常，体重下降约7kg。

既往史：一般情况良好，否认肝炎、结核或其他传染病逝，无过敏史、外伤史。

个人史：长期居住原籍，学生，未到过牧区及疫区，无冶游史，无吸毒史，无吸烟、饮酒史。

家族史：父母健在，否认家族史或遗传病史。

体格检查： 视：右臀部萎缩，可见一长约3cm的活检切口。触：右臀部未扪及明显的包块，右侧臀大肌萎缩，右下肢足底感觉过敏，右下肢屈髋、伸膝、踝背伸、踇背伸、踝踇屈肌力四级。

辅助检查：

1. 血常规、凝血功能及肝肾功能等基本正常。肿瘤标志物阴性。

2. CT骨盆及髂血管三维重建（图31-1）右侧骶髂关节前方见不规则软组织肿块，大小约8.2cm×5.6cm×4.3cm，其内见不规则钙化灶，呈条索状、结节状及卷曲状，增强扫描轻度强化，右侧髂骨及骶骨右侧翼骨质吸收、破坏，部分破坏边缘见硬化边，累及右侧骶髂关节及部分骶孔，与右侧髂腰肌分界不清，右侧髂动脉及髂静脉受推挤，目前并未受侵；上述肿块多系肿瘤性病变，软骨肉瘤？脊索瘤？或其他。

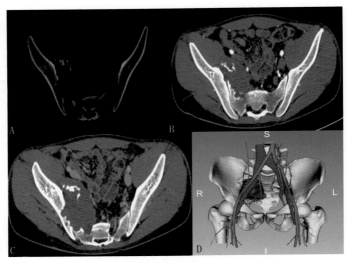

图31-1　CT骨盆及髂血管三维重建图像

注：A.骨盆轴位骨窗；B.骨盆轴位软组织窗动脉期；C.骨盆轴位软组织窗静脉期；D.骨盆及髂血管 VR 三维重建。

3. MR 骨盆平扫、增强及骶丛神经检查（图 31-2）右侧骶髂关节前下方见不规则软组织肿块，信号混杂，以等 T1 长 T2 信号影为主，其内散在条片状、结节状长 T1 短 T2 信号影，增强扫描呈明显不均匀强化，骶骨、髂骨骨质吸收、破坏，骶髂关节受累，右侧骶丛神经及坐骨神经明显受压，向内下移位，部分神经纤维束被肿块包埋；上述肿块多系肿瘤性病变，软骨肉瘤？神经源性肿瘤？或其他。

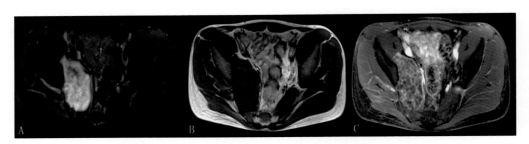

图31-2　患者MR骨盆平扫、增强及骶丛神经图像

注：A.骨盆轴位T2WI；B.骨盆轴位T1WI；C.骨盆T1WI增强。

4. 门诊穿刺病理结果（图 31-3）：查见少量增生软骨组织，分化好，伴灶性骨化及间质纤维增生，可见一些炎性细胞及组织细胞，组织形态可疑为软骨源性肿瘤。

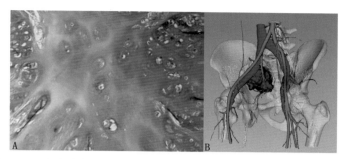

图31-3　患者穿刺病理图片及骨盆肿瘤多模态影像融合可视化图片

注：A.穿刺病理图片；B.骨盆肿瘤多模态影像融合可视化图片。

诊断：结合上述临床表现、影像学检查及穿刺病理，患者诊断考虑骨盆软骨肉瘤可能性大。

诊疗经过：经骨科、放射科及病理科多学科联合会诊后一致认为：该患者骨盆Ⅰ、Ⅳ区肿瘤为软骨肉瘤Ⅰ～Ⅱ级可能性大。骨科拟行完全性肿瘤切除，放射科进行了术前骨盆肿瘤多模态影像融合可视化三维重建，骨科在此基础上进行了细致的术前计划，且定制了3D打印假体。排除相关手术禁忌证后，行手术治疗。术中发现：右侧骨盆骶骨前方和骶髂关节前方可见一大小约 8.0cm×6.0cm×6.0cm 的质硬肿瘤，右侧 S_1、S_2、S_3 神经根被肿瘤包绕，无法分离，侵犯骶前静脉丛，无法完整分离。右侧骨盆Ⅰ、Ⅳ区肿瘤完整切除。

术后病理（图31-4）：（右侧骨盆）高分化软骨肉瘤，主要为软骨肉瘤Ⅰ级，小灶性肿瘤细胞密度及异型性增高，不排除Ⅱ级可能；切缘未见肿瘤累及。

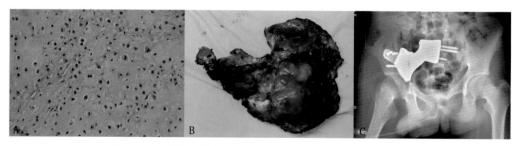

图31-4　肿块大体标本、术后病理图片及术后X光平片

注：A.肿块大体标本；B.术后病理图片显示小灶性细胞密度及异型性增高；C.骨盆术后X平片。

随访：对患者进行定期随访，并接受影像学检查。术后生活自理，大小便自理。双下肢步态未见明显异常，右侧髋关节及膝关节活动未见明显受限。术后三年未见术区复发或远处转移。

二、病例分析

患者男性，23 岁，因"右臀部疼痛 4+ 月，加重 1+ 月"入院。于当地医院行骨盆 MRI 检查，提示骨盆肿瘤。为求进一步诊治来我院门诊，行骨盆肿瘤切开活检术，术后病理提示可疑软骨源性肿瘤。于我院行 CT 骨盆及髂血管检查、骨盆及骶丛神经 MR 检查见典型的软骨钙化、骨质破坏及部分不清楚的边缘，均提示骨盆 I、IV 区软骨肉瘤可能。但术前仍需与以下肿瘤鉴别：①骨肉瘤，本例肿块未见明显骨膜反应或瘤骨，且骨质破坏边缘见硬化边，提示是一种生长比较缓慢的骨肿瘤；②转移瘤：患者年轻，且无原发肿瘤病史；③骨巨细胞瘤：本例肿块并未见膨胀性骨质破坏或骨包壳包绕。上述几种肿瘤均容易鉴别。

在术前穿刺活检中，内生软骨瘤与低级别软骨肉瘤的鉴别、软骨肉瘤的分级通常是非常微妙和困难的。因此，骨科、病理和影像科医生共同讨论诊断分级，该患者骨盆软骨肉瘤 I～II 级可能性大。由于该肿瘤巨大，紧邻髂血管、包埋骶丛神经，在尽量完整切除肿块及保留功能之间存在挑战。放射科进行了术前骨盆肿瘤多模态影像融合可视化三维重建，清晰显示了肿瘤的边界，且显示了肿瘤对髂血管主要是推挤，并未侵犯，但是侵犯包埋右侧 1～3 骶神经，骨科在此基础上进行了细致的术前计划，且以三维重建模型为基础定制了 3D 打印假体，最终完整地切除了肿块，且最大限度保持了功能。术后三年患者未见确切复发或转移。

三、疾病介绍

软骨肉瘤（chondrosarcoma，CHS）是一种从软骨或成软骨结缔组织来源的恶性骨肿瘤，亦可由一些良性病变恶变而来，如内生软骨瘤、骨软骨瘤等。据欧美数据统计，软骨肉瘤仅次于多发骨髓瘤和骨肉瘤，发病率约占恶性骨肿瘤的 20%。根据国内资料统计，软骨肉瘤发病率仅次于骨肉瘤。软骨肉瘤占所有骨肿瘤及肿瘤样病变的 7.9%，占所有骨恶性肿瘤的 26.6%。软骨肉瘤的好发年龄是 30～60 岁，男性多于女性。软骨肉瘤的病理类型、分级不同，预后大不相同。I 级和 II 级肿瘤的 10 年生存率明显高于 III 级。

软骨肉瘤按发病部位分为中央型（髓内型）和周围型，以前者居多。按组织学分为普通型、间叶性、去分化型、黏液型和透明软骨细胞型 5 种。按分化程度分为 I～III 级，I 级为低度恶性，II 级为中度恶性，III 级为高度恶性；I 级常见软骨的钙化或骨化，II 级相对较少，III 级基本不见钙化或骨化。病理类型中，普通型占 80%，透明细胞型占 2%～5%，间充质型占 1%～13%，去分化型占 3%～10%。不同亚型软骨肉瘤恶性程度不同，影像学表现存在差异，可能被误诊为其他肿瘤。

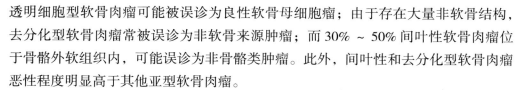

透明细胞型软骨肉瘤可能被误诊为良性软骨母细胞瘤；由于存在大量非软骨结构，去分化型软骨肉瘤常被误诊为非软骨来源肿瘤；而 30% ~ 50% 间叶性软骨肉瘤位于骨骼外软组织内，可能误诊为非骨骼类肿瘤。此外，间叶性和去分化型软骨肉瘤恶性程度明显高于其他亚型软骨肉瘤。

软骨肉瘤发病部位主要位于长骨干骺端、骨盆、肩胛骨、肋骨等，其中骨盆仅次于股骨和胫骨，为软骨肉瘤第三位常见的发病部位，约占 15%。不同部位软骨性肿瘤良恶性鉴别的双重细胞学标准是在长期随访的经验积累中形成的。手足小管状骨的软骨性肿瘤很少有恶性，除非有明确的骨皮质浸润性破坏或骨外软组织浸润的影像学和病理依据，单凭软骨细胞丰富和轻、中度不典型性不足以诊断软骨肉瘤。相反长骨和扁骨的软骨性肿瘤，恶性比例高，尤其是胸骨、髂骨和颅面部的软骨性肿瘤，良性很少。因此，病理也无法仅靠镜下所见判断软骨源性肿瘤良恶性或对软骨肉瘤进行分级。因此影像学检查对判断软骨性肿瘤的良恶性有着不低于病理诊断的重要价值，简而言之，提示良性的影像学表现为肿瘤体积小、生长缓慢、边界清楚、逐渐增加的病灶内钙化和硬化性边缘；提示恶性的影像学表现为体积大、生长迅速、边界不清、逐渐减少的病灶内钙化、骨皮质有扇形侵蚀或反应性增厚或变薄膨胀，以及软组织内肿块。长骨的内生性软骨瘤以膨胀性生长为主，在 CT 或 MRI 中表现为椭圆形、边界清楚的占位，肿块的长径和短径之比一般不超过 1.5：1，骨皮质改变不明显。髓内占位长短径之比的差别越大，边界越不清楚，骨皮质的改变越明显，恶性的可能性越大。上述都是病理科用以借鉴判断软骨肉瘤良恶性及分级的影像学特征。

软骨肉瘤影像诊断的成像方式主要包括 X 线平片、CT、MRI、骨显像和正电子发射断层摄影（PET）。相对于 X 线平片，CT 更可靠、更敏感，特别是在显示小的肿瘤、肿瘤的复杂解剖及显示软骨基质钙化等方面。确切的影像特征取决于软骨肉瘤的类型及其分级，但最常见的表现为钙化灶（"环状和弧形"或"爆米花"型）和侵袭性生长特征。MRI 非常适合于观察软骨肉瘤的软组织范围，也适用于骨髓受累的评估，还可以检测肿瘤周围水肿、脂肪包埋和皮质损伤。

手术切除仍然是治疗软骨肉瘤的最佳方案，其主要目标是完全切除肿瘤，以降低局部复发风险。然而，在过去 40 年里，软骨肉瘤的治疗没有显著的进展。在 1978 年，Enneking 和 Dunham 将盆腔肿瘤切除分为三大类，Ⅰ型：局限于髂骨，Ⅱ型：局限于髋臼周围，Ⅲ型：局限于耻骨。根据 Enneking 分类，只有累及髋臼周围的肿瘤通常需要截肢或保留肢体重建。近年来，计算机导航的盆腔切除术越来越受到欢迎。计算机引导手术的准确性可以增加游离切缘、降低局部复发率及更好的保留功能。聚甲基丙烯酸甲酯（PMMA）骨水泥、苯酚、氩气等离子体或冷冻疗法在病灶内切除时应用可降低局部复发的风险，破坏刮除术留下的显微镜下的细胞残留。PMMA 骨水泥在聚合过程中可产生相对较高的温度，最高可达 107℃，对肿瘤细胞造成热损伤，降低局部复发率。对于 1 级软骨肉瘤来说，用 PMMA 对切除的肿瘤床进行骨水泥成形术仍然是一种相对安全且被广泛接受的解决方案。

软骨肉瘤具有放射抵抗性，其抗辐射机制尚未得到解释。因此，在软骨肉瘤中，放疗主要用于转移性疾病，或作为切除不完全或无法切除的肿瘤的对症治疗。化疗对于治疗软骨肉瘤的疗效有限，软骨肉瘤的血供差、细胞分裂率低是化疗抵抗的重要原因。目前尚无针对软骨肉瘤的有效的全身治疗方法。目前，尚无针对晚期软骨肉瘤患者的通用治疗指南和化疗方案。

软骨肉瘤的诊疗需要多学科紧密合作，做到早期诊断、术前准确分级，并为患者提供个性化的手术治疗方案。

四、病例点评

软骨肉瘤是三大常见恶性骨肿瘤之一，在国内软骨肉瘤发病率仅次于骨肉瘤，而骨盆是软骨肉瘤第三好发部位。软骨肉瘤临床表现、影像学征象的异质性，病理类型的多样化，病理诊断的双重标准，都让软骨肉瘤的诊断及治疗具有挑战性。本例患者的发病部位为解剖结构较为复杂的骨盆，进一步为治疗增加了难度。本例骨盆软骨肉瘤是多学科合作的典型成功案例，病理结合临床及影像学特征，将软骨源性肿瘤准确到了骨盆软骨肉瘤Ⅰ～Ⅱ级可能性大。放射科的术前骨盆肿瘤多模态影像融合可视化三维重建，为骨科医生做更加精细的术前计划提供了参考，也以此为模型进行了个性化的 3D 假体打印，最终最大限度保留了功能。希望未来有更多的多学科的合作，为患者提供个性化的诊疗方案。

参考文献

[1]Zając AE，Kopeć S，Szostakowski B，et al.Chondrosarcoma-from Molecular Pathology to Novel Therapies[J].Cancers（Basel），2021，13（10）：2390.doi：10.3390/cancers13102390.

[2]DIBAS M，DOHEIM MF，GHOZY S，et al.Incidence and survival rates and trends of skull base chondrosarcoma：A population-based study[J].Clinical neurology and neurosurgery，2020，198，106-153.

[3]AMER KM，MUNN M，CONGIUSTA D，et al.Survival and prognosis of chondrosarcoma subtypes：seer database analysis[J].Journal of orthopaedic research，

2020，38（2），311–319.

[4]TSUDA Y，GREGORY JJ，FUJIWARA T，et al.Secondary chondrosarcoma arising from osteochondroma：Outcomes and prognostic factors[J].The bone & joint journal，2019，101–B（10），1313–1320.

[5]THORKILDSEN J，TAKSDAL I，BJERKEHAGEN B，et al.Risk stratification for central conventional chondrosarcoma of bone：A novel system predicting risk of metastasis and death in the cancer registry of Norway cohort[J].Journal of surgical oncology，2020，121（7），1115–1125.

[6]THANINDRATARN P，DEAN DC，NELSON SD，et al.Advances in immune checkpoint inhibitors for bone sarcoma therapy[J].Journal of bone oncology，2019，15，100221.

（病例提供者：刘　畅　唐　静　四川大学华西医院）

（点评专家：张闻力　四川大学华西医院）

病例32　先天性静脉畸形肢体肥大综合征

一、病例摘要

基本信息：

主诉：患儿男性，8岁，发现"右腿血管凸出、臀部红斑8年，右臀部及腿部红色肿块、结节出血溃烂4+年"就诊。

现病史：患儿出生时发现臀部有红色斑块，按压疼痛，腿部血管凸出，左右腿粗细明显不同，轻度活动后疼痛明显，起初未予重视。4+年前，发下右下肢肿块及结节，于当地医院就诊，诊断为右下肢多发性血管瘤，遂行手术切除部分肿块及结节。术后发现结节增多，血管凸起范围增大，部分病灶破溃后常流血不止，偶有胀痛感。为求进一步诊治于我院就诊。

既往史：一般情况良好，否认肝炎、结核或其他传染病，无过敏史、外伤史。

个人史：长期居住于原籍，学生，未到过牧区及疫区。

家族史：父母健在，否认家族史或遗传病史。

体格检查：

图32-1示右侧臀部、右下肢大腿、小腿及足部见酒红色斑痣及红色结节、肿块，绿豆至鹅蛋大小，质韧，部分红斑或结节表面结痂，膝关节病灶表面见溃疡形成。右下肢较左下肢明显增粗，右下肢较左侧长约2cm。右下肢轻度跛行。

辅助检查：

1. 血常规、凝血功能及肝肾功能等基本正常。肿瘤标志物阴性。

2. 下肢血管超声（图32-2）右下肢增粗，皮肤颜色改变，右下肢大腿外侧、小腿外侧及皮下查见扩张浅静脉回声，最粗约7.4mm，部分走形迂曲，部分管壁增厚，内见血流充盈，浅静脉可见穿支静脉与肌间静脉相通，未见明显的动静脉瘘；右侧臀部、大小腿及足背皮肤"青紫"处皮下查见稍强回声，部分内见点线状血流，血管瘤？上述提示先天性静脉畸形肢体肥大综合征可能。

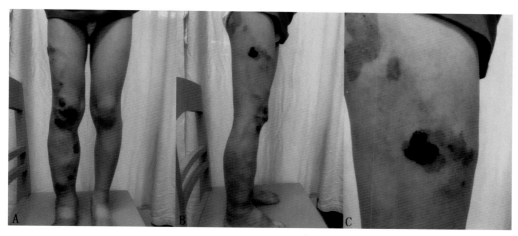

图32-1　患儿右下肢图片

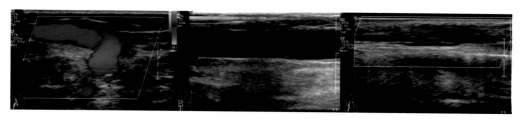

图32-2　患儿右下肢超声图片

注：A.扩张迂曲的浅静脉及穿支静脉；B.扩张的小腿深静脉；C.皮下毛细血管瘤。

3. 下肢大小腿血管三维重建（CTA）（图 32-3）右侧下肢大小腿增粗，右下肢较左侧长；右侧臀部及下肢皮下絮状片团影伴轻度不均匀强化，提示海绵状血管瘤可能；右侧下肢大小腿、足部皮肤、皮下脂肪层及肌肉静脉畸形，右下肢深浅静脉扩张，浅静脉曲张，大小腿外侧见一支明显扩张静脉；未发现明显动静脉瘘；综上征象提示先天性静脉畸形肢体肥大综合征可能。

4. 双侧下肢大小腿 MRI（图 32-4）右侧大腿较左侧大腿增粗，右侧臀部、大小腿见增多杂乱畸形静脉，多数位于皮下及外侧肌群，右侧小腿皮下见血管瘤；右侧臀部及大小腿皮下见片絮状稍长 T2 信号影，右侧股骨上段见条状及结节状长 T2 信号影，与血管延续。综上征象提示先天性静脉畸形肢体肥大综合征可能。

诊断：结合临床症状、体征、下肢静脉超声、CTA 及 MRI 等影像检查结果，考虑先天性静脉畸形肢体肥大综合（Klippel-Trenaunay syndrome，KTS）可能性大。

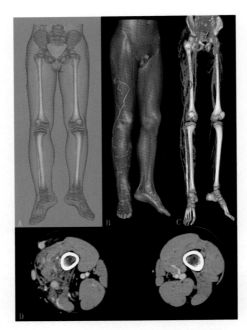

图32-3　患儿右下肢CTA及VR重建

注：A.CT-VR 重建显示右下肢骨骼增长；B.CT-VR 重建显示右下肢增粗，Klippel-Trenaunay 静脉显示；C.CT-VR 重建显示畸形静脉丛及血管瘤；D.轴位增强 CT 显示扩张的深静脉、迂曲的浅静脉及毛细血管瘤。

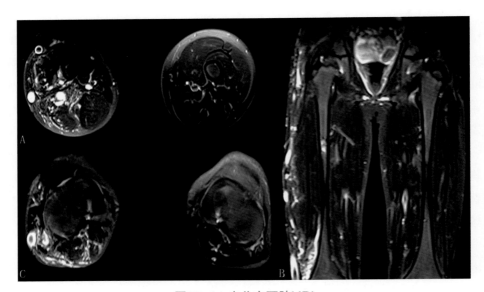

图32-4　患儿右下肢MRI

注：A. 大腿轴位 T2WI；B. 大腿冠状位 T2WI；C. 小腿轴位 T2WI；均显示了畸形静脉丛、Klippel-Trenaunay 静脉。

　　诊疗经过：结合患者上述现病史、体征和影像学检查，临床诊断考虑为先天性静脉畸形肢体肥大综合征。KTS 三联征包括血管痣或血管瘤、骨及组织增生及静脉畸形；经过皮肤科、血管外科、超声科及放射科 MDT 讨论，一致认为该患者存在典型的上述三联征，应诊断为 KTS。

　　随访：患者目前门诊随访中，目前主要定期使用弹力袜缓解下肢浅静脉曲张，对溃疡及出血的毛细血管瘤区域进行消毒、换药，保持干燥卫生，不参加剧烈的体育活动。右下肢稍长，步态跛行。

二、病例分析

　　患者男性，8 岁，因"发现右腿血管凸出、臀部红斑 8 年，右臀部及腿部红色肿块、结节出血溃烂 4+ 年"就诊。该患者在出生时右侧臀部即发现酒红色斑块及血管凸起，此后陆续出现静脉畸形（早期静脉曲张）、下肢组织增生，随着年龄增长下肢逐渐增粗，斑痣及血管瘤、静脉畸形逐渐增多并出血，部分病灶形成静脉淤血性溃疡，在外院误诊为多发性血管瘤。行手术治疗后，病情持续进展。该患者与 KTS 三联征十分吻合，超声、CTA 及 MRI 影像检查也提示了患肢的静脉畸形、毛细血管瘤及右下肢软组织及骨的肥大，并且未查见明显动静脉畸形。诊断 KTS 之前需与 Parkes-Weber 综合征、先天性动静脉瘘、下肢静脉曲张及下腔静脉阻塞综合征等相鉴别。患者并未发现动脉静脉瘘可以排除前两者。患儿年龄较小，并非静脉曲张好发年龄段，且患儿除了浅静脉扩张、迂曲以外，还存在酒红斑痣及毛细血管瘤。患者腹部彩超并未发现腹盆腔静脉的异常，基本可以排除下腔静脉阻塞综合征。

三、疾病介绍

　　Klippel-Trenaunay 综合征是一种罕见的、复杂的先天性血管源性疾病，由国际血管异常研究学会（International Society for the Study of Vascular Anomalies，ISSVA）定义，由两位法国医生 Maurice Klippel 和 Paul Trenaunay 于 1900 年首次描述，其主要表现包括毛细血管畸形（酒红斑痣胎记）、静脉畸形及骨和软组织的过度生长，也称为 KTS 三联征，伴或不伴淋巴畸形。

　　KTS 的病因尚不清楚，男女发病率基本相等，没有明显的家族史可追溯。然而，KTS 的形成也和遗传因子有关，KTS 最先被认为与 VG5Q 易感基因的错义启动突变有关。VG5Q 易感基因是一种参与血管形成的血管生成因子。过去的十年中，PIK3CA 体细胞基因突变与 KTS 的相关性已被证实，尽管它不是诊断 KTS 的标准，但约 90% 的典型 KTS 患者在病变中携带 PIK3CA 体细胞启动突变。

关于 KTS 的病因学已经产生了许多理论。Klippel 和 Trenaunay 推测，脊髓异常可能是 KTS 的原因，因为他们观察到皮肤痣的分布可能和脊神经分布较为一致。也有学者认为子宫内损伤交感神经节或中间外侧束也可能是 KTS 的病因，交感神经张力的丧失可导致动静脉分流血管扩张，进而导致软组织肥大和静脉充盈。目前深静脉闭锁研究表明，腿部任何深静脉梗阻产生慢性静脉高压，都可能进而产生痣、静脉曲张和肥大，而这些都是 KTS 的主要体征；也有学者认为胎儿血管发育的任何一个阶段出现发育停止或障碍，均可导致本病。目前，关于 KTS 病因尚未完全确定。

KTS 的临床三联征具体如下：①毛细血管畸形（酒红斑痣或毛细血管瘤）：是最早出现的症状，大多在出生或幼儿时被发现，典型者为酒红色或深紫色斑痣，为扁平的点状皮内毛细血管痣或血管瘤，但部分病人的血管痣或血管瘤可以向深层发展，侵及四肢、躯干皮下组织、肌肉、甚至胸、腹腔内，一般占患肢的一部分，部分遍及整个肢体。本例患者即右侧臀部及整个右下肢均可见血管痣及血管瘤；②静脉曲张、静脉畸形：静脉曲张从出生起就存在，可以影响四肢任何区域，有时也出现于骨盆区域。患肢深静脉系统可出现发育不全、闭锁、重复和静脉瓣膜结构或功能异常等畸形，最终形成异常静脉系统。各种各样的异常结构，如纤维带、异常肌肉、异常动脉和静脉鞘都是使深静脉压力增大的原因。静脉曲张会导致"Klippel-Trenaunay 静脉"，即"外侧静脉畸形"。正常状态下这支静脉在胎儿形成的第 2 个月内即闭合，而在 KTS 的病例中，这支静脉却保持开放，并在出生后形成一支明显的曲张静脉。该静脉开始于足部或小腿，随年龄增长，患儿直立行走的时间越长，这支畸形静脉向近端发展，最终进入大腿或臀部区域，其中腰－足型最常见，即患侧下肢的臀部至足部外侧面出现明显的曲张静脉。浅静脉曲张多数也是由于深静脉病变所引起的回流障碍引起。当病变位于腘静脉者，膝关节侧支循环将明显开放，在其内侧将出现明显扩张的大隐静脉，在外侧则有一些伸向关节表面的粗大静脉，在正中会存在一支粗大静脉引流腓肠肌静脉丛中的部分的血液，最终汇入髂内静脉。当股静脉闭塞或被纤维带压迫时，代偿的扩张侧支静脉将静脉血汇入股深静脉，最后将大量静脉血引入髂内静脉；③骨骼和（或）软组织增生、肥大是 KTS 综合征的重要特征，多为单下肢受累，可见于婴儿、幼年、少年、青年或成人期。膝关节以下肢体长度的增加与骨肥大有关，而周长的增加与软组织肥大有关。患侧的下肢周长一般增加 4～5cm，严重者可达 15cm，患肢长度一般增加 3～4cm，最大者可达 12cm。颅面受累可导致鼻中隔偏曲、鼻塞、口腔和鼻黏膜血管瘤性畸形，导致间歇性鼻出血，也可使颌骨增大，面部不对称。

影像学检查在 KTS 的诊断和评估中具有十分重要的价值。多普勒超声是用于筛查 KTS 的最佳手段。在侵入性静脉造影之前，应采用超声检查判断深静脉是否通畅。在治疗前，CT 和 MRI 可以有效显示病变的范围和深层组织的浸润，CTA 可以准确显示畸形静脉的形态、范围及有无动静脉瘘或静脉石。X 线平片及 CT 提供了长骨的测量，并允许在四肢之间进行准确的比较。在考虑静脉剥离、结扎或硬化的情况下，可以选择静脉造影或磁共振造影。但由于成像技术的进步，静脉造影被使用得越来越少。

KTS 需与以下疾病进行鉴别：① Parkes-Weber 综合征（PWS）：在 KTS 三联征基础上，还伴有先天性动静脉瘘存在者，被称为 PWS，可以采用同位素、多普勒超声及动脉造影检查予以鉴别。患肢静脉含氧量和静脉压的测定，有助于做出鉴别诊断；②先天性动静脉瘘：也是一种胚胎期血管发育异常导致的疾病，动脉与静脉之间存在异常交通。根据病变特点分为干状动静脉瘘、瘤样动静脉瘘和混合性动静脉瘘 3 种类型；③下肢静脉曲张：患肢大隐静脉或小隐静脉主干及其分支静脉迂曲、扩张，隆起呈团状，站立时明显，很少有肢体肿胀，病程长者可有足踝部水肿，休息后可以自行缓解。多普勒超声和下肢静脉造影检查深静脉无血液倒流征象，瓣膜功能良好，深静脉无明显畸形；④下腔静脉阻塞综合征：下肢深静脉、盆腔静脉血栓形成和蔓延，或其他原因累及下腔静脉，造成下腔静脉阻塞，从而引起一系列临床症状，称为下腔静脉阻塞综合征。主要临床表现为双下肢肿胀，浅静脉曲张，同时在会阴部、胸腹壁可见到浅静脉扩张或曲张。发病隐匿而缓慢者，多无明显肢体肿胀史，仅表现为浅静脉曲张，与原发性下肢深静脉瓣膜功能不全极为相似。静脉造影检查可明确诊断，了解下腔静脉阻塞部位、类型和程度。

目前没有治愈 KTS 的方法，对症治疗可以提高患者的生活质量。①保守治疗：KTS 的对症治疗多数采取无创的保守治疗方法。弹性或非弹性压力袜适用于所有的 KTS 患者。弹性压力袜结合心理支持是治疗 KTS 最有效的方法之一。压力袜一般与其他保守治疗措施相结合，如频繁抬腿、物理治疗、保持严格的卫生习惯等。止痛药、抗生素和皮质类固醇通常用于治疗蜂窝织炎和血栓性静脉炎。利尿剂可用于减轻显著的水肿症状，抗凝剂可用于预防急性血栓形成；②疼痛管理：高达 88% 的 KTS 患者受到疼痛的影响。慢性静脉功能不全引起的疼痛可以通过压力袜和（或）手术来控制。复发性蜂窝织炎引起的疼痛可以通过适当使用抗生素和止痛剂、并严格保持个人卫生来控制。在病变无法移除的情况下，可以适当使用止痛剂，如阿片类药物，进行长期治疗；③介入或手术治疗：可血管内注射血管硬化剂，但只对较小的静脉畸形有效。静脉手术是治疗血管畸形的经典方法，"病变静脉分段剥离""结扎静脉切除术"等也可用于 KTS 患者，但通常只用于有症状的患者；④激光治疗和放射治疗：酒红色斑痣、溃疡可以采取激光治疗，但隆起性的病变或皮肤下的病变通常对激光治疗反应不佳。

目前 KTS 的诊断及管理尚未有公认的临床指南，对于 KTS 的治疗选择和进展评估，目前存在很大的挑战。通过多学科之间的互相合作、沟通，有利于 KTS 的诊疗及管理。

四、病例点评

Klippel-Trenaunay 综合征是一种罕见的、复杂的先天性血管源性疾病，存在着典型的 KTS 三联征，包括毛细血管畸形（酒红斑痣胎记）、静脉畸形和肢体过度生长。本病发病率低，早期症状多发生于婴儿，且临床症状轻，再加上临床医生对 KTS 的认识不足，容易发生漏诊、误诊。正如本病例中的患者，一开始在本地医院诊断为"多性发血管瘤"，进行了手术切除，症状并未缓解，下肢静脉曲张及毛细血管瘤范围进一步增大。影像学检查在 KTS 的诊断中有至关重要的作用，几乎可以准确判断三联征的存在，并且可以进一步判断病变的范围和程度。在本病的临床诊断中，多学科之间的互相合作沟通非常重要，可以帮助这类罕见病患者早日诊断、得到正确的治疗。

参考文献

[1]VAHIDNEZHAD H，YOUSSEFIAN L，UITTO J，et al.Klippel-Trenaunay syndrome belongs to the PIK3CA-related overgrowth spectrum（PROS）[J].Experimental dermatology，2016，25（1）：17-19.

[2]MULLIKEN JB，YOUNG AE.Klippel-Trenaunay Syndrome（CLVM）// MULLIKEN JB，BURROWS PE，FISHMAN SJ.Mulliken & Young's vascular anomalies hemangiomas and malformations（ed 2）[J].Oxford，UK，Oxford University Press，2013，pp606-609.

[3]ASGHAR F，AQEEL R，FAROOQUE U，et al.Presentation and management of Klippel-Trenaunay syndrome：a review of available data[J].Cureus，2020，12（5）：e8023.

[4]ULLER W，FISHMAN SJ，ALOMARI AI.Overgrowth syndromes with complex vascular anomalies[J].Seminars in pediatric surgery，2014，23（4）：208-215.

[5]ODUBER CE，YOUNG-AFAT DA，VAN DER WAL AC，et al.The persistent embryonic vein in Klippel-Trenaunay syndrome[J].Vascular medicine，2013，18（4）：185-191.

[6]FEREYDOONI A，NASSIRI N.Evaluation and management of the lateral marginal vein in Klippel-Trenaunay and other PIK3CA-related overgrowth syndromes[J].Venous and lymphatic disorders，2020，8（3）：482-493.

（病例提供者：刘　畅　唐　静　四川大学华西医院）

（点评专家：蒋　献　四川大学华西医院）

病例33　SAPHO综合征

一、病例摘要

基本信息：

主诉：患者男性，45岁，反复腰痛4+年。

现病史：4+年前患者出现腰痛，以胀痛为主，受凉后、久坐、久站后加重，伴有晨僵，伴有夜间不能翻身，活动后可缓解，无畏寒、发热、头晕、头痛，无关节肿痛，无皮疹、口腔溃疡，无眼干、口干，无体重下降、纳差，无尿频、尿急、尿痛，无肉眼血尿，无生殖器溃疡，无腹痛、腹泻等。到当地医院就诊，完善腰椎影像学检查后考虑诊断为腰椎增生，予康复治疗、口服药物等治疗后效果欠佳。2年前患者到我院骨科门诊就诊，查HLA-B27阴性，完善相关检查后诊断为骨结核，予口服异烟肼、利福平、乙胺丁醇、吡嗪酰胺抗结核治疗后腰椎症状仍无缓解。1+月前，患者再次到我院风湿免疫科门诊就诊，腰椎骨三维CT成像示腰椎体及骶骨左份、左侧髂骨骨质密度不均匀增高，椎体边缘骨质增生；左侧骶髂关节毛糙，其内可见片状高密度影，部分骨性融合。腰骶椎及左侧骶髂关节上述改变，考虑脊柱关节病可能。收入我院治疗。自患病以来，精神、饮食较好，睡眠欠佳，大小便未见明显异常，体重未见明显变化。

既往史：既往一般情况良好。12年前患者曾患掌跖脓疱病，长期口服阿维A及中药治疗。否认恶性肿瘤、肝炎等病史。无外伤、手术、输血史。

个人史：有吸烟史，约20年，平均10支/日，偶饮酒。

家族史：无特殊家族史及遗传病史。

体格检查：BMI 24.9。双侧手掌、足底可见散在脱屑，关节无肿胀，脊柱活动度较差，浮髌试验阴性；指地距30cm，枕墙距0cm，Schober试验2cm，双侧4字试验阴性，胸廓活动度2cm。

辅助检查：血沉108.0mm/h（参考范围＜21mm/h），C-反应蛋白48.8mg/L（参考范围＜5mg/L）。血常规、凝血功能、肝肾功能、尿常规、大便常规未见明显异常。HLA-B27、类风湿因子抗体阴性。补体、免疫球蛋白未见明显异常。ANCA、ANA、dsDNA、AKA均为阴性，ENA抗体谱13项均为阴性。

MRI腰椎平扫（图33-1）：$L_{1～5}$椎体及所扫及骶椎可见斑片状稍长T1、稍长

T2 信号影。

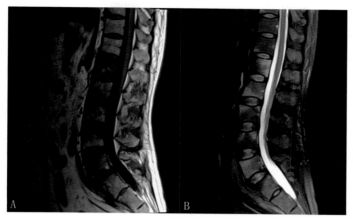

图33-1　患者腰椎MRI平扫图像

注：A.T1WI矢状位；B.T2WI矢状位。

CT 胸部平扫（图 33-2）：左侧锁骨远端、双侧第 1 肋骨、胸骨、部分胸椎及肋骨骨质密度不均匀增高。

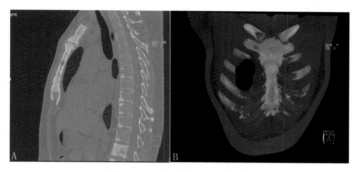

图33-2　患者胸部CT图像

注：A.胸骨柄、胸骨、部分胸椎骨质硬化；B.胸锁肋骨关节区骨质硬化。

CT 腰椎（图 33-3）及骶髂关节（图 33-4）平扫：腰椎体及骶骨左份、左侧髂骨骨质密度不均匀增高，椎体边缘骨质增生；左侧骶髂关节毛糙，其内可见片状高密度影，部分骨性融合。

MRI 骶髂关节平扫及增强扫描（图 33-5）：左侧骶髂关节骶骨面及髂骨面可见斑片状稍长 T1、稍短 T2 信号影，可见轻度强化，考虑骶髂关节炎。

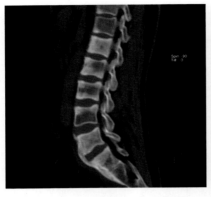

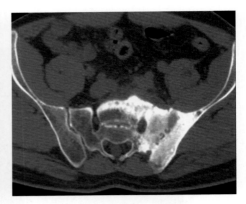

图33-3　CT腰椎平扫矢状位　　　　图33-4　CT骶髂关节检查

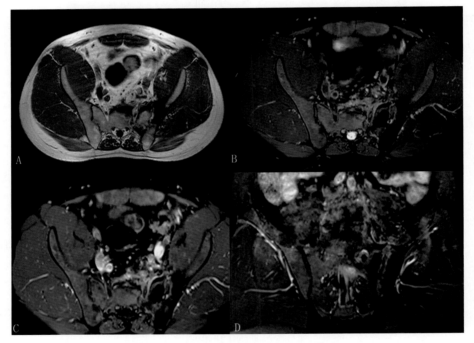

图33-5　MRI骶髂关节平扫及增强检查。

注：A.轴位T1WI；B.轴位T2WI；C.轴位T1WI增强；D.冠状位T1WI增强。

SPECT 全身骨显像（图 33-6）：双侧锁骨、胸骨、腰椎及左侧骶髂关节见骨代谢升高。余全身骨骼未见确切肿瘤骨转移征象。

诊断：综合患者上述病史、体征、实验室检查及影像学检查，临床诊断考虑为 SAPHO 综合征，即以滑膜炎、痤疮、掌跖脓疱病、骨肥厚、骨炎（synovitis，acne，palmplantarpustulosis，hyperostosis，osteitis）为表现的临床综合征。

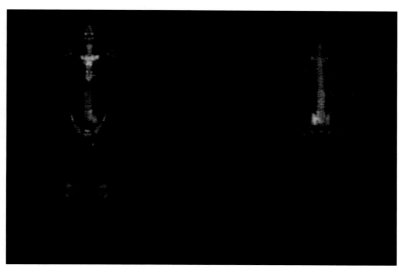

图33-6　患者全身骨显影检查

诊疗经过：经过 MDT 讨论，皮肤科医生指出患者既往掌跖脓疱病病史，长期服用阿维 A 治疗，近年未发现脓疱。结核科医生指出患者目前已规律抗结核 2 年，目前无结核相关的临床表现，可停用抗结核药物。骨科医生指出，患者腰椎前屈、后伸活动明显受限，腰椎 MRI 提示腰椎、髂骨多发 T1WI 低信号，T2WI 高信号病灶，腰椎间盘未见明显异常，CT 提示腰椎多发骨吸收、骨硬化征象，左侧骶髂关节可见硬化灶。脊柱结核征象不典型，不排除肿瘤和代谢性骨病可能。综合 MDT 各科讨论意见，风湿免疫科医生提出，患者以炎性腰痛为主要表现，既往有掌跖脓疱病病史，且病程中有双侧锁骨处疼痛，单侧骶髂关节炎，加上典型的骨扫描表现，SAPHO 综合征可能性大。给予患者醋氯芬酸 100mg 1 天 2 次止痛，利塞膦酸钠 35mg 1 周 1 次治疗，风湿免疫科门诊随访。

随访：随访 6 个月，目前患者病情稳定，继续给予利塞膦酸钠 35mg 1 周 1 次治疗。

二、病例分析

患者中年男性，因"反复腰痛 4+ 年"入院，腰痛以胀痛为主，受凉后、久坐、久站后腰痛加重，伴有晨僵，伴有夜间不能翻身，活动后可缓解，余无明显阳性症状。12 年前患者曾患掌跖脓疱病。实验室检查主要是血沉加快及 C- 反应蛋白水平增高。HLA–B27、类风湿因子抗体、补体检测、ANCA、ANA、dsDNA、AKA、ENA 抗体谱 13 项均为阴性。患者的骨关节病变主要累及左侧锁骨远端、双侧第 1 肋骨、胸骨、部分胸椎及肋骨、腰骶椎及左侧骶髂关节，骨病变主要以骨肥厚和骨炎为主。SPECT 全身骨显像，出现双侧锁骨、胸骨、腰椎及左侧骶髂关节骨代谢活动增加，胸肋锁骨区呈特征性的"牛头征"，全身余骨骼未见确切肿瘤骨转移征象。

患者既往无明显的结核病史及相关临床表现，如潮热、盗汗等，CT 肺部扫描未见确切结核病灶，且骨结核的骨破坏胜过骨生成，病变以溶骨性破坏为着，骨增生硬化则不明显，并且病变周围多伴有软组织肿胀或冷脓肿形成；椎体结核多有椎间盘受累、椎间隙狭窄，而本病例中的骨质破坏是以骨增生肥厚为着，周围软组织未见明显肿胀，且椎间隙未见受累，所以暂不考虑结核。患者影像学表现为多发椎体受累，需要与多发转移瘤鉴别。本病例中脊柱病变以椎体及终板为著，而转移瘤多见于椎弓根，且患者无明确肿瘤病史。CT 上也提示患者腰椎、胸椎椎小关节未见明显受累，双侧骶髂关节病变不对称，且患者 HLA-B27 阴性，这可与脊柱关节病相鉴别。

根据目前最广泛应用的 SAPHO 综合征的诊断标准，根据以下 4 个标准符合至少 1 个标准即可确诊：①有骨关节症状的聚合性痤疮 / 爆发性痤疮或化脓性汗腺炎；②有骨关节病变的掌跖脓疱病；③伴或不伴皮肤病的骨肥厚（前胸壁 / 四肢或脊柱）；④伴或不伴皮肤病的慢性复发性多灶性骨髓炎（中轴关节或外周关节），该患者符合②及③，可以诊断 SAPHO 综合征。

三、疾病介绍

SAPHO 综合征（synovitis-acne-pustulosis-hyperostosis-osteitis syndrome）是一种罕见的主要累及皮肤、骨和关节的慢性自身免疫性疾病，是由滑膜炎、痤疮、脓疱病、骨肥厚、骨炎组成的一组慢性无菌性炎症综合征。1987 年，Chamot 等首次提出 SAPHO 综合征的概念，并得到了广泛的认可。

SAPHO 综合征可以发生在任何年龄段，但是以中青年多发，女性多见。由于疾病罕见，据国外报道患病率低于 1 : 10 000。我国目前尚无准确的发病率统计。由于对 SAPHO 综合征的认识不足，其实际发病率可能远高于报告的发病率。

目前 SAPHO 综合征的发病机制尚不清楚，目前提出了几种可能的假说。①遗传易感性：SAPHO 综合征的发病可能与 LPIN2 和 IL1RN 隐性遗传突变有关；②自身免疫介导：本病是继发于细菌、微生物感染诱发的慢性炎症反应。

SAPHO 综合征早期骨关节症状不明显，但是随着疾病的发展，可出现明显的关节疼痛，关节加压或者运动后关节疼痛加重，伴不同程度的关节晨僵。如果病变累及下肢长骨，可出现跛行。患者一般不伴有全身症状，偶尔可有发热。实验室检查可发现血沉加快，C- 反应蛋白升高。

成人骨受累的主要部位依次为胸肋关节（65% ~ 90%）、脊柱（33%）、骨盆

（13% ～ 52%）。四肢长骨不是成人 SAPHO 综合征的主要累及部位（5% ～ 10% 可累及四肢长骨），但在儿童 SAPHO 综合征患者中，长骨是其主要累及部位，以胫骨、股骨多见。无论成人还是儿童 SAPHO 综合征患者，都容易出现受累骨邻近关节的关节炎。

SAPHO 综合征的皮肤病变，以掌跖脓疱病和严重的痤疮多见，还可合并寻常型银屑病，较少见的还有坏疽性脓皮病和 Sweet 皮疹。SAPHO 综合征的骨关节病变和皮肤病变的出现顺序和间隔时间不定，通常两者间隔不超过 2 年，但也有报道两者可相差数十年。

影像学检查是诊断 SAPHO 综合征的重要手段。SAPHO 综合征的骨关节病变和皮肤病变的出现时间间隔不定，且仅有 63.5% 的患者合并典型的皮肤改变。SAPHO 综合征特征性的骨损害包括骨肥厚和骨炎，在疾病的初期，影像学上可以无明显异常，随着疾病的发展，病变部位可以出现骨髓水肿、溶骨性或硬化性改变。骨质改变与疾病的严重程度及分期相关，也与患者的临床症状吻合，其中骨髓水肿代表疾病的急性期，脂肪沉积及骨质破坏则提示疾病由急性期向慢性期转化，骨质硬化是疾病慢性期或最终状态的表现。

骨扫描对检测本病的骨病变非常敏感，但由于活动或者慢性病灶均表现为示踪剂的高摄取，骨扫描无法判断疾病的活动程度。在骨扫描中，胸锁关节区骨代谢活动增加，可表现为特征性的"牛头征"，是本病的特征性影像学表现。胸骨、肋骨、锁骨是 SAPHO 综合征最常累及的部位，CT 可发现第 1 肋软骨骨化并与胸骨相连，还可以见骨增生肥厚向纵隔内突出，甚至压迫上纵隔血管。脊柱是 SAPHO 综合征常见的累及部位，其中以胸椎受累最多，其次为腰椎、颈椎，表现为椎体硬化、终板侵蚀、椎间隙变窄、椎旁韧带骨化、椎体楔形变、骨髓水肿等，病程较长的病人可出现骨质增生性骨炎、椎体和椎间盘损伤、椎旁弥漫性骨化、桥状骨赘形成。有学者提出 SAPHO 综合征的脊椎病变属于韧带附着点炎症改变。SAPHO 综合征累及骶髂关节多为单侧病变，早期表现为关节间隙模糊，继之出现关节破坏，关节间隙狭窄、消失，邻近骶髂骨增生、硬化。

由于非特异性的症状及较多部位的骨关节损害，SAPHO 综合征更多是一种排除性的诊断。目前 SAPHO 综合征并无国际公认的诊断标准。目前最广泛应用的诊断标准，是由 Benhamou 等人于 1988 年制定的，根据以下 4 个标准符合至少 1 个标准即可确诊：①有骨关节症状的聚合性痤疮 / 爆发性痤疮或化脓性汗腺炎；②有骨关节病变的掌跖脓疱病；③伴或不伴皮肤病的骨肥厚（前胸壁 / 四肢或脊柱）；④伴或不伴皮肤病的慢性复发性多灶性骨髓炎（中轴关节或外周关节）。1994 年 Magrey 和 Khan 根据病理学检查提出了另外一个 SAPHO 综合征的诊断标准，并在 2003 年美国风湿病年会上做出修订，符合以下 5 个条件中任意 1 条但要同时除外反应性关节炎和肿瘤骨转移，可诊断 SAPHO 综合征。①骨和（或）关节病伴有掌跖脓疱病；②骨和（或）关节病伴有严重痤疮；③成人孤立的无菌的骨肥厚或骨炎（痤疮丙酸杆菌除外）；④儿童慢性复发性多灶性骨髓炎；⑤骨和（或）关节炎伴有炎症性肠病。

当病人有典型部位的疼痛（比如前胸壁），并且有相应部位典型的影像学表现和皮损，那么 SAPHO 综合征的诊断就比较容易。但是当病变部位不典型或者无特征性的皮肤表现时，SAPHO 综合征的诊断就比较困难。如果病人只有单个骨关节症状，且无特征性的骨硬化表现，基本上无法诊断 SAPHO 综合征。详尽的病史，尤其是既往是否有掌跖脓疱病和骨关节病，可以为诊断提供线索。另外，全身骨显像或全身 MRI 可以帮助发现一些 CT 检查阴性或者无临床症状的潜在病灶。

SAPHO 综合征的骨损害需与骨髓炎、骨肉瘤、Ewing 肉瘤、骨转移、嗜酸性肉芽肿、Paget's 病、椎间盘炎、胸锁关节炎、锁骨致密性骨炎等相鉴别。在儿童中，SAPHO 综合征还需要与青春期特发性关节炎鉴别。

SAPHO 综合征的治疗目前尚无统一的共识指南，临床上多以对症处理为主，采用非甾体抗炎药（NSAIDS）减轻患者痛苦。当无法控制病情时，可选择抗风湿药物（DMARDs）、皮质类固醇进行二线治疗，其中 DMARDs 使用剂量需考虑药物不良反应，对于病情高度活动或有严重疼痛的患者，可加用低剂量激素及传统免疫抑制剂治疗，但因其效用短以及易反复的不良反应，不主张长期使用。据国外研究报道，静脉注射双膦酸盐可缓解相当一部分非甾体抗炎药难治性患者的症状，适用于脊柱受累患者。在我国 SAPHO 患者多采用口服双磷酸盐进行治疗，但有效性相对较低，可能与口服生物利用度低和无法长期坚持服药相关。肿瘤坏死因子（TNF-α）受体拮抗剂可作为常规药物无效或难治性的 SAPHO 的治疗方法。

四、病例点评

在该病例中，患者以炎性腰背痛为主要临床表现，病史中伴有掌趾脓疱病、骨炎、骨肥厚等，骨扫描提示典型"牛头征"表现，多学科在谨慎除外感染、肿瘤及其他类型风湿免疫病后，考虑诊断 SAPHO 综合征。

SAPHO 综合征是一种主要累及皮肤、骨和关节的慢性非特异性炎症性疾病。该综合征主要临床表现包括滑膜炎、痤疮、脓疱病、骨肥厚和骨炎。由于该病少见，且缺乏特征性临床表现和实验室金标准，容易引起临床医生漏诊和误诊。本病 5 种主要临床表现往往并非在同一患者同时出现，但一般需包括骨关节和皮肤表现。在患者出现难以用其他疾病解释的胸肋或胸锁关节受累时，需仔细追问病史和详细查体。

参考文献

[1] 石素雨，刘晓红，宋来涛，等 .SAPHO 综合征的研究进展 [J]. 中国矫形外科杂志，2020，8（19）：1783-1787.

[2]ZIMMERMANN P, CURTIS N.Synovitis, acne, pustulosis, hyperostosis, and osteitis（SAPHO）syndrome-A challenging diagnosis not to be missed[J].The Journal of infection, 2016, 72 Suppl：S106-114.

[3]FIRINU D, GARCIA-LARSEN V, MANCONI PE, et al.SAPHO syndrome：current developments and approaches to clinical treatment[J].Current rheumatology reports, 2016, 8（6）：35.

[4] 刘曦，徐文睿，邵暇荔，等 . 伴慢性背部疼痛 SAPHO 综合征患者全脊柱及骶髂关节 MRI 表现 [J]. 中华临床免疫和变态反应杂志，2021，15（2）：159-165.

[5]GAO S, DENG X, ZHANG L, et al.The comparison analysis of clinical and radiological features in SAPHO syndrome[J].Clinical rheumatology, 2021, 40（1）：349-357.

[6] 高爽，邓晓莉，李鑫，等 .SAPHO 综合征骨受累特点综述 [J]. 中华风湿病学杂志，2019，23（4）：269-272.

（病例提供者：刘　畅　吕霞飞　四川大学华西医院）

（点评专家：赵　毅　四川大学华西医院）

病例34 右侧股骨头磷酸盐尿性间叶肿瘤

一、病例摘要

基本信息：

主诉：患者男性，42岁，双侧肋部疼痛2+年，双侧髋部疼痛伴活动受限11个月。

现病史：2+年前，患者感冒后咳嗽时出现双侧肋部疼痛，呈持续性疼痛，性质为胀痛、刺痛，用力、扩胸等运动时疼痛明显，安静休息时疼痛不明显，疼痛程度能耐受，疼痛视觉模拟评分（VAS）3分，无呼吸困难、肢体无力、麻木等表现。就诊于广州多家医院后，病因仍不明，服用"通经活络片1片/天tid"对症治疗，但效果不佳，双侧肋部疼痛仍存在。11个月前患者自觉疼痛范围扩大，发展至腰背部疼痛、右膝关节、双侧髋部及双踝关节疼痛，疼痛性质仍为胀痛、刺痛，需拐杖辅助行走，VAS 5～6分。5个月前患者发现行走距离缩短，疼痛程度加重，以髋关节为主，步行100米左右后不能继续行走，需要使用轮椅辅助。1+月前患者感疼痛程度进一步加重，VAS 7分，以左侧膝关节、双侧肋部为主，以坐位为主，伴有行走困难，依靠拐杖可行走10米左右。于外院就诊，行全身骨显像、QCT等检查，全身骨显像提示多发骨代谢增高灶，考虑恶性肿瘤性病变。血电解质：磷0.64mmol/L。诊断为低磷性骨软化症、骨质疏松、多发肋骨骨折、胸腰椎退行性病变，予以钙尔奇D 1片/天qd、中性磷酸盐20ml/d qid、骨化三醇胶丸（盖三淳）0.5μg/d bid治疗，服药1周后自觉疼痛症状缓解，VAS 5～6分。后患者院外查PET/CT示右侧股骨头结节状骨质密度稍增高，生长抑素受体（SSTR）及糖代谢表达增高，左侧肱骨头、C_6椎体及附件、骨盆组成骨、双侧股骨外侧髁、右侧胫骨平台及双足诸骨骨质密度欠均匀、双侧多支肋骨陈旧性骨折，部分病灶糖代谢稍增高，结合病史，考虑肿瘤相关性低磷血症可能。予以中性磷溶液、钙尔奇D、盖三淳、维生素D治疗后自觉疼痛程度明显改善，VAS 2～3分，能拄拐杖行走200～300米。现患者全身多处疼痛较前好转，VAS 1～2分。自患病以来，精神食欲尚可，睡眠欠佳，大小便正常，体重变化不明显。

既往史：一般情况良好，否认肝炎、结核或其他传染病史，无外伤史，无手术

234

史，无输血史，无特殊病史。

个人史： 长期居住于原籍，自由职业者，未到过牧区及疫区；吸烟约20年，平均10～15支/日，未戒烟；偶有饮酒史，未戒酒。

家族史： 无特殊家族史及遗传病史。

体格检查： 身高170cm（较最高身高下降2～3cm），体重75kg。腰围97cm。BMI 25.95kg/m²。坐高90cm，肋盆距8cm，枕墙距0cm，简易体能状况量表（SPPB）评分9分（4＋4＋1）。VAS评分2分。胸廓挤压试验（＋），双肺未闻及干湿啰音，心律齐，各瓣膜区未闻及杂音，腹软，无压痛、反跳痛及肌紧张，左侧"4"字试验（＋），右侧"4"字试验（－），直腿抬高试验（－），托马斯试验（－）。四肢无水肿。病理征阴性。

辅助检查：

1. 血电解质　无机磷0.56mmol/L（参考范围0.85～1.51mmol/L），钙2.14mmol/L（参考范围2.11～2.52mmol/L），镁0.85mmol/L（参考范围0.75～1.02mmol/L）。

2. 同步24h尿电解质：24小时尿量1.40L/24h，钠145.6mmol/24h（参考范围130～261mmol/24h），钾37.24mmol/24h（参考范围40～80mmol/24h），氯137.2mmol/24h（140～250mmol/24h），磷20.86mmol/24h（参考范围22～48mmol/24h），镁1.81mmol/24h（参考范围3.0～5.0mmol/24h），钙3.51mmol/24h（参考范围2.5～7.5mmol/24h）。

3. 24小时尿糖4.86mmol/24h（参考范围＜2.78mmol/24h），24小时尿蛋白0.04g/24h（参考范围＜0.15g/24h）。

4. 骨代谢标志物：总I型胶原氨基端延长肽165.00ng/ml（参考范围9.06～76.24ng/ml），骨型碱性磷酸酶B-ALP 86.49μg/L（参考范围11.4～24.6μg/L），β-胶原降解产物CTX 1.730ng/ml（参考范围0.300～0.584ng/ml），血清骨钙素N端片段N-MID 26.6ng/ml（14～46ng/ml）。

5. 甲状旁腺素2.79pmol/L（参考范围1.60～6.90pmol/L），25-羟基维生素D 59.1nmol/L（参考范围47.7～144nmol/L）。

6. 血常规、凝血功能、大小便常规、血清蛋白电泳、免疫固定电泳、免疫球蛋白轻链定量、肿瘤标志物未见异常。

7. DXA骨密度示：L_1、L_2、L_3、L_4、$L_{1\sim4}$、股骨颈、全髋绝对值分别为0.756g/cm²、0.685g/cm²、0.828g/cm²、0.861g/cm²、0.790g/cm²、0.463g/cm²、0.600g/cm²，对应T值分别是-2.2、-3.4、-2.3、-1.9、-2.4、-4.0、-3.0。

8. QCT：$L_{1\sim4}$椎体平均骨密度值为65.9mg/cm³。

9. 骨盆平片（图34-1）：骨盆密度降低、骨小梁模糊，提示骨软化症。

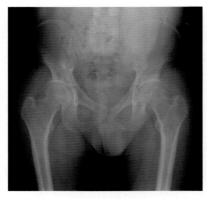

图34-1　患者骨盆X线摄影图像

10. 全身骨显影（图 34-2）颅骨、胸骨、双侧多支肋骨、下段颈椎、第 5～6 胸椎、双侧肱骨头、双侧髋臼、耻骨联合左份、双侧膝关节及踝关节区见放射性分布异常浓聚。全身多发骨代谢增高灶，考虑恶性肿瘤性病变可能性大。

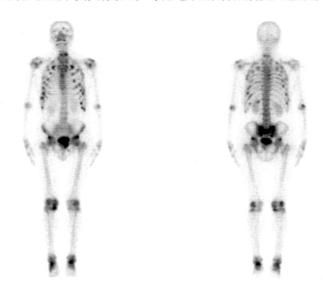

图34-2　患者全身骨显影检查

11. PET/CT ^{18}F-FDG/^{68}Ga-GDoct（图 34-3）右侧股骨头结节状骨质密度稍增高，SSTR 及糖代谢表达增高；左侧肱骨头、C_6 椎体及附件、骨盆组成骨、双侧股骨外侧髁、右侧胫骨平台及双足诸骨骨质密度欠均匀、双侧多支肋骨陈旧性骨折，部分病灶糖代谢稍增高，结合病史，考虑肿瘤相关性低磷血症可能。

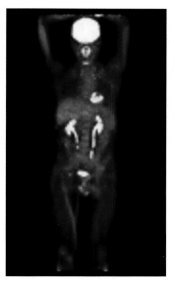

图34-3　患者PET-CT图像

12. 骨盆 CT（图 34-4、图 34-5B）右侧股骨头见楔状稍高密度影，大小约 1.5cm×0.9cm，边界模糊，性质待定；骨盆诸骨骨质密度降低，双侧髋臼、左侧耻骨、骶骨可见模糊线状透亮影，考虑骨软化症，并伴有多处不全骨折，请结合临床。

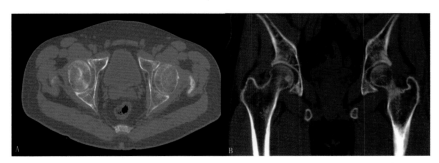

图34-4　患者髋关节CT图像
注：A.轴位CT；B.冠状面CT。

13. 胸部 CT 示（图 34-5A）右侧第 1 ~ 10 肋骨陈旧性骨折伴骨痂形成，左侧第 1 ~ 6、8 ~ 12 肋骨陈旧性骨折伴骨痂形成；双肺少许慢性炎症。

14. 髋关节 MRI 平扫＋增强（图 34-6）右侧股骨头长 T1、长 T2 信号结节影，明显强化，考虑肿瘤性病变；双侧耻骨支、耻骨联合及双侧髋臼异常信号灶，性质待定，双侧髋关节轻度退行性变，双侧髋关节腔内少量积液。

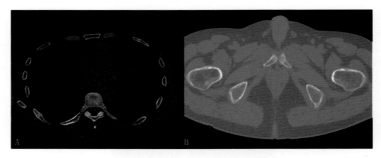

图34-5　CT示全身多处骨折

注：A.肋骨骨折；B.左侧耻骨骨折。

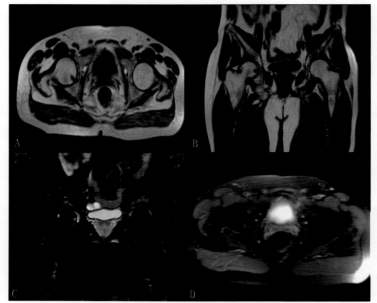

图34-6　患者MRI髋关节平扫及增强检查

注：A．轴位T1WI；B.冠状位T1WI；C.冠状位T2WI；D.轴位T1WI增强。

15．颈椎、胸椎MRI平扫（图34-7）颈胸腰椎退行性变，$C_{3\sim4}$、$C_{5\sim6}$、$C_{6\sim7}$椎间盘膨出。

16．腰椎MRI平扫　腰椎退行性变，$L_{3\sim5}$椎间盘左侧椎间孔型突出，$L_5\sim S_1$椎间盘膨出。

诊断：结合上述血电解质检查、尿电解质检查、骨代谢指标、影像学检查，患者诊断考虑：肿瘤相关性低磷血症；右侧股骨头磷酸盐尿性间叶瘤？

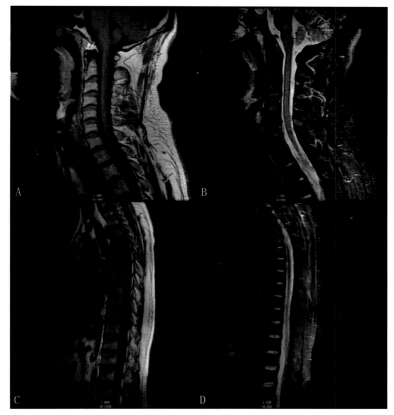

图34-7　患者MRI颈椎及胸椎检查

注：A. 颈椎T1WI；B.颈椎T2WI；C.胸椎T1WI；D.胸椎T2WI。

诊疗经过：后患者于我院进一步就诊，排除相关手术禁忌证后，行手术治疗，术中发现：右髋关节内少量积液，股骨头软骨光滑，瘤性病灶位于股骨头内下后方，病灶质硬，与周围松质骨边界较清楚，病灶组织剖面呈红白相间石头状。

术后病理：（右侧股骨头）少量骨组织间见少量短梭形细胞增生，可见少量钙化，进一步免疫组化：Ⅳ型胶原（＋）、Caldesmon 灶性（＋）、Desmin（－）、SMA（－）、MSA（－）、Calponin（－）、BCOR（－）、INI-1 无缺失、Synaptophysin（－）、CD31（＋）示部分区呈血管外皮瘤样，病变符合磷酸盐尿性间叶瘤改变。

患者术后 5 天查血无机磷 0.76mmol/L，较术前 0.56mmol/L 升高。患者出院后给予高磷饮食，给予磷酸氢二钠（73.1g ＋ 1000ml 纯净水）20ml，口服，3 次 / 天；骨化三醇胶丸（罗盖全）0.5μg，口服，2 次 / 天，药物治疗，门诊随访。

随访：患者目前门诊随访中，患者自诉术后 2 个月全身疼痛症状较前明显缓解，VAS 1 分并且可以参加慢跑运动。

二、病例分析

该患者首先是以低磷血症所致的骨软化症就诊，低磷血症的主要鉴别诊断有厌食症所致低磷血症、原发性甲状旁腺功能亢进、原发性三发性甲状旁腺功能亢进、肾小管重吸收障碍导致的磷重吸收障碍、维生素 D 严重缺乏症、肿瘤排磷因子分泌增加所致的低磷骨软化症。患者既往体健，进食正常，无厌食、挑食等病史，所以不考虑临床上最常见的摄入不足所致的低磷血症。原发性甲状旁腺功能亢进、原发性三发性甲状旁腺功能亢进都会伴有甲状旁腺激素水平的升高，原发性三发性甲状旁腺功能亢进是在长期肾衰竭的基础上发展而来，且两者都伴有血钙水平的升高，而该病人的血钙水平正常。肾小管重吸收障碍导致的磷重吸收障碍通常不是单一的血磷水平的障碍，还会伴有低钠、低钾等，伴有尿糖、尿蛋白等的增加，但此病人的尿糖水平仅轻度升高、尿蛋白阴性，且血钠钾水平正常，故临床病史不支持。该病人的维生素 D 水平未见明显降低，故不支持维生素 D 缺乏所致低磷血症。排除了以上疾病后，高度怀疑患者是肿瘤排磷因子分泌增加所致的低磷骨软化症，也就是肿瘤性骨软化症。

全身功能性影像学检查有助于肿瘤病灶的定位。病人 PET-CT 提示右侧股骨头可见密度增高结节影并放射性物质摄取增加，全身多处骨折处摄取增加，余全身未见明显放射性物质摄取增加。进一步行骨盆及髋关节的 CT 和 MRI 成像，CT 提示右侧股骨头结节状稍高密度影，而该结节在 MRI 上呈明显长 T1、稍长 T2 信号，增强可见强化，提示此结节不是骨关节退行性变或骨岛，更倾向于肿瘤性病变。患者手术切除病灶之后，血磷水平快速升高，且运动功能逐渐恢复，更加支持肿瘤所致骨软化症的诊断，而病理结果也证实了该诊断。

三、疾病介绍

磷酸盐尿性间叶肿瘤（phosphaturic mesenchymal tumor，PMT）是一种罕见的肿瘤类型，是肿瘤所致骨软化（tumor-induced osteomalacia，TIO）的主要病因之一。PMT 导致骨软化症的主要机制是肿瘤过度分泌成纤维细胞生长因子 FGF-23，抑制磷在肾小管的重吸收，引起高磷酸盐尿及低磷酸盐血症；同时 FGF-23 可抑制 25-（OH）D 1-α 羟化酶活性，使 1，25 二羟维生素 D［1，25-（OH）$_2$D］生成减少。患者常表现为肌肉无力、全身疼痛、骨质疏松，严重者可引起骨折。本病发病率低且早期缺乏特征性临床表现，极易漏诊、误诊。

约 70% 致骨软化症的肿瘤的病理类型为磷酸盐尿性间叶肿瘤，此外常见的肿瘤有巨细胞瘤、骨肉瘤、血管瘤、血管外皮瘤等。一般引起骨软化症的 PMT 体积较小、生长缓慢，这就给肿瘤的定位带来挑战，文献报道 PMT 从开始出现临床症状到确诊需要花费 2 ~ 6 年的时间。对于 PMT 的诊断首先是定位，影像学在 PMT 的定位中非常重要，建议从功能性影像成像方法开始，也就是 PET-CT 或全身骨显影。当使用全身功能显影定位病灶后，再进行 CT/MRI 进一步评价病灶的特点。

PMT 的影像学表现比较多样化，PMT 的 CT 表现一般为圆形或椭圆形的软组织密度结节或肿块，呈等或者稍低密度，部分呈稍高密度影。我们这一病例中的 CT 表现为右侧股骨头稍高密度结节影。大多数 PMT 病例的 MRI 表现为 T1WI 等信号，T2WI 抑脂序列呈高信号，增强扫描后病变明显较均匀强化。但是当肿瘤体积较大时，MRI 上信号可不均匀，强化不均匀。

手术完整切除肿瘤是目前治疗磷酸盐尿性间叶肿瘤唯一确切有效的治疗方法。绝大多数定位明确的磷酸盐尿性间叶肿瘤经过手术切除后可完全治愈，并且术后血磷可以在 5 天内恢复至正常水平，骨软化症则需要相对较长时间才可恢复。如果肿瘤未完全切除则可导致局部复发，术后再次出现低磷血症或者骨软化症的变化，如果手术部位没有肿瘤复发，则需要进行相关的影像学检查，查找是否有远处转移的表现，比如肺转移。当肿瘤无法定位或不能完全切除时，可采用中性磷制剂＋活性维生素 D 药物治疗，以保持血磷、甲状旁腺素、碱性磷酸酶在正常范围内。

四、病例点评

PMT 是一种罕见的肿瘤，是肿瘤所致骨软化的主要病因之一。PMT 导致骨软化症的主要机制是肿瘤过度分泌降磷因子 FGF-23 所致。患者常表现为肌肉无力、全身骨痛、骨软化，严重者可引起骨折，疾病后期会极大地降低患者的生活自理能力，持续的低磷血症、血钙正常、骨转换标志物显著升高是患者主要的生化特点。本病发病率低且早期缺乏特征性临床表现，极易漏诊、误诊。患者从发病在疾病确诊之间经常会经历非常曲折的就医过程。本病的影像学表现主要以骨质疏松、假骨折线、骨折为特征性表现的骨软化，还可产生骨骼畸形和骨折。而原发肿瘤的表现一般缺乏特征性，且肿瘤体积较小、生长缓慢，分布较为随机，定位十分困难。因此，功能性肿瘤定位手段如本例中的 PET-CT 就十分重要。放射科医生在此病的诊断中的角色主要是对骨软化症的识别、进一步功能性影像肿瘤定位以及局部影像评估病灶情况。在本病的临床诊断中，需要内分泌科、骨科、放射科医生、核医学科医生之间的共同合作，提高大家对 PMT 以及肿瘤所致骨软化症的认识，可以帮助这类罕见病患者早日诊断、得到治疗。

参考文献

[1]SHI Z，DENG Y，LI X，et al.CT and MR imaging features in phosphaturic mesenchymal tumor–mixed connective tissue：A case report[J]. Oncology Letters，2018，15（4）：4970–4978.

[2]KAWTHALKAR AS，JANU AK，DESHPANDE MS，et al.Phosphaturic mesenchymal tumors from head to toe：imaging findings and role of the radiologist in diagnosing tumor–induced osteomalacia[J].Indian journal of orthopaedics，2020，54（2）：215–223.

[3]HAUTMANN AH，HAUTMANN MG，KOLBL O，et al.Tumor–induced osteomalacia：an up–to–date review[J].Current rheumatology reports，2015，17：512.

[4]FLORENZANO P，GAFNI RI，COLLINS MT.Tumor–induced osteomalacia[J]. Bone reports，2017，7：90–97.

[5]LI J，HUANG Y，YANG F，ZHANG Q，et al.Sinonasal hemangiopericytoma caused hypophosphatemic osteomalacia：A case report[J].Medicine（Baltimore），2018，97（52）：e13849.

[6] 倪晓琳，夏维波 . 肿瘤性骨软化症的致病机制及治疗方法 [J]. 中华骨质疏松和骨矿盐疾病杂志，2020，13（6）：547–555.

[7] 李璐，宋爱平，孙宏亮，等 . 磷酸盐尿性间叶组织肿瘤临床与影像学特点及文献复习 [J]. 中日友好医院学报，2020，34（3）：140–143，148.

（病例提供者：刘　畅　吕霞飞　四川大学华西医院）

（点评专家：王　覃　四川大学华西医院）